结节病与结核病

李同霞　主编

中国海洋大学出版社

·青岛·

图书在版编目（CIP）数据

结节病与结核病 / 李同霞主编 . — 青岛：中国海洋大学出版社，2023. 5

ISBN 978-7-5670-3458-7

Ⅰ. ①结… Ⅱ. ①李… Ⅲ. ①肺疾病－诊疗②结核病－诊疗 Ⅳ. ① R563 ② R52

中国国家版本馆 CIP 数据核字（2023）第 046348 号

结节病与结核病

JIEJIEBING YU JIEHEBING

出版发行	中国海洋大学出版社			
社　　址	青岛市香港东路 23 号	邮政编码	266071
出 版 人	刘文菁			
网　　址	http://pub.ouc.edu.cn			
订购电话	0532-82032573（传真）			
责任编辑	王　慧	电　　话	0532-85901092
电子邮箱	shirley_0325@163.com			
印　　制	日照报业印刷有限公司			
版　　次	2023 年 5 月第 1 版			
印　　次	2023 年 5 月第 1 次印刷			
成品尺寸	185 mm × 260 mm			
印　　张	15. 25			
字　　数	350 千			
印　　数	1—1 000			
定　　价	80. 00 元			

发现印装质量问题，请致电 0633-8221365，由印刷厂负责调换。

·编委会·

主　　编　李同霞

副主编　窦　敏　周　然　张正冬

参编人员　（按姓氏笔画排序）

丁晓鸢（青岛市黄岛区结核病防治所）

于枫林（烟台市北海医院）

尹相玉（潍坊市第二人民医院）

成　杰（烟台市北海医院）

毕向明（青岛市黄岛区结核病防治所）

曲雅楠（烟台市北海医院）

朱松峰（平度市第七人民医院）

刘　敏（泰安市肿瘤防治院）

刘宗海（潍坊市第二人民医院）

刘铭辉（潍坊市第二人民医院）

孙丽娟（平度市第七人民医院）

李同霞（青岛市胸科医院）

李金星（潍坊市第二人民医院）

宋颖懿（青岛威高血液透析中心有限公司）

张　群（青岛市黄岛区结核病防治所）

张正冬（青岛市胸科医院）

张梅信（青岛市即墨区环秀医院）

张福全（平度市第七人民医院）

陈　静〔中国石油大学（华东）校医院〕

陈美君（青岛市黄岛区结核病防治所）

周　然（青岛市胸科医院）

郑　巧（青岛市黄岛区结核病防治所）

袁　媛（青岛市即墨区环秀医院）

袁素云（潍坊市第二人民医院）

耿鲁光（平度市第七人民医院）

韩强强（青岛市即墨区环秀医院）

温　馨（平度市第七人民医院）

窦　敏（青岛市胸科医院）

前　言

　　结节病和结核病仅有一字之差，却是完全不同的两种疾病：结节病是非感染性疾病，结核病是感染性疾病；结节病是非传染性疾病，结核病是传染性疾病；结节病不会引起社会传播，结核病却会引起社会传播，并曾被叫作"白色瘟疫"；结节病是自 1868 年才被人类认识，于 1940 年才被命名为结节病的，结核病是 50 万年前就在人类中存在，但直到 1882 年才被发现其病因，并被命名为结核病的。两种疾病的治疗方案完全不同。但是这两种疾病又有相似的地方，那就是都会引起全身多系统、多部位的器官发病，组织病理都有肉芽肿样改变，所以有时会造成误诊误治。

　　让更多的人认识这两种疾病，是我们出版这部书的初衷和目的。

　　人类对结节病的认识始于 19 世纪 60 年代。1868 年（有文献报道是 1887 年），哈钦森首次对结节病进行了描述。当时他的一位患者以面部和肢体皮肤病变就诊，哈钦森就用该患者的姓氏（Mortimer）将这种疾病称作"莫蒂默病（Mortimer's malady）"。1889 年，巴黎的贝尼耶报道了 1 例 34 岁的男性患者，其鼻部、耳垂和面部中央皮肤出现了紫罗兰色皮肤损害，他首次描述了结节病的慢性皮肤改变，认为这种皮肤损害是红斑狼疮的变异类型，因而将其称作"冻疮样狼疮（lupus pernio）"。也是贝尼耶将组织病理学说和寄生虫学引入临床，并首创了医学名词"活组织检查（biopsy）"。1899 年，伯克首先对 1 例周围淋巴结肿大和皮肤结节患者病灶中存在的特征性非干酪性肉芽肿进行了描述，他认为这一肉芽肿性病变类似于肉瘤组织，因而提出了"皮肤多发良性肉瘤样变"这一疾病名称。此后，眼部、骨骼、肺脏和腮腺组织肉瘤样病变陆续见诸报道，但结节病作为一种具有相同本质的系统性疾病，当时还没有被认识到。

　　肖曼于 1914 年提出，贝尼耶的"冻疮样狼疮"和伯克的"多发性肉瘤样病变"是一种叫作"良性淋巴肉芽肿病"的不同表现，并认为此病是结核的变异表型。1917 年，他就结节病发表的文章使人们认识到这一种疾病的本质是全身性疾病。"肖曼小体（Schaumann's bodies）"也是以他的姓氏命名的，这是一种含钙的包涵体，可在结节病和铍中毒患者巨细胞的胞质中见到。1935 年，威廉斯和尼克森报道，采用结节病组织的混悬液对可疑结节病患者进行皮内接种,可使皮肤形成坚硬的丘疹。直到1940年,此病经国际会议被定名为结节病。

1941年,挪威皮肤病学家卡韦姆在进行组织活检时发现这些丘疹包含肉瘤样肉芽肿。随后,希尔兹巴赫及其他学者均发现,这种"卡韦姆反应"在80%的结节病患者中呈阳性(显示肉芽肿形成),而这种反应对结节病的诊断具有高度特异性,有助于鉴别结节病与结核病。

20世纪40年代至50年代,瑞典的洛夫格伦注意到结节病常常首先表现为无症状的双侧肺门淋巴结肿大或急性结节性红斑。洛夫格伦在20世纪50年代报道了糖皮质激素可成功治疗结节病。20世纪70年代,支气管肺泡灌洗技术用于临床研究,研究者据此发现了肺结节病的细胞学机制,从而认识到结节病与炎症局部T细胞免疫增强有关。近几年,细胞学和分子生物学研究方法的应用使医学研究者认识到结节病发病的免疫学、遗传学和病因学基础,但在探索安全、有效的治疗方法方面尚未取得突破性进展。

最初人们以为结节病就是结核病,后来证实结节病与结核病是两种完全不同的疾病。

人类第一次真正认识到引起结核病的"元凶",是1882年3月24日德国科学家科赫宣布发现了结核分枝杆菌。结核分枝杆菌的发现为研究和控制结核病提供了重要的科学基础,为防治结核病带来了巨大突破。1995年年底,为了倡导全社会积极参与结核病防治工作,应对"全球结核病紧急状态",世界卫生组织与国际防痨和肺病联合会共同倡议将每年的3月24日定为"世界防治结核病日"。

其实对肺结核的描述在文学作品中就有体现,如《红楼梦》中的林黛玉、《茶花女》中的玛格丽特都是肺结核患者,因患结核病而早逝。很多历史名人患有肺结核,例如,哈佛大学的创始人哈佛于1638年因患肺结核去世,作曲家、钢琴家肖邦于1849年因肺结核去世,著名文学家鲁迅也曾患有肺结核。

结核病是一种有着悠久历史的疾病。研究者在公元前9000年至公元前8000年以色列人的遗骸上发现了肺结核感染的痕迹,在古埃及木乃伊身上发现了骨结核。我国研究者在马王堆出土的、2100年前的女尸身上发现了结核病灶。曾经很长一段时间内,学术界认为结核病是在约1万年前的新石器时期由圈养的野生动物传给了人类。复旦大学基础医学院高谦教授带领他的博士研究生罗涛等与瑞士、英国等9国科学家开展合作,经过3年多的艰苦研究证明:结核病早在7万年前就与人类共存于现代人的发源地——非洲,并伴随着人类的大迁移"走出非洲",传播至全球各地。

随着科学研究的不断深入,美国得克萨斯州立大学的科学家在《美国自然人类学杂志》上公布了他们的研究成果:他们在从土耳其发现的一颗具有50万年历史的头骨化石中发现了结核分枝杆菌。

总之,结核分枝杆菌和人类相伴已经很久。曾有科学家发现结核分枝杆菌能制造维生素 B_3 ——人类不可缺少的一种维生素,从而认为结核分枝杆菌最初是以"为人类服务"的目的出现在人身上的,只是在失控的情况下,才演变为一种病原体。

李同霞

2022年9月于青岛

目 录

第一章

结节病

第一节 结节病

一、概述

(一) 定义

结节病（sarcoidosis）是一种原因不明的累及多系统的肉芽肿性疾病，主要侵犯肺和淋巴系统，其次是眼部和皮肤。该病为一种自限性疾病，大多数病例预后良好，有自然缓解的趋势，少数病例的病情呈进行性进展，晚期呈现受累脏器功能衰竭。

急性结节病多为自限性，典型表现为 Löfgren 综合征（Löfgren syndrome, LS），出现结节性红斑、多关节疼痛和双侧肺门淋巴结肿大三联征，常见于白人群体。

(二) 流行病学

结节病在世界各地均有发生，任何年龄、性别及种族均可发病，发病率差异很大。该病好发于 40 岁以下人群，80％的病例年龄为 25～45 岁。该病罕见于儿童和老年人。男性发病的高峰年龄为 30～40 岁。女性发病年龄呈双峰分布：第一高峰为 20～29 岁，第二高峰为 50 岁以上的中年期。女性的发病率略高于男性的发病率。美国女性患者年发病率为 6.3/10 万，男性患者年发病率为 5.9/10 万。由于人种不同，结节病的发病率不同：黑种人最高，白种人次之，黄种人较低。美国黑人结节病的年发病率为 35.5/10 万，白人结节病的年发病率为 10.9/10 万。据报道，瑞典、丹麦及美国结节病的发病率高，西班牙、葡萄牙、印度、沙特阿拉伯及南美洲结节病的发病率较低。结节病的发病率也与地区相关，寒冷地区多发，热带地区较少。

我国被认为是结节病发病率较低的地区，但近十余年来发病率有明显增大的趋势。在我国，结节病的平均发病年龄为 38.5 岁，30～40 岁占 55.6％，男、女发病率之比为 5：7。

二、病因和发病机制

（一）病原体感染

由于结节病与结核分枝杆菌感染同为肉芽肿性疾病,有时难以鉴别,结核分枝杆菌始终是结节病病因研究中的热点。有报道称应用质谱技术检测到结节病肉芽肿内存在一种结核特异性抗原 early secretory antigenic target-6（ESAT-6）蛋白。多种结核相关抗原均可刺激结节病患者的外周血单核细胞（peripheral blood mononuclear cells, PBMC）产生 Th1 型免疫应答；其中,过氧化氢-过氧化物酶（catalase-peroxidase, KatG）和 ESAT-6 已证实由 *HLA-DRB1*1101* 基因型编码的主要组织相容性复合体（major histocompatibility complex, MHC）-Ⅱ类分子进行抗原呈递。这些研究表明结节病患者的肉芽肿形成可能与结核分枝杆菌介导的免疫反应相关。然而,无一项研究通过分离培养或组织染色明确病灶中存在结核分枝杆菌,更重要的是结节病患者不能从抗结核治疗中获益。有学者在纳入 97 例结节病患者的Ⅱ期多中心双盲随机对照试验中发现,联合应用左氧氟沙星、乙胺丁醇、阿奇霉素和利福布汀 16 周,未显著提高患者的肺功能评估指标。一项探索结节病和结核感染相关性的研究发现,结核感染患者发展为结节病的风险是非感染者的 9.09 倍,提示病原体感染可能是诱因而非直接病因。

另一种受到广泛关注的致病微生物则是痤疮丙酸杆菌（*Propionibacterium acnes*）。基因和蛋白水平的检测都显示痤疮丙酸杆菌存在于结节病患者体内,且广泛分布于肺组织、淋巴结、心肌、神经和视网膜前膜；检测阳性者对皮肤结节病更易感,但该病原体在对照组中同样可检出。Clarke 等借助宏基因组测序对 3 组不同的病灶标本进行病原体检测,最终未发现任何一种病原体在 3 组标本中一致存在；而痤疮丙酸杆菌主要存在于背景对照中,提示病原学研究鉴定到的痤疮丙酸杆菌不一定能反映病灶内部的真实情况。

综上所述,病原微生物研究未能产生统一的结论。仅有约 50% 的结节病患者标本中可检测到细菌 DNA 和蛋白,且无结核分枝杆菌存活的证据。这些都表明结节病肉芽肿内可能已无活跃病原体复制,呈现出“有免疫却无感染”的状态。

（二）自身抗原

近 30 年内有多篇研究报道人类白细胞抗原（human leukocyte antigen, HLA）等位基因多态性与结节病易感性和转归相关；一些研究报道,某些特定 HLA 表型的患者体内可检出自身抗原,其中研究的最全面的是波形蛋白（vimentin）。波形蛋白是 HLA-DRB1*03⁺ 肺结节病（70% 为 LS 型结节病）中最重要的自身抗原,更多见于类风湿关节炎和系统性红斑狼疮（systemic lupus erythematosus, SLE）。Wahlström 团队首先分离出了结节病患者支气管肺泡灌洗液（bronchoalveolar lavage fluid, BALF）中与 HLA-DR 结合的肽段,质谱分析显示其中有多种自身抗原,但仅有波形蛋白和赖氨酰-tRNA 合成酶的肽段能够显著刺激 PBMC 释放干扰素 γ（interferon-γ, IFN-γ）,且仅在 HLA-DRB1*03⁺ 表型的患者中波形蛋白才具有免疫原性。Grunewald 等继而发现,HLA-DRB1*03⁺ 表型的肺结节病患者的肺内有一种表达 Vα2.3/Vβ22 TCR 特定表型的 CD4⁺T 细胞大量克隆增殖,推测该 T 细胞受体（T cell receptor, TCR）能够特异性识别 *HLA-DRB1*03* 编码蛋白呈递的波形蛋白肽段,从而产生对自身抗原的免疫反应。通过软件模拟,Grunewald 等重建出了一种复合体构象,其刚好符合波形蛋白肽段 C 端嵌入 MHC 分子凹槽内被 TCR 识别的状态。Inloch 等则发现波形蛋白参与了 HLA-DRB1*03$^+$ 表型结节病的体液免疫反应。该研究在结节病患者的肺组织中观察到淋巴样结构富含波形蛋白;而在结节病组的 BALF 中可检测到抗波形蛋白 C 端抗体,且抗体滴度与 BALF 中 Vα2.3/Vβ22 CD4$^+$T 细胞含量呈正相关。这些结果支持了 Grunewald 等的理论推测,表明波形蛋白在结节病患者肺内可被特定的 HLA-DRB1*03 表型 MHC 分子呈递,结合 α2.3/Vβ22 TCR,活化 CD4$^+$T 细胞,最终激活体液免疫,产生自身抗体。

这些发现表明波形蛋白介导的自身免疫可能是 LS 的发病机制之一。结节病能否归类为自身免疫性疾病始终是一个争议性话题。一些研究者认为,结节病发病的性别倾向不强,未发现特异性自身抗体,并且多发于肺和胸内淋巴结,而非皮肤、关节等常见自身免疫性疾病累及器官,因此结节病不能被归类为自身免疫性疾病。但也有诸多证据提示结节病与自身免疫病有相似性,红斑狼疮、类风湿性关节炎、干燥综合征等多种自身免疫性疾病中 HLA 基因型也与疾病易感性和预后相关;结节病某些具有确诊意义的特征性表现与风湿性疾病相似,例如,LS 结节性红斑、多关节疼痛、发热、肌痛等症状,冻疮样狼疮皮肤结节表现;肉芽肿是多种自身免疫性疾病的核心病理特征;激素、免疫抑制剂和肿瘤坏死因子 α(tumor necrosis factor-α,TNF-α)单抗对结节病有疗效。

(三) 金属等其他无机物抗原

一些文献报道无机物抗原也在一定程度上参与了结节病的致病过程。慢性铍病(chronic beryllium disease,CBD)与结节病极为相似,二者均存在特定的 HLA 易感表型,病理表现均有非干酪样坏死性肉芽肿形成。有文献报道,对于部分已确诊结节病的患者,重新调查其铍暴露史及进行淋巴细胞增殖试验(lymphocyte proliferation test,LPT)后发现应诊断为 CBD,误诊率可达 6%。回顾性调查显示,部分结节病患者的外周血对无机物抗原刺激的响应强度显著增强。Beijer 等对结节病患者和对照个体的血样分别进行针对铝、铍、硅、锌的 LPT,发现阳性结果仅见于结节病患者。该团队进一步证实这些无机物抗原在结节病患者体内已处于"致敏"状态,27% 的结节病患者对金属和硅产生显著免疫反应,其中 69.2% 的患者确诊 5 年后出现肺纤维化,显著高于免疫反应阴性者中的发生比例;而结核分枝杆菌、痤疮丙酸杆菌和波形蛋白刺激后的样本中未检测到明显的免疫应答。

Beijer 等甚至提出,病原体感染和自身抗原可能都不是结节病最主要的致病因素,应将无机物抗原作为病因研究的重点。铍在 CBD 患者中介导的 Th1 型免疫反应介于超敏反应和自身免疫之间。人类白细胞抗原-DP2(human lymphocyte antigens-DP2,HLA-DP2)为 CBD 易感表型,但 HLA-DP2 呈递自身抗原肽段后却不能被 TCR 识别,必须有 Be^{2+} 存在才能启动自身免疫反应。Be^{2+} 和 Na$^+$ 结合 DP2-肽段复合体后,可改变其立体构象,使具有特定 α 链表型的 TCR(TRAV22)能够结合该复合体,进而破坏 TCR 的自身免疫耐受。因此,尽管 TCR 不能直接识别 Be^{2+},但具有易感 HLA 表型的患者吸入的 Be^{2+} 却会结合在 HLA-DP2 上,使其可被 TCR 识别,"致敏"T 细胞,并启动对自身抗原的免疫反应;Be^{2+} 的结合还可进一步稳定 HLA-自身抗原 TCR 复合体,使抗原呈递持续进行。鉴于 CBD 与结节病之间的相似性,无机物抗原很可能也通过类似机制导致结节病发病。

三、肉芽肿性炎症机制

结节病是一种肉芽肿性炎症,炎症反应是其致病机制中的关键环节。在病原体、自身抗原或无机物抗原的刺激下,模式识别受体、抗原呈递细胞传递刺激信号,Th1 和 Th17 CD4$^+$T 细胞产生异常免疫反应,分泌大量炎症细胞因子;同时自噬和吞噬溶酶体通路调节异常使巨噬细胞功能状态转变,聚集融合,形成肉芽肿。

(一) 模式识别受体

炎症反应过程中,首先激活的是树突状细胞和巨噬细胞表达的模式识别受体,这些受体负责识别病原体相关分子模式或来源于宿主自身的内源性分子。在肉芽肿性疾病中,最受关注的受体包括 Toll 样受体(Toll-like receptor, TLR)和核苷酸结合寡聚化结构域样受体(nucleotide-binding oligomerization domain-like receptor, 即 NOD-like receptor, NLR)。其中,TLR2 和 TLR4 表达在细胞表面,而 TLR9 和 NOD(nucleotide-binding oligomerization domain)分别位于内体和胞质。这些受体不仅参与抗原识别和抗原呈递细胞的活化,还是自噬信号通路的上游分子。体外定量聚合酶链反应和免疫组织化学检测结果均表明,TLR9 在轻型肺结节病中的表达显著增加;NOD1、NOD2、TLR2、TLR6 的表达水平则无显著变化,与病情严重程度无相关性。该研究还发现 TLR9 可上调 CXC 趋化因子配体 10(CXC chemokine ligand 10, CXCL10)的表达,后者的表达水平与 BALF 中淋巴细胞含量存在显著关联,提示 TLR9 或许在肺内原位参与结节病炎症的起始和淋巴细胞招募。基因多态性检测的结果则各不一致。有研究发现结节病的 TLR9 基因型与对照并无差异;也有研究发现 TLR9 启动子区域 T1237C 的 C-等位基因亚型与结节病慢性化相关,提示该基因的多态性有一定临床意义。也有研究报道其他模式识别受体在结节病中的作用。Wikén 等发现结节病患者的外周血单个核细胞(peripheral blood mononuclear cell, PBMC)表面 TLR2 和 TLR4 的表达显著升高,而联合刺激 TLR2 和 NOD2 受体可使患者的 PBMC 大量分泌 TNF-α 和白介素(interleukin, IL)-1β。TLR2 可被血清淀粉样蛋白 A(serum amyloid A, SAA)结合,激活核因子 κB(nuclear factor-κB, NF-κB)通路,上调 IFN-γ、TNF-α、IL-10、IL-18,从而调控肉芽肿性炎症。免疫组织化学检测结果也证实 TLR2 在结节病纵隔淋巴结中染色强度显著上调,其表达量与疾病活动度相关。

(二) 抗原呈递细胞

目前研究公认肺泡巨噬细胞是结节病中最重要的抗原呈递细胞。除了负责抗原识别、介导炎症反应,活化的巨噬细胞聚集融合形成的类上皮细胞和多核巨细胞还参与构成结节病肉芽肿,这是损伤受累器官功能的因素之一。其中的重要环节包括哺乳动物雷帕霉素靶蛋白复合物 1(mammalian target of rapamycin complex 1, mTORC1)通路和大鼠肉瘤(rat sarcoma, Ras)相关的 C3 肉毒素底物 1(Ras-related C3 botulinum toxin substrate 1, Rac1)通路。mTORC1 通路在结节病肉芽肿的形成中至关重要。对家族聚集性结节病的全基因组测序显示,mTORC1 通路可调控下游的巨噬细胞聚集、炎症通路和糖酵解代谢。特异性敲除小鼠巨噬细胞的抑制性 T 细胞 2(T suppressor cell 2, Tsc2)基因后,mTORC1 通路的慢性激活使巨噬细胞向 M2 型分化,并诱导肉芽肿的形成;mTORC1 通路还可通过细胞周期蛋白依赖性激酶 4(cyclin-dependent kinase 4, CDK4)蛋白调控巨噬细胞的代谢活动,增强糖酵解,抑制 NF-κB 通路和凋亡信号。应用雷帕霉素抑制 mTORC1 通路后,肉芽肿形成和巨噬细胞糖酵解活性均可被抑制。与未患病个体相比,结节病患者差异表达的基因主要富集在自噬和囊泡转运相关蛋白(NOD2、Rac1 以及 Rac1 的上游蛋白 EPHA2 和 KALRN 等)中,而肉芽肿内差异表达基因主要富集于哺乳动物雷帕霉素靶蛋白(mammalian target of rapamycin, mTOR)和 Rac1 两条自噬相关通路中。这些通路中基因的多态性可能削弱了机体清除病原体的能力,使肉芽肿性炎症趋于慢性化。也有研究发现结节病患者的巨噬细胞的吞噬能力增强。Crouser 等的研究显示,在结核分枝杆菌诱导的结节病肉芽肿模型中,调控肉芽肿形成的基因富集于吞噬溶酶体介导的抗菌途径中,包括吞噬溶酶体的形成、融合、酸化和巨噬细胞抗原呈递等;而应用雷帕霉素直接下调 mTOR 通路或应用巴佛洛霉素或氯喹抑制吞噬溶酶体功能均可使肉芽肿消退。除了肺泡巨噬细胞,树突状细胞(dendritic cell, DC)也参与结节病的抗原呈递。Broos 等发现,肺泡巨噬细胞产生的 CC 趋化因子配体 20(CC chemokine ligand 20, CCL20)等趋化因子可诱导单核细胞来源的 DC 聚集,并在 IL-17A 的作用下融合形成多核巨细胞。对结节病组织标本的研究显示,成熟 DC 主要聚集于结节病患者的淋巴结中,且相较肺泡巨噬细胞能更强地刺激 T 细胞克隆增殖;而靶器官或组织(如肺、皮肤、外周血)中以未成熟 DC 为主,功能也呈现为低下状态。另外,Ten 等发现,结节病患者 BALF 内的髓样 DC(myeloid dendritic cell, mDC)上调,这些 mDC 与幼稚 CD4⁺T 细胞共培养时,诱导 CD4⁺T 细胞分泌 TNF-α 的能力也显著高于未患病者的 mDC。

(三) 效应 T 细胞

传统观点认为在结节病中,Th1 型 CD4⁺T 细胞是主要的效应 T 细胞亚群;但最近 10 年的研究发现 Th17 亚群同样重要,尤其是在 LS 患者中。多项研究报道该亚群的分化与结节病患者的病情转归相关。Facco 等发现,分泌 IL-17 和 IL-23 的 CD4⁺T 细胞大量存在于结节病患者的外周血和 BALF 中,免疫荧光染色显示这些细胞定位于肉芽肿内部,且在病情复发患者中丰度显著增大。另一项研究表明经结核抗原刺激后,LS 患者外周血中 Th17 型细胞因子 IL-17 分泌水平的上调程度比非 LS 患者和未患病者更显著,而 Th1 型因子 IFN-γ 在 LS 患者和非 LS 患者中则无显著差异。结节病患者肺内的 Th17 亚群可进一步转化为介于 Th1 和 Th17 之间的 Th17.1 亚型。在 IL-12、IFN-γ 和 IL-23 的诱导下,Th17 分化为 Th1/Th17 细胞,兼具 Th1 和 Th17 的特征。这群细胞在 IL-12 和 IFN-γ 作用下又可以进一步分化出 Th17.1 细胞,又称"非典型 Th1 细胞",具有部分 Th1 的特性,可分泌 IFN-γ 和 IL-17A。约 60% 的 Th17.1 细胞仅分泌 IFN-γ,5% 的 Th17.1 细胞仅分泌 IL-17A,1% 的 Th17.1 细胞同时分泌二者。Th17.1 的作用尚未完全阐明,但该亚群的丰度及其分泌细胞因子的类型可能影响病情的严重程度和转归。在 LS 患者中,Th17.1(定义为 CCR6⁺CXCR3⁺CCR4⁻)占 CD4⁺T 细胞的比例约为 60%;该占比在非 LS 患者中约为 40%,在进展至纤维化的非 LS 患者中为 60%～90%。Broos 等发现在结节病患者的 BALF 和纵隔淋巴结中,Th17.1 为优势分化亚群,并且与疾病慢性化相关。Kaiser 等却发现 Th17.1(定义为 T-bet⁺RORγT⁺CD4⁺T 细胞)克隆扩增提示较好的病情转归,更多见于 LS 患者;另外,LS 患者中细胞因子的表达谱更为丰富,包括 IL-17A、IL-10、IL-22、IL-2 等,而 IFN-γ 的表达水平相对较低。这些研究阐释的观点互相矛盾,可能是由于 Th17.1 亚群的定义不一致;但从功能水平而言,这些研究都提示以 IFN-γ 为主的细胞因子环境与疾病慢性化和不良预后相关,而更高的 IL-17A 丰度有利于抑制炎症。免疫调节失衡也是促进结节病病程发展的一个重要因素。多项研究报道 LS 患者中 Treg 细胞介导的免疫抑制功能相对完好,包括诱导性共刺激分子(inducible costimulator, ICOS)和 IL-10 等抑制性因子的表达量均高于非 LS 患者。非 LS 患者肺内的 Treg 细胞则呈现出低活性状态,其免疫抑制功能受损的可能机制包括细胞毒性 T 淋巴细胞相关抗原 4(cytotoxic T lymphocyte-associated antigen-4, CTLA-4)分子数量和功能不足或 Treg 细胞表面 CD95 分子表达上调,从而促进 Treg 细胞凋亡等。

四、病理

(一) 结节病性肉芽肿的特点

结节病性肉芽肿以沿淋巴道分布为主(占 75% 左右),约半数患者的上皮样细胞肉芽肿累及气道、血管壁。肉芽肿病变分为中心区和周边区两部分:中心区为一种紧密的、非干酪样坏死性上皮样细胞性肉芽肿,由淋巴细胞包绕上皮样细胞或多核巨细胞而成,多核巨细胞内常可见胞浆内包涵体,如舒曼小体(Schaumann'bodies)、星状小体、草酸钙结晶。中心区的淋巴细胞以 CD4$^+$T 细胞为主,而 CD8$^+$T 细胞则在中心区的周围带。周边区由圈状的疏松排列的淋巴细胞、单核细胞和成纤维细胞组成。约有 20% 的结节病患者可以出现肉芽肿内的坏死,这时特别需要与分枝杆菌感染、真菌感染等感染性疾病鉴别(表1-1)。

表 1-1 结节病肉芽肿特点

病理表现	结节病	其他疾病
多核巨细胞胞浆内容物	常见	异物肉芽肿(吸入、慢性误吸、静脉药瘾者)常见
坏死	少见	分枝杆菌感染、真菌感染、血管炎、慢性误吸常见
纤维化	多见	纤维化型间质性肺病、尘肺、淀粉样变常见
周边明显的炎细胞	罕见	感染、过敏性肺炎、慢性误吸、浸润、机化性肺炎结缔组织疾病相关性间质性肺病、炎性肠病常见

(二) 结节病的病理演变

肉芽肿结节可彼此融合,但通常仍保留原有结节轮廓。结节病肉芽肿可存在数月或数年,但最终向两个方向发展,或消失而不遗留形态改变,或发展为纤维化。银染色可见结节周围有大量网状纤维增生,在结节内最初嗜银纤维较少,之后逐渐增多,围绕每个细胞形成网状,并与结节周围嗜银纤维融合,最终整个结节被纤维化组织所替代。晚期结节病以广泛肺纤维化为特征。

五、临床表现

结节病可累及全身各系统,临床表现复杂多样,90% 以上的结节病为胸内结节病,以肺外病变为首发症状的结节病较为少见,各系统受累的频率不同(表1-2)。

表 1-2 结节病肺外受累的常见表现

部位	常见表现
皮肤	冻疮样皮疹、皮下结节、结节红斑、丘疹、斑丘疹、皮肤溃疡、瘢痕或文身图案上的丘疹
肝脏	肝肿大、肝内结节、碱性磷酸酶与 γ-谷氨酰转肽酶水平之比升高为主的肝功能损伤、肝硬化
眼	葡萄膜炎、视神经炎、角膜羊脂状沉积物、虹膜结节、视网膜炎、巩膜炎、视力下降甚至失明
肾脏	高钙血症、高尿钙症、肾结石、肾功能不全、间质性肾炎
神经系统	单颅神经病变、神经内分泌功能不全、癫痫、脑实质病或脑血管病、脊髓-神经根病、脑膜炎、周围神经病等
心脏	Mobitz Ⅱ 型或三度房室传导阻滞、室性心律失常、心肌病、猝死、心包积液等
肌肉骨骼	多关节炎、弥漫性肉芽肿性肌炎、骨病

结节病的临床表现与患者的种族、疾病的分期、病变累及器官和部位及肉芽肿病变过程的活性等相关。临床上 30%～60% 的结节病患者可无症状，仅在胸部放射线检查时偶尔被发现。约 1/3 的结节病患者可出现非特异的临床表现，如发热、乏力、不适和体重下降。发热多为低热，个别结节病患者可有高热。

根据结节病的临床表现，可以将结节病分为急性和慢性两种类型。急性型结节病表现为急性发作的结节性红斑、双肺门淋巴结肿大、发热和多关节炎。临床上将急性结节病关节炎、结节红斑与双肺门淋巴结肿大称为"LS"。这类患者预后较好，自愈率高。慢性型结节病常隐匿起病，容易出现狼疮样冻疮结节、多脏器受累和眼部慢性表现，病程往往多于两年。

（一）胸内结节病

90% 以上的结节病发生在胸内。呼吸道症状一般比较轻，以干咳多见。有 1/3～1/2 的结节病患者临床上有呼吸困难、干咳和胸痛表现。咯血偶然可以见到，多为痰中带血丝。结节病患者听诊往往无阳性发现，杵状指的发生率小于 1%。

肺门和纵隔淋巴结肿大以双侧对称性肿大为特征，肺内改变早期为肺泡炎，继而发展为肺间质浸润，晚期为肺间质纤维化。根据胸部 X 线表现，结节病的胸内改变可分为 5 期。

结节病的肺实质改变常见，但咽部、气管和支气管等也会被累及，可发生气道阻塞和支气管扩张。如不注意对这些不典型胸内结节病鉴别诊断，很容易造成误诊。不典型胸内结节病可有如下表现：出现支气管狭窄或压迫造成的肺不张，有肺内孤立阴影、空洞病变、单侧或双侧肺实变、双肺粟粒样结节、胸腔积液，气胸，单侧纵隔和/或肺门淋巴结肿大，双侧肺门淋巴结不对称肿大以及淋巴结钙化等。

（二）周围淋巴结

出现周围淋巴结肿大的患者占结节病患者的 1/3。周围淋巴结受累多见于颈前、颈后、锁骨上淋巴结，较多见于腹股沟、腋窝、肘窝、肱骨内上髁淋巴结。淋巴结大小差异很大，小的如绿豆大小，大的如核桃大小，常为孤立的，偶为多发，可活动，较韧，质如橡皮，无痛，不形成溃疡和窦道。结节病侵犯周围表浅淋巴结时一般常伴有双侧肺门淋巴结肿大。如果没有双侧肺门和纵隔淋巴结肿大，单以周围淋巴结肿大为临床表现的结节病一般不会引起临床注意。

(三) 皮肤

结节病的皮肤受损相当多见，占 11％～25％。结节病的皮肤受损分为特异性和非特异性两种。结节性红斑为非特异性皮肤表现。特异性皮肤表现有斑片或结节性病变、冻疮样狼疮、斑丘疹、皮肤斑点、鱼鳞癣、色素减退红皮病、冻疮样红皮病、皮肤溃疡、银屑病样皮损、瘢痕性脱发、皮下病变、皮肤萎缩等。结节性红斑最为常见，多为结节病的早期表现，多发于女性，典型的结节红斑表现为无痛、红斑隆起的皮肤损害，多见于前臂与下肢。狼疮样皮损则常见于慢性进展性结节病，并可累及多器官。冻疮样狼疮的部位主要在面颊、鼻、唇和耳。

(四) 心脏

结节病的心脏表现并无特异性，主要临床表现是充血性心力衰竭、休克、心律失常、心包疾病、瓣膜病变、心肌炎和心肌病等，但最常见的表现为束支传导阻滞(发生率为 26％左右)，心律失常也较常见。室性心律失常和完全性房室传导阻滞是心脏结节病患者突然死亡的常见原因，故早期怀疑和诊断心脏结节病相当重要，积极治疗可以改善预后。

(五) 眼睛

眼部结节病约占全身结节病的 25％，其中 1/3 急性起病，多见于年轻女性，主要发生在结节病的早期。患者常伴有眼部疼痛和视力障碍，其余病例起病隐袭，病情呈慢性发展过程。结节病的眼部病变主要表现为虹膜睫状体炎，也可表现为急性结膜炎和干燥性角膜结膜炎。急性结膜炎多见于早期病变，结膜活检有助于确定诊断。干燥性角膜结膜炎可导致眼部干燥，如病变同时累及唾液腺可以表现出干燥综合征的症状；晚期可并发白内障和青光眼。典型表现为急性发病时，出现视觉模糊、畏光、泪液分泌过多等症状。

(六) 神经系统

5％～10％的结节病患者有神经系统受累。结节病可侵犯神经系统的任何一部分。脑部损害以肉芽肿浸润性损害为主，最常见的受累部位是脑膜、丘脑和垂体。脑实质的损害也比较常见，以脑室周围及室管膜受累为主。脊髓主要表现为亚急性或慢性脊髓病。周围神经和脑神经损害以脊神经受累最为常见，可达 6％～18％，常表现为多发性神经炎、多发性神经根病等。几乎所有的脑神经都可被累及，但以面神经受累最为常见。

(七) 泌尿系统

据报道肾脏受累的概率为 0.9％～27％，结节病性肾损害大于 50％的患者有临床的异常表现。高钙血症发生可导致肾小球、肾小管功能异常，肾钙质沉着症或肾结石(约占 10％)。肾小管或动脉受累罕见，但 1,25-二羟基维生素 D 的过度产生很常见，可导致肠道钙吸收增加，骨吸收增加，尿钙水平升高，伴或不伴高钙血症。这个过程最终会导致肾钙化和肾衰竭。

结节病引起的肾损害可表现为肉芽肿性血管炎(granulomatosis with polyangiitis,

GPA,曾称为"韦格纳肉芽肿")和肉芽肿性间质性肾炎、局灶性肾炎、膜性肾炎、膜增殖性肾炎和新月体性肾小球肾炎等,各种形式均可继发,但后二者较为罕见。如果结节病患者出现肾损害,医师应考虑患者是否合并原发性肾小球疾病。

(八) 消化系统

消化系统结节病主要见于肝脏、胰腺、胃肠道。结节病患者中脾脏肿大者并不少见,但多无临床症状,脾功能亢进者少。少数病例可以有血清转氨酶、碱性磷酸酶(alkaline phosphatase, ALP)或胆红素水平升高,极少数患者因肝内胆管肉芽肿形成而产生慢性胆汁淤积。肝脏结节病常表现为原因不明的发热。巨脾的并发症有全血细胞减少、门脉高压和脾破裂。

(九) 外分泌腺

结节病可以累及腮腺、泪腺、颌下腺,表现为单侧或双侧的腺体肿大,可伴口干、眼干。如果腮腺肿大伴发热、葡萄膜炎及神经麻痹,则称为"葡萄膜腮腺热"或"Heerfordt综合征"。

(十) 骨骼关节

结节病性关节炎以侵犯大关节为主,表现为单发性或多发性关节炎。症状与风湿和类风湿关节炎极类似。结节病的最常见骨关节炎表现为急性多关节炎,可发生于结节病早期,表现为关节的红肿、疼痛。膝关节和踝关节常受累,其次为肘、腕、肩关节受累。指(趾)关节也可受累,严重病例偶可侵犯近端肢体骨骼。

(十一) 内分泌系统

2%～10%的结节病患者可发生高血钙症,高尿钙症也较常见。其发生机制与血中1,25-二羟基维生素D水平升高有关。这些增多的1,25-二羟基维生素D可能与肉芽肿形成部位活化的单核吞噬细胞有关。实验研究表明结节病淋巴结混悬液能合成1,25-二羟基维生素D。也有证据表明肺泡巨噬细胞可将25-羟基维生素D转换为1,25-二羟基维生素D。1,25-二羟基维生素D能诱导单核细胞分化为巨噬细胞,在结节病肉芽肿形成过程中起了一定的作用。长时间的高血钙症和高尿钙症可能导致肾钙沉着症、肾结石和肾衰竭。如果结节病累及垂体和下丘脑,则会发生隐匿性糖尿病。

(十二) 生殖系统

女性生殖器官和乳房内可发生无症状的肉芽肿,子宫是最易受累的器官。男性的生殖系统很少受累。

六、辅助检查

(一) 血清学检查

活动期结节病可出现外周血淋巴细胞计数减少,约1/3的结节病患者可出现轻度贫血及全血细胞减少。血沉多加快,其原因可能与血清球蛋白含量有关。C反应蛋白在少数病例可增多。活动期患者中有2%～10%合并高钙血症及高钙尿症。血清免疫球蛋白水平一般高于正常水平,尤其多见于伴有结节性红斑和双侧肺门淋巴结肿大的患者。当病变侵及骨骼和肝脏时碱性磷酸酶水平可升高。

(二) 影像学检查

胸内结节病的影像学检查十分重要。典型表现为双肺门及纵隔淋巴结对称性肿大,可伴有肺内结节状、网状或斑片状阴影。根据胸部 X 线片的表现可对胸内结节病进行分期,分为 0 期、Ⅰ 期、Ⅱ 期、Ⅲ 期、Ⅳ 期(表 1-3)。

表 1-3　结节病的胸部 X 线分期

分期	表现
0 期	无异常 X 线表现
Ⅰ 期	双侧肺门淋巴结肿大,无肺部浸润影
Ⅱ 期	双侧肺门淋巴结肿大,伴肺部网状、结节状或片状浸润影
Ⅲ 期	有肺部网状、结节状或片状浸润影,无双侧肺门淋巴结肿大
Ⅳ 期	肺纤维化,蜂窝肺,肺大疱,肺气肿

1. 典型胸内结节病的影像学表现

(1)胸内淋巴结肿大。① 肺门淋巴结肿大:为对称性肿大,常呈土豆状,边界清楚,密度均匀,是肺内结节病的典型表现。右肺门淋巴结较多,因此右侧肺门肿大一般较左侧明显。单侧肺门淋巴结肿大较少见。② 纵隔淋巴结肿大:在前后位胸片上,为一侧或双侧纵隔阴影增大(约有半数病例伴有右上支气管旁淋巴结肿大),侧位片除常见的上气管旁淋巴结肿大外,隆突下和肺动脉窗淋巴结均可受累。胸部计算机断层扫描术(computer tomography,CT)可以很清晰地显示各组肿大的淋巴结。

(2)肺内改变。① 间质性改变:最为常见,病变轻微时表现为肺纹理增粗,有时出现粗乱的索条影,有时交织成网,也可表现为由肺门向外引伸的串珠样索条状阴影或小片状浸润影,沿支气管血管束分布。② 肺泡型改变:表现为片絮状阴影,呈节段分布,似节段性肺炎,或以肺门区为中心,向外周发展,呈典型的蝶形分布。③ 粟粒样改变:呈双肺散在粟粒状点影,边界清楚,直径为 1~2 mm。④ 团块样改变:表现为肺内多发性大结节,这些结节的特点是不超过叶间裂。⑤ 纤维瘢痕性病变:有双肺磨玻璃状阴影、网状阴影、结节状影,并可夹杂境界不清的浸润性阴影,这是结节病的晚期表现,可并发肺大疱、囊状支气管扩张、气胸、肺不张,最后发展成肺动脉高压、肺心病。

2. 不典型胸内结节病的影像学表现

不典型结节病的临床诊断较为困难,易漏诊或误诊,应引起重视。不典型结节病影像学检查主要有以下表现。

(1)肺内病变。① 孤立性结节影:与原发性支气管肺癌难以鉴别,极易误诊。② 肺不张:可能是局部淋巴组织增生压迫支气管所致。③ 肺实变:可以是单侧肺实变,也可以是双侧肺实变。④ 双肺粟粒样结节:不伴有肺门和纵隔淋巴结肿大,表现为较为均匀的结节影,直径为 2~5 mm,有时伴有细网格影。

（2）肺门及纵隔淋巴结病变。① 单纯纵隔淋巴结肿大：容易混淆其与淋巴瘤、肿瘤转移或淋巴结核。② 单侧或不对称性肺门淋巴结肿大。

（3）胸膜病变。结节病引起的胸膜病变（如胸腔积液、气胸、乳糜胸）的发生率为2%～4%。胸腔积液可以为单侧，也可以双侧。有些患者可以同时伴有心包积液，临床上要注意鉴别。

3. 结节病患者的胸部 CT 特征

（1）潜在可逆性病变如下。

典型表现（病变潜在可逆）：① 淋巴结肿大，分布在双肺门、纵隔。② 肺内网状结节影：双肺分布边界清晰的直径 2～4 mm 的微小结节。③ 淋巴管周围分布结节：沿血管束、胸膜下及小叶间隔分布。④ 中上肺野分布为主的肺实变渗出影（如磨玻璃影、实变影）。

少见表现（病变潜在可逆）：① 淋巴结肿大，分布在单肺门、孤立性前或后纵隔、心缘旁。② 有小叶间隔增厚引起的网格影。③ 有孤立性空洞影。④ 有单纯的磨玻璃影。⑤ 马赛克征。⑥ 胸膜病变（胸膜增厚、胸腔积液、气胸）。⑦ 合并曲霉球。⑧ 有大结节（直径 >5 mm，可融合）和"星云征"。

（2）不可逆性、慢性病变如下。

典型表现：① 有上中肺野分布的网格影。② 肺结构紊乱、扭曲变形。③ 牵张性支气管扩张。④ 上肺容积缩小。⑤ 淋巴结钙化。

少见表现：① 有蜂窝样阴影。② 有下肺分布为主的网格影。

常规胸部 X 线检查对结节病的发现起重要作用，但其敏感性较低，胸部 CT 扫描对纵隔淋巴结肿大、肺内粟粒样病变以及支气管血管束周围间质性浸润有较高的诊断价值，因此，胸部 X 线检查、常规 CT 扫描及高分辨 CT 扫描（high resolution computed tomography，HRCT）联合应用，对进一步提高胸内结节病诊断的正确率有较大帮助。

（三）支气管镜检查

支气管镜检查对结节病的诊断具有重要作用，不但可以观察有无气道内病变，而且可以进行支气管黏膜活检，支气管肺泡灌洗液检查，经支气管镜肺活检（transbronchial lung biopsy，TBLB），经支气管镜淋巴结针吸活检术（transbronchial needle aspiration，TBNA）和经支气管镜腔内超声（endobronchial ultrasonography，EBUS）活检。

1. 支气管镜黏膜活检

支气管镜有时可见支气管黏膜水肿或网状血管增生，黏膜小结节呈白色或黄白色。黏膜活检的阳性率取决于黏膜是否受累。据报道，病变部位活检阳性率高达 80% 以上，没有病变的黏膜活检阳性率也在 30% 左右，总体阳性率为 39%～69%。

2. TBLB

TBLB 是确诊结节病较为简便和安全的活检方法。文献报道 TBLB 不仅对 Ⅱ 期及 Ⅲ 期患者有诊断价值，对 X 线胸片阴性而仅有肺门淋巴结肿大的 Ⅰ 期患者也能获阳性结果。对于 X 线胸片有斑点状结节影的病例，其阳性率为 50%～80%。

3. TBNA 和 EBUS

对于肿大的肺门和纵隔淋巴结，可以通过 TBNA 取得少许组织或细胞进行检查，总体阳性率在 60% 左右。随着经支气管镜腔内超声引导经支气管镜淋巴结针吸活检术（EBUS-TBNA）的应用，淋巴结穿刺的阳性率明显提高，阳性率可达 95% 以上。

4. 支气管肺泡灌洗

对 BALF 进行细胞成分和 T 淋巴细胞亚群的分析，对进一步了解结节病局部的免疫过程和判定结节病病变的活动性有重要意义，对评价治疗效果也有一定参考价值。结节病是以 $CD4^+T$ 淋巴细胞激活增殖为主的疾病，因此 BALF 中，细胞总数、淋巴细胞的比例和 $CD4^+$ 与 $CD8^+$ 的比值均增大。正常人 BALF 中肺泡巨噬细胞占 93% ±3%，淋巴细胞占 7% ±3%，中性粒细胞少于 1%，而结节病患者淋巴细胞的比例常大于 20%，有时可以高达 60%。$CD4^+$ 与 $CD8^+$ 的比值常大于 2.0。$CD4^+$ 与 $CD8^+$ 的比值大于 3.5 对于诊断结节病的敏感度为 53%，特异度为 94%，阳性预测值为 76%，阴性预测值为 85%。

（四）肺功能检查

肺功能检查可了解肺受损的程度，但与临床和 X 线胸片改变的相关性差。肺功能可以正常，也可以呈限制性或阻塞性通气功能障碍，病变严重时可以有弥散功能受损。动脉血气分析结果早期可以正常，但在运动后血氧饱和度会下降，反映弥散功能障碍。晚期常有低氧血症和高二氧化碳血症。80% 以上的 I 期结节病患者的肺功能正常。II 期或 III 期结节病患者中的肺功能异常者占 40%～70%，特征性变化是限制性通气功能障碍和弥散量降低及氧合障碍。1/3 以上的患者同时有气流受限。系列肺功能检查对了解病情进展和缓解有一定帮助。

（五）Kveim-Siltzbach 皮肤试验

Kveim-Siltzbach 皮肤试验曾经用于结节病的诊断，但这项检查由于抗原制备和阳性率的限制已经很少使用。

（六）结核菌素皮肤试验(tuberculin skin test, TST)

TST 通常为阴性或弱阳性。TST 在西方国家被用以鉴别结节病和结核病。在我国，结核病为常见病，将此项结果用于结节病诊断时需要慎重。国内文献报道结节病患者 TST 的阳性率为 12%～28%。

（七）^{67}Ga（镓）扫描

^{67}Ga 能被活化的巨噬细胞和淋巴细胞摄取，可了解结节病病变的活动性和受累程度，并为活检部位提供依据。头颅 ^{67}Ga 扫描呈现"熊猫脸"具有特异性，其他部位出现阳性结果可见于许多疾病，临床上应注意鉴别。

（八）正电子发射体层成像(positron emission tomography CT, PET-CT)

PET-CT 有助于发现体内活动性的结节病病灶，但鉴于 PET-CT 的费用较高，并且不能单凭 PET-CT 的表现来鉴别结节病、其他炎症性疾病和肿瘤性疾病，不建议对结节病患者常规进行 PET-CT 扫描。对于高度疑诊孤立性心脏结节病、脑结节病的患者，因在受累部位不易取得活检组织，可通过 PET-CT 来定位活检部位；对确诊上述疾病的患者，可通过 PET-CT 协助评估病情程度及疗效。推荐对以下情况安排 PET-CT 扫描：① 活动性结节病患者的血清学指标为阴性，但临床症状一直未缓解。② 评价 IV 期肺结节病患者的纤维化病灶内炎症水平。③ 评价胸外活动性结节病病灶,或评价心脏结节病患者的病情程度,尤其适用于已安装起搏器的心脏结节病患者。④ 经常规检查未发现可供活检的病变部位。⑤ 复发性/难治性结节病患者的疗效评估。

(九) 血管紧张素转化酶(angiotensin converting enzyme, ACE)

一般医师认为 ACE 由上皮样肉芽肿分泌,但血清 ACE 水平与病情严重程度和体内"肉芽肿负荷"没有相关性。在结节病患者中,仅有 50%～75% 的患者的 ACE 水平升高,所以血清 ACE 正常不能排除结节病。ACE 水平升高在诊断结节病和判断结节病活动性等方面仍存有争议。值得注意的是,ACE 活性升高可发生于其他种类的肉芽肿性疾病,如铍病、硅沉着病、石棉肺、分枝杆菌病、麻风、淋巴瘤、外源性过敏性肺泡炎、组织胞浆菌病、朗格汉斯细胞组织细胞增生症、人类免疫缺陷病毒感染和肝炎。此外,血清 ACE 水平还受 ACE 基因多态性的影响,因此有学者认为通过基因型校正的 ACE 值可能会增加诊断的敏感性而更具有临床诊断价值。

(十) 组织病理学检查

组织病理检查是诊断结节病的"金标准"。肺脏、纵隔淋巴结、皮肤结节、浅表淋巴结以及前斜角肌脂肪垫淋巴结均是活检常见部位。其他可活检的组织还有肿大的腮腺、病变鼻黏膜和肝脏等。对于上述检查仍不能明确的疑似胸内结节病患者,可以考虑进行包括支气管镜下的纵隔(肺门)淋巴结针吸活检、支气管镜下肺活检、纵隔镜淋巴结活检、经皮肺穿刺活检、胸腔镜肺活检或开胸肺活检,但由于该类检查均为有创性,临床应严格掌握适应证。目前临床较常应用的是 EBUS-TBNA 和 TBLB。

七、诊断和鉴别诊断

(一) 诊断

结节病的诊断需要依靠临床、胸部影像学、病理和辅助检查进行综合判断。

结节病肉芽肿的病理特点:① 肉芽肿以淋巴管周围分布为主。② 紧致、分化良好的肉芽肿的周围可见淋巴细胞、成纤维细胞浸润。③ 排除其他原因引起的肉芽肿。

1. 有病理活检资料确诊结节病须符合以下条件

(1) X 线胸片显示双侧肺门及纵隔对称性淋巴结肿大,伴有或不伴有肺内网状、结节及斑片状阴影。

(2) 组织活检证实或符合结节病的病理特点。取材部位可以为浅表肿大淋巴结、纵隔肿大淋巴结。进行支气管内膜结节、前斜角肌脂肪垫淋巴结活检,肝脏穿刺或肺活检以及皮肤损害处活检等。

(3) 应排除结核病、淋巴系统肿瘤或其他类似的肉芽肿性疾病。

2. 无病理活检资料临床诊断结节病须符合以下条件

(1) 主要诊断标准:① X 线胸片显示双侧肺门及纵隔对称性淋巴结肿大,伴有或不伴有肺内阴影。② 经支气管肺活检或支气管肺泡灌洗检查没有发现支持其他诊断的证据。③ 临床表现不符合结核病、淋巴系统肿瘤或其他类似肉芽肿性疾病的特点。

（2）次要诊断标准：① 支气管肺泡灌洗液中 T 淋巴细胞的比例和 / 或 CD4$^+$ 与 CD8$^+$ 的比值升高。② 血清 ACE 水平升高。③ 结核菌素纯蛋白衍生物（purified protein derivative, PPD）皮肤试验为阴性或弱阳性反应。④ ^{18}FDG-PET（FDG 指氟代脱氧葡萄糖，fludeoxyglucose）或 ^{67}Ga 放射性核素扫描符合结节病表现。⑤ 有高钙血症或尿钙增多。

如果符合上述所有主要标准，并具备 5 条次要标准中的 3 条，可以做出结节病的临床诊断，但应注意综合诊断，动态观察。

（二）鉴别诊断

不同分期的肺结节病的临床及影像学表现不同，应根据其不同分期分别进行相应的鉴别诊断。

1. Ⅰ 期、Ⅱ 期结节病

需要鉴别 Ⅰ 期、Ⅱ 期结节病与结核感染、淋巴增殖性疾病、IgG4 相关性疾病、恶性肿瘤等。

2. Ⅲ 期结节病

需要鉴别 Ⅲ 期结节病与多种职业性肺病、肺结核等。

3. Ⅳ 期结节病

需要鉴别 Ⅳ 期结节病与多种病因所致的肺纤维化，如多种职业性肺纤维化、特发性肺纤维化、其他多种原因引起的继发性肺纤维化。

4. 常见需要鉴别的疾病

（1）肺门淋巴结结核：患者较年轻，结核菌素试验多呈阳性。肺门淋巴结肿大一般为单侧性，有时伴有钙化，可见肺部原发病灶。CT 可见淋巴结中心区有坏死。

（2）淋巴瘤：多有发热、消瘦、贫血、胸腔积液等。常累及上纵隔、隆突下等处的纵隔淋巴结，大多为单侧或双侧不对称肿大，淋巴结可呈现融合。结合其他检查及活组织检查可以鉴别。

（3）肺门转移性肿瘤：肺癌和肺外肿瘤转移至肺门淋巴结，均有相应的症状和体征。对可疑原发灶进行进一步的检查可帮助鉴别。

（4）其他肉芽肿疾病：有过敏性肺炎、铍肺、硅沉着病以及感染性、化学性因素所致的肉芽肿。结合临床资料及对相关检查结果的综合分析有助于与结节病进行鉴别。

八、治疗

针对结节病尚无根治性措施，治疗原则为抑制肉芽肿性炎症，延缓疾病向纤维化进展及破坏器官功能。

（一）药物

1. 肾上腺糖皮质激素

自 1952 年，Siltzbach 发现肾上腺糖皮质激素对结节病治疗有效以来，肾上腺糖皮质激素一直为结节病治疗的首选药物。它对于缓解症状、减少肉芽肿形成具有肯定疗效，但是随着治疗的病例数增多，有学者发现它对疾病的自然病程和远期疗效存在不确定性。

临床常用泼尼松或甲泼尼龙片剂(口服)。泼尼松的初始剂量为 30～40 mg/d 或等效剂量或 0.5 mg/(kg•d)。在最初的 3 个月内,宜使用 15 mg/d 以上的剂量(在上述范围内),3 个月后以 10～15 mg/d 的剂量维持 6～9 个月,然后在 3～6 个月逐渐把肾上腺糖皮质激素撤完,总疗程为 1～1.5 年。

目前无循证医学证据表明吸入肾上腺糖皮质激素对结节病治疗有效,但对于咳嗽或有气道高反应性的患者可以试用吸入肾上腺糖皮质激素以缓解临床症状。

在使用肾上腺糖皮质激素期间,应注意其副作用,包括免疫功能抑制、血糖水平升高、高血压、骨质疏松及肥胖等。

2. 非肾上腺皮质激素药物

当肾上腺糖皮质激素治疗无效或患者不能耐受激素的不良反应时,就要考虑其他替代药物。对于一些需要长期使用激素(如心脏、神经系统结节病),但有使用激素的禁忌证的患者,减少激素用量的同时加用非肾上腺皮质激素药物。

(1)细胞毒药物:因起效比较缓慢,故多用于慢性结节病。

甲氨蝶呤(methotrexate, MTX):是治疗结节病的二线药物中最常用的一种。一般口服 7.5～10 mg,一周一次。因为 MTX 起效较慢,所以它多用于对糖皮质激素抵抗或复发的慢性结节病,治疗皮肤、眼部、神经系统等病变的有效率为 75%～100%,治疗肺结节病的有效率为 40%～47%,与激素同时使用可以减少激素的用量,甚至完全停用激素,并且较少出现不能耐受的副作用,因此 MTX 是一种理想的替代肾上腺糖皮质激素的药物。

硫唑嘌呤(azathioprine, AZA):仅有少量治疗肺结节病的非随机对照研究,提示 AZA 作为治疗肺结节病的二线药物可以在一定程度上改善病情或减少激素的剂量。AZA 一般用于严重、难治性结节病,如神经系统病变。剂量为 50～150 mg/d,一般在 2～4 个月起效。应从小剂量开始,逐渐加量,并注意对血常规和肝功能的监测。

环孢素 A(cyclosporinA, CsA):目前最常用于神经系统结节病。剂量为 5～10 mg/(kg•d)。一些 CsA 在肺结节病中应用的个案报道的结果并不一致,目前缺乏有效依据,结合价格和副作用等方面因素,临床不常规选用 CsA 治疗结节病。

环磷酰胺(cyclophosphamide, CTX):在结节病中的应用相对较少,有时被用于难治性结节病,如经肾上腺糖皮质激素治疗失败的神经系统、心脏、肾脏病变。剂量为 50～150 mg/d。主要副作用有骨髓抑制、消化道症状、出血性膀胱炎等。

苯丁酸氮芥(chlorambucil, CLB):其作用并不优于其他细胞毒药物,而且副作用较大,因此已基本被其他药物所取代。

(2)非细胞毒药物如下。

氯喹(chloroquine, CQ)和羟氯喹(hydroxychloroquine, HCQ):用于治疗结节病已有多年的历史。HCQ 的剂量为 200～400 mg/d。文献报道其治疗的总有效率低于 50%,其中治疗皮肤结节病的有效率为 35%。HCQ 对肺结节病的疗效比较难判断。HCQ 可作为慢性结节病的维持治疗药。副作用包括消化道症状和视网膜病变等,羟氯喹的副作用较轻微。治疗中应定期行眼部检查,监测肝功能变化。

己酮可可碱(pentoxifylline, PTX):报道的研究并不多,还没有关于治疗慢性病例或远期预后的研究。

沙利度胺（thalidomide，THD）：目前仅局限于治疗结节病皮肤病变，疗效比较确切，但关于 THD 用以治疗肺结节病只有极少量报道。除了致胎儿畸形的危险外，其他副作用还有嗜睡、便秘、无痛性外周神经病变等。

（3）靶向生物制剂：可应用于严重累及多系统结节病和慢性结节病患者。当对肾上腺糖皮质激素治疗的反应欠佳或进行性恶化时，以及由于使用激素、细胞毒药物和免疫抑制而产生严重不良反应时，可考虑使用该类药物。

英夫利昔单抗（infliximab，IFX）：是一种抗 TNF-α 的人-鼠嵌合型单克隆抗体，它与可溶性和膜结合的 TNF 都具有很高的结合亲和力，从而能够充分进行阻断。2000 年，IFX 被美国食品药品监督管理局（Food and Drug Administration，FDA）批准用于中度到重度类风湿关节炎的治疗。已有几个用它成功治疗结节病的病例报道，均取得了理想的效果。目前已有两项随机对照试验研究 IFX 对结节病患者的疗效和安全性，但没有长期效果评价的报道。因为其价格昂贵，目前还未能广泛应用。常见的副作用与不良反应有过敏反应、感染等。IFX 对肺外结节病（包括皮肤结节病、神经结节病、心脏结节病等）更有效，也可应用于所有难治性患者。

阿达木单抗（adalimumab）：是一种完全人源化的 TNF-α 单克隆抗体，是一种抗人 TNF 的重组人免疫球蛋白 G1（immunoglobulin G1，IgG1）单克隆抗体，可特异性与可溶性和跨膜 TNF-α 分子结合，并阻断 TNF-α 的生物活性。阿达木单抗对于葡萄膜炎等眼部症状疗效较好。

依那西普（etanercept）：是一种可溶性二聚体融合蛋白，其与天然 TNF-α 受体的结合和中和能力与 TNF-β 相似。国内外已有依那西普治疗结节病的报道，但资料较少。

（二）药物治疗适应证

因为绝大部分结节病患者不经治疗可获得自行缓解，而且治疗本身也会带来许多副作用，所以在治疗结节病前首先要考虑能否先观察而不治疗，尤其是对 I 期或急性型的结节病患者。一般医师认为，在出现以下情况时可考虑给予治疗，并首选口服肾上腺糖皮质激素。这些指征包括：① 严重的眼、神经或心脏结节病。② 有症状的 II 期以上的结节病。③ 肺功能进行性下降者。④ 恶性高钙血症。

药物治疗的目的在于控制结节病活动，保护重要脏器的功能。在使用这些药物时，要考虑到这些药物潜在的副作用和可能带来的益处。

（三）复发结节病的处置

结节病的治疗过程中存在的一个重要问题是复发。有 20%～70% 的患者在激素减量过程中或停用后复发，复发的患者多需要更长期（可能是数年）的治疗。但判断患者有无复发的可能性是非常困难的。对于停药后再复发的病例，一般肾上腺糖皮质激素治疗仍然有效，因此多数学者倾向于这时给予更大剂量或更长时间的维持治疗以防止再次复发，并在必要时加用其他药物，如细胞毒药物。对于在激素减量过程中复发的患者，可以考虑给予小剂量激素长期维持。如果已经发生了不可逆的器官损害（如肺纤维化），那么治疗的重点应该转移到加强支持治疗上，而不应一味地加大激素的用量或盲目加用其他免疫抑制剂来试图逆转损害。

（四）肺移植

对于晚期结节病患者可考虑肺移植或其他受累器官的移植。结节病肺移植的适应证：
① 用力肺活量 <1.5 L。② 患者为Ⅳ期结节病患者。③ 每日需要激素维持量 >20 mg。
④ 肺 CO 弥散量 <30%。⑤ 需要吸氧维持生命。⑥ 有肺动脉高压。

九、预后

结节病的预后与胸部 X 线片的分期有一定关系。Ⅰ期结节病中 60%～80%可缓解，
Ⅱ期结节病中 50%～60%可缓解，Ⅲ期结节病中只有不到 30%可缓解。有 Löfgren 综合
征的预后最佳，自愈率超过 80%。提示预后不良的因素有：黑人，40 岁以后发病，症状持
续超过 6 个月，缺乏结节红斑，脾大，超过 3 个器官受累，为Ⅲ期结节病。肾上腺糖皮质激
素治疗后缓解的患者易复发，50%发生在停止治疗后 2～6 个月，因此长期的仔细随访是
必须的。结节病的病死率为 1%～4%，肺、心脏和中枢神经系统受累是主要致死原因。

李同霞　周　然　于枫林

第二节　肺结节病

一、概述

90%及以上的结节病患者有不同类型、不同程度的肺、胸内淋巴结（纵隔淋巴结、肺门
淋巴结）肿大，胸部影像学异常是不少结节病患者就医的主要原因。因为结节病患者呼吸
系统的临床表现缺乏特异性，并且部分结节病患者以肺外组织／器官受累为主要临床表
现，所以胸部受累经常被忽视。干咳、胸闷、气短、胸痛、喘息是其常见的呼吸系统症状，可
见于 1/3～1/2 的结节病患者。胸骨后胸痛相对多见，但患者常不能明确地定位胸痛部位，
胸痛大多数为隐痛。咯血少见。对结节病患者听诊往往无阳性发现，杵状指、爆裂音等体
征罕见。30%～50%的胸内结节病患者会出现肺外表现：皮肤受累最常见（15%～25%），
其次为肝或胃肠道受累（11%～18%）、眼受累（12%）、肾受累（1%～5%）、神经系统受累
（5%）、心脏受累（2%）以及肌肉骨骼系统受累（1%）。

二、影像学表现

（一）胸部平片

目前的结节病分期还是 20 世纪 60 年代提出的根据胸部平片表现进行的 Scadding 分
期。0 期：双肺正常。Ⅰ期：双肺门淋巴结肿大。Ⅱ期：双肺门淋巴结肿大伴肺内浸润影。
Ⅲ期：仅有肺内浸润影。Ⅳ期：肺纤维化。但 X 线胸片对于胸内淋巴结及肺内病灶的评价
价值很有限，专家建议对于胸片表现疑诊结节病的患者常规安排胸部 CT 检查。

（二）胸部 CT

90%以上的结节病患者有肺、胸内淋巴结受累，而 2/3 以上的结节病患者有纵隔、肺
门等部位的胸内淋巴结肿大。肺门和纵隔淋巴结肿大以双侧对称性肿大为特征，肺内改

变早期为肺泡炎,继而发展为肺间质浸润,晚期为肺间质纤维化。增强 CT 可以更好地评价这些部位的淋巴结受累情况;此外,胸部高分辨率 CT(high resolution CT, HRCT)检查可以很好地反映包括肺间质在内的肺部受累情况。建议对初诊、疑诊结节病患者安排胸部增强 CT + HRCT 检查,以详细评价呼吸系统影像学表现。对于有生育要求的年轻患者,必要时可以采用低剂量胸部 CT 进行肺结节病的初筛、随诊。胸部 CT 对于结节病的诊断、鉴别诊断及疗效评价均十分重要。胸部 CT 的形态学表现有时还与预后相关。

典型的结节病胸部 CT 纵隔窗表现为对称性的肺门淋巴结肿大、纵隔淋巴结肿大,但也有少部分可以表现为不对称性肺门淋巴结肿大或单肺门淋巴结肿大、心前间隙的淋巴结肿大、孤立性前或后纵隔淋巴结肿大,此时需要鉴别该病与分枝杆菌感染、肿瘤等。典型的结节病胸部 CT 的肺窗主要表现为中轴血管束的增粗,多发或弥漫性淋巴管周围分布的(沿支气管血管束、叶间裂、胸膜分布)、直径为 2～5 mm、边界清晰或模糊的小结节。80%～100%的肺结节病患者胸部的 HRCT 可见上中肺野分布为主的肺内小结节,部分患者可表现为肺内实变、"星云征"、空洞、"反晕征"、广泛的磨玻璃影、大小不一的实性结节及上肺纤维化。部分累及气道的患者可出现气体陷闭、合并曲霉球等;少部分累及胸膜的患者可出现胸腔积液、心包积液及胸膜局灶性增厚等表现。

(三) PET-CT

1. PET-CT 的优点及缺点

PET-CT 有助于发现体内活动性的结节病病灶,但鉴于 PET-CT 费用较高,不能单凭 PET-CT 的表现来鉴别结节病、其他炎症性疾病和肿瘤性疾病,不建议对结节病患者常规进行 PET-CT 扫描。对于高度疑诊孤立性心脏结节病、脑结节病的患者,因受累部位不易取得活检组织,可通过 PET-CT 来定位活检部位;对确诊上述疾病的患者,可通过 PET-CT 协助评估病情的程度及疗效。

2. 适应证

(1)活动性结节病患者的血清学指标呈阴性,但临床症状一直未缓解。

(2)评价Ⅳ期肺结节病患者的纤维化病灶内炎症水平。

(3)评价胸外活动性结节病病灶,或评价心脏结节病患者的病情程度,尤其适用于已安装起搏器的心脏结节病患者。

(4)经常规检查未发现可供活检的病变部位。

(5)评估复发性/难治性结节病患者的疗效。

三、诊断与鉴别诊断

(一)诊断

1. 诊断原则

除 Löfgren 综合征外,几乎所有结节病的确诊均需要受累部位非干酪样坏死性上皮样细胞肉芽肿的病理结果,并经抗酸染色(一种细菌染色法,主要针对分枝杆菌)或六胺银染色(一种经典显示基底膜的方法,主要针对真菌)等特殊染色,必要时需要予以免疫组化。结节病属于除外性诊断,尚无客观诊断标准,主要由临床医师根据临床表现、影像学特征、受累部位的病理活检结果(非干酪样坏死性上皮样细胞肉芽肿),结合病史、血清学检查结果、支气管镜检查结果等,排除感染、异物、肿瘤等原因引起的肉芽肿性疾病后,可确诊结节病。

2. 诊断主要依据

(1)具有相应的临床和/或影像学特征。

(2)组织学显示干酪样坏死性上皮样细胞肉芽肿。

(3)排除有相似的组织学表现或临床表现的其他疾病。

3. 疑似诊断

若无病理学依据,可以结合胸部影像学、支气管镜的相关检查结果,排除其他肉芽肿性疾病后,临床拟诊肺结节病,但需要密切临床随诊、动态观察病情变化。

(二)鉴别诊断

不同分期的肺结节病的临床表现及影像学表现不同,应根据其不同分期分别进行相应的鉴别诊断。

1. Ⅰ期、Ⅱ期结节病

需要鉴别Ⅰ期、Ⅱ期结节病与结核感染、淋巴增殖性疾病、IgG4相关性疾病、恶性肿瘤等。

(1)结核病:大多有结核中毒症状,结核菌素试验多呈阳性;在肺结核患者的痰或肺泡灌洗液中可找到结核分枝杆菌,或DNA-TB呈阳性,或培养有结核分枝杆菌生长;肺结核或/和纵隔淋巴结结核组织病理为慢性肉芽肿性炎,可见干酪样坏死物,聚合酶链式反应(polymerase chain reaction,PCR)检测组织中结核分枝杆菌DNA可为阳性;抗结核治疗有效。肺门淋巴结结核患者体内,肺门淋巴结肿大一般为单侧性,有时伴有钙化,可见肺部原发病灶;CT可见淋巴结环形强化,中心区有坏死。

(2)淋巴增殖性疾病:有移植后淋巴增殖性异常,有EB病毒感染引起的淋巴增殖性疾病,还有恶性淋巴增殖性疾病等。组织病理可以帮助鉴别,同时伴发病和实验室检查可帮助诊断。

(3)IgG4相关性疾病(IgG4-related disease,IgG4-RD):是一种新近认识的自身免疫性疾病,也是一种较为罕见的系统性疾病。其发病机制尚未研究清楚,目前研究者主要认为其发病机制与免疫介导下大量的淋巴细胞被激活有关。IgG4-RD的临床表现复杂多样,可先后或同时累及多个器官和系统,可累及肝、胆、肾、涎腺、泪腺、淋巴结、纵隔、腹膜后、甲状腺、前列腺及肺等,其中肺受累较为罕见,影像学表现与肺结节病相似。血液学检查:血清IgG4水平不小于1.35 g/L;组织病理学检查:受累组织中见大量淋巴细胞、浆细胞浸润伴纤维化;IgG4$^+$浆细胞浸润,IgG4$^+$浆细胞数与IgG$^+$浆细胞数的比值大于40%并且IgG4$^+$浆细胞多于10个/高倍视野。可通过血液学检查和组织病理学检查鉴别该病与肺结节病。

(4)恶性肿瘤:① 淋巴瘤多有发热、消瘦、贫血、胸腔积液等,常累及上纵隔、隆突下等处的纵隔淋巴结,大多为单侧或双侧不对称肿大,淋巴结可呈现融合,结合其他检查及活组织检查可以鉴别。② 肺门转移性肿瘤:肺癌和肺外肿瘤转移至肺门淋巴结,均有相应的症状和体征。对可疑原发灶进行进一步的检查可以帮助鉴别。

2.Ⅲ期结节病

需要鉴别Ⅲ期结节病与多种职业性肺病、肺结核等。

(1)职业性肺病：患者有明确的矿山、矿井、磨光业等的作业史。单纯硅沉着病或煤工尘肺患者的 X 线胸片及 CT 表现为小的局限性结节，主要累及上肺后部，当疾病进展时硅沉着病结节增大，形成的团块多位于上肺的中间带或周围带并向肺门迁移，以致在球形团块和胸膜间形成肺气肿，肺气肿通常是双侧、对称性的，有钙化，并可形成空洞，在肺门和纵隔偶见"蛋壳样"淋巴结钙化。

(2)肺结核：患者多有结核中毒症状，如低热、盗汗、乏力。典型的肺结核 X 线胸片及胸部 CT 表现为"三多、三少"的特点：多灶性(部位多发，常见于上叶的尖后段和下叶背段)，多态性(有空洞、斑片影、结节影、索条影等，它们可同时存在)，多钙化性，少肿块性，少结节堆聚性，少增强性；在痰中可找到抗酸杆菌或结核分枝杆菌 DNA 为阳性。有时较难鉴别不典型肺结核与结节病，需要找到病原学和病理学依据，必要时进行诊断性抗结核治疗。

3.Ⅳ期结节病

需要鉴别Ⅳ期结节病与多种病因所致的肺纤维化，如多种职业性肺纤维化、特发性肺纤维化、其他多种原因引起的继发性肺纤维化。除了影像学鉴别外，肺组织病理可以帮助鉴别。

(三) 病情评价

在确诊结节病后，全面评价结节病患者的病情，明确结节病患者临床症状的严重程度、受累范围、受累脏器的病情程度等，可以全面评价结节病患者的疾病活动性、严重程度，为制订合理的治疗方案、判断预后提供依据。在治疗过程中，也需要密切随诊、动态评价病情程度，以便及时判断疗效和调整治疗方案。

评价内容：① 做胸部增强 CT＋HRCT、肺功能(包括通气＋容量＋弥散功能)、心电图、肝肾功能全项检查。② 若患者有视力下降、结膜充血等眼部不适，建议患者及时到眼科就诊，以明确是否有结节病眼部受累的情况。③ 若胸部 CT 上肺动脉段增宽，肺功能显示弥散功能下降，建议患者进一步行心脏彩超，必要时以右心漂浮导管行肺动脉压力检测。④ 若心电图提示房室传导阻滞、室性心动过速等心律失常，和／或心脏彩超提示左心功能不全，不能用常见的冠心病等来解释，建议及时到心内科就诊，进行 24 小时动态心电图监测、心脏核磁共振检查，必要时行 PET-CT、心肌活检，以明确是否有心脏结节病。⑤ 若有神经系统症状，建议到神经内科就诊，并进行头颅增强核磁共振、腰椎穿刺等检查，以明确是否有神经系统结节病。⑥ 若有皮疹，建议到皮肤科就诊，必要时活检。⑦ 若有血清碱性磷酸酶和 γ-谷氨酰转肽酶(γ-glutamyl transpeptidase，γ-GT，也称 GGT)水平升高为主的肝功能损害，建议到消化科就诊，进行腹部彩超、肝脏增强 CT 或核磁共振检查，必要时行 PET-CT 及肝脏活检。

四、治疗

肺结节病有一定的自发缓解率，而且因影像学分期不同而不同：Ⅰ期肺结节病的自发缓解率为 55%～90%，Ⅱ 期肺结节病的自发缓解率为 40%～70%，Ⅲ 期肺结节病的自发缓解率为 10%～20%，Ⅳ 肺结节病不能自发缓解。故而结节病的治疗需要根据临床表现、受累部位及其严重程度、患者的治疗意愿以及基础疾病，制订个体化治疗方案，改善临床症状，降低器官功能受损，提高生活质量，延长生存期，减少复发。

（一）肾上腺糖皮质激素

（1）无症状的 0 期或 Ⅰ 期胸内结节病不需要系统性糖皮质激素治疗。若患者患有无症状的 Ⅱ 期或 Ⅲ 期肺结节病，疾病稳定且仅有轻度肺功能异常，也不主张系统性激素治疗。

（2）激素治疗的适应证：① 有明显的呼吸系统症状，如咳嗽、呼吸困难、胸痛等和／或明显的全身症状，如乏力、发热、体重下降。② 肺功能进行性恶化。③ 肺内阴影进行性加重。④ 有肺外重要脏器的受累，如心脏、神经系统、眼部、肝脏受累。

（3）激素的用法及用量：对于肺结节病，通常起始剂量为泼尼松（或相当剂量的其他激素）0.5 mg/（kg·d）或 20～40 mg/d；2～4 周逐渐减量，以 5～10 mg/d 维持，总疗程为 6～24 个月。同其他需要接受激素治疗的疾病类似，迄今尚无关于结节病患者的激素减量的具体方案，建议针对不同患者的病情程度、临床医师的用药习惯、激素相关的副作用等制订个体化减量方案。

（4）应用激素期间，对于无高钙血症的患者，可以加用双磷酸盐和钙剂，以减少激素所导致的骨质疏松。

（5）吸入激素的治疗可以减轻咳嗽、气短等呼吸系统症状，尤其适用于气管镜下表现为支气管黏膜多发结节，并且不需要给予全身激素治疗的胸内结节病患者。

（二）免疫抑制剂

（1）适应证：应用肾上腺糖皮质激素治疗不能控制疾病进展、激素减量后复发或不能耐受激素治疗者。

（2）用法用量：一般建议选择甲氨蝶呤，每周 10～15 mg；若患者不能耐受可选择硫唑嘌呤、来氟米特及霉酚酸酯等。

（三）生物制剂

生物制剂如 TNF-α 拮抗剂。对于以激素联合免疫抑制剂治疗后仍无效、反复复发或合并神经系统受累的患者，可以考虑使用英夫利西单抗或阿达木单抗。

（四）肺移植

肺移植是可以考虑的针对终末期肺结节病唯一有效的治疗方法。移植指征：① 静息状态下出现低氧血症。② 有肺动脉高压。③ 右心房压增大，大于 15 mmHg[①]。活动耐力下降（NYHA 功能 Ⅲ 级或 Ⅳ 级），符合上述任意一条即可。

五、随访

自发缓解的结节病很少复发（复发率约为 8%），但肾上腺糖皮质激素治疗缓解的结节

---

① mmHg 表示毫米汞柱，为废弃单位，但是医学上仍惯用。1mmHg = 0.133 322 4 kPa。

病的复发率高达 37%～74%。复发多在激素停用后 2～6 个月,3 年后复发罕见。因此,结节病患者要每 3～6 个月复查一次,治疗停止后随访至少 3 年。对于Ⅳ期结节病患者以及有心脏、中枢神经系统等重要肺外组织或脏器受累的严重结节病患者,建议长期随访。

肺纤维化、合并肺动脉高压、心脏结节病、神经系统结节病以及多脏器受累是结节病预后不良的相关因素。

六、专家推荐意见

为了提高临床医师对肺结节病的认识水平,规范我国肺结节病的临床诊治,改善患者的生活质量和预后,2019 年中华医学会呼吸病学分会间质性肺疾病学组、中国医师协会呼吸医师分会间质性肺疾病工作委员会组织国内呼吸科、影像科、病理科等多学科有经验的结节病诊治专家依据国内外临床诊治经验和证据制定了《中国肺结节病诊断和治疗专家共识》。

第一,对于初诊的、疑似的结节病患者,是否需要详细询问环境暴露史(居住环境、职业环境及其他经常身处的环境)?

环境中的粉尘(铝、锆等无机粉尘,松花粉、黏土等有机粉尘)可能与结节病的发病有关;有文献发现,消防员、曾在美国航空母舰上服役人员都是结节病的易患人群。还有散在的家族性结节病的病例报道。专家组成员一致认为需要详细询问初诊的、疑似的结节病患者环境暴露史(居住及职业环境、其他经常身处的环境)、职业以及家族史。

推荐意见:对于初诊的、疑似的结节病患者,推荐详细询问患者的环境暴露史(居住环境、职业环境及其他经常身处的环境),以排除潜在的致病的相关环境因素。

第二,对于初诊的、疑似的结节病患者,是否可以通过检测血清血管紧张素转化酶(serumangiotensin converting enzyme, sACE)水平来鉴别结节病和其他肉芽肿性疾病?

结节病性肉芽肿病灶内上皮样细胞可释放 ACE,故而 sACE 水平在一定程度上可以反映体内的肉芽肿负荷,sACE 对于诊断结节病的特异度达 90%,阳性预测值也可达 90%,但敏感度为 57%,阴性预测值为 60%,这可能与 ACE 编码基因的多态性有一定关系。鉴于 ACE 并非筛查结节病的敏感性指标,且 sACE 水平升高也可见于结核感染、真菌感染、甲亢等疾病,故而 sACE 水平仅可以作为诊断结节病的辅助指标。

推荐意见:对于初诊的、疑似的结节病患者,不推荐将 sACE 水平作为结节病的诊断和鉴别诊断指标,但 sACE 水平可作为结节病活动性的判断指标。

第三,对于初诊的、疑似的结节病患者,是否应安排胸部 CT 来进一步评价病情?

鉴于 90% 以上的结节病患者有肺、胸内淋巴结受累,绝大部分患者伴有纵隔和/或肺门淋巴结肿大,少部分患者还伴有胸腔积液、心包积液等多浆膜腔积液,罕见肺动脉内径增宽等肺高压的表现,但胸片对于这些病灶评估价值很有限,建议对于初诊的、疑似的结节病患者常规安排胸部 CT。若无禁忌,建议对初诊的、疑似的结节病患者安排胸部增强CT + HRCT,以详细评价呼吸系统受累情况。对于有生育要求的年轻患者,必要时可以采用低剂量胸部 CT 进行肺结节病的初筛。

推荐意见:对于初诊的、疑似的结节病患者,推荐常规安排胸部 CT 来评价病情。

第四,对于初诊的、疑似的结节病患者,是否需要常规进行支气管镜检查?

支气管镜以及相关的镜下操作,对于肺结节病的诊断价值很大,除非患者有明确的皮疹、皮下结节等皮肤病变和/或浅表淋巴结肿大等浅表部位的病灶可供活检,否则建议疑似的结节病患者常规安排支气管镜检查,并根据各个医疗单位的具体情况,尽量开展可能的相关镜下操作,包括 BALF 的细胞学分析,T 细胞亚群检测,支气管黏膜活检(endobronchial biopsy, EBB)、TBLB、TBNA。

推荐意见:对于初诊的、疑似的结节病患者,若无操作禁忌,推荐常规安排支气管镜以及 BALF、EBB、TBLB、TBNA 等相关检查。

第五,Löfgren 综合征患者,是否必须用系统性激素治疗?

Löfgren 综合征是结节病的特殊类型,是由瑞典科学家 Löfgren 于 1946 年首次报道的。这类结节病患者急性起病,若表现典型,并不需要病理活检就能确诊:第一,典型的临床表现为出现结节红斑和/或踝关节炎或关节周围炎症,常常伴有发热。第二,X 线胸片显示双侧肺门对称性肿大,可伴有肺部结节影。这类患者常有肺外受累,有浅表淋巴结肿大、葡萄膜炎、腮腺炎、中枢性面瘫等;50% 左右有血清 ACE 水平升高,常常有高钙血症;常常 HLA-DRB1*03 呈阳性。大部分患者不需要系统性激素治疗,以对症支持治疗为主:针对结节红斑,用秋水仙碱、碘化钾、羟氯喹和非甾体抗炎药(nonsteroidal antiinflammatory drug, NSAID);针对关节炎,用 NSAID、秋水仙碱、口服低-中剂量的激素。

Löfgren 综合征的预后与 HLA 表型相关,故而建议根据 HLA 表型制订 Löfgren 综合征的随诊方案:对于 HLA-DRB1*03 阳性的患者,在症状缓解后不需要长期随诊;对于 HLA-DRB1*03 阴性的患者,则建议至少随诊 2 年。对于未查 HLA 表型的患者,则建议至少随访到患者无临床表现、双肺门淋巴结肿大消失。

推荐意见:对于 Löfgren 综合征患者,根据临床症状及其严重程度,决定是否予以激素治疗。

第六,对于结节病患者,如何制订合理的随访方案?

对于接受系统性激素和/或免疫抑制剂治疗的结节病患者,在治疗后的 4～6 周随访 1 次,之后可以每 3～6 个月随访 1 次。这类结节病患者的复发多发生在停药后 3～6 个月,罕见超过 3 年的。专家组建议经治疗好转的结节病患者可每 6 个月随访 1 次,若 3 年后仍无复发,之后可以延长随访间隔。对于Ⅳ期结节病患者以及有心脏、中神经系统等重要肺外组织/脏器受累的严重结节病患者,建议长期门诊随访。

推荐意见:对于经系统性激素和/或免疫抑制治疗好转的结节病患者,建议在治疗好转后每 3～6 个月随访 1 次;停药后可每 6 个月随访 1 次,直至停药满 3 年。对于Ⅳ期结节病以及有心脏、中枢神经系统等重要肺外组织/脏器受累的严重结节病患者,建议长期门诊随访。

李同霞 窦 敏 刘 敏

第三节 皮肤结节病

结节病可发生在全身多种器官,常累及肺、皮肤、眼睛、淋巴结等部位。受累及的器官中皮肤位列第二,仅次于肺。临床上 20%～35% 的结节病患者可出现皮肤病变。

一、临床表现

结节病皮肤损害可出现在疾病的任何阶段,大部分出现在系统性病变初期。结节病皮损分为特异性和非特异性,特异性皮损经组织病理学证实具有非干酪性肉芽肿表现,常表现为丘疹、结节、斑块、红皮病、银屑病样、瘢痕性肉样瘤、色素减退及秃发损害;而非特异性皮损则反映了该病的反应性过程,组织学不具有肉芽肿样改变,以结节性红斑最常见,较少见的还有皮肤钙化、杵状指、痒疹、多型红斑等损害。

(一)皮肤结节病常见表现

结节病好发于面部和四肢伸侧,皮损可表现为多种形态,为淡红色至紫红色的丘疹、结节、斑块等,一般无自觉症状。

1. 结节性红斑型

结节性红斑是皮肤结节病最常见的非特异性皮肤表现,皮损为伴有红、肿、热、痛的皮下结节,这种皮下结节可分布于四肢、背部等部位,常见于急性结节病,通常预后良好。

2. 丘疹型

丘疹型结节病常表现为大小不等的红色丘疹,部分散在、孤立,部分可局部聚集,一般无明显自觉症状,常好发于面部、眼睑、躯干等部位。微丘疹性结节病是其变异型,特点是有微小的(1～2 mm)、有光泽的非毛囊丘疹,常伴有不同程度的瘙痒。丘疹型结节病常与急性结节病有关,可在几年内自行消退,伴或不伴有萎缩性瘢痕。

3. 斑块型

斑块型结节病表现为形状不规则的浸润性斑块,好发于面部、臀部、背部和四肢伸侧,通常与慢性系统性疾病有关,如肺部疾病、葡萄膜炎和淋巴结疾病。

4. 环状型

环状型结节病表现为呈环状或锯齿状的扁平红斑,中央色素减退或形成瘢痕,可见于前额、面部和颈部。

5. 皮下结节型

皮下结节型也称作 Darier-Roussy 型结节病,为位于皮下组织、大小不一的深在性结节,多为正常肤色,无症状或轻微压痛,好发于四肢,也可累及躯干和面部。

6. 疤痕型

疤痕型结节病是一种手术、疫苗接种、文身图案或带状疱疹感染等造成的疤痕区域的结节病。皮损多为紫红色或棕色,无瘙痒,部分可自行消退。

7. 狼疮型

狼疮型结节病最显著的特征是鼻子、耳朵和脸颊等受寒冷影响的部位出现紫红色硬化的丘疹结节和斑块。该型结节病若得到治疗会持续浸润和硬化,最终侵蚀软骨和骨骼,导致大面积皮肤破损和毁容,尤其应该予以重视。

8. 血管样

血管样结节病表现为红斑或半球形丘疹样结节,特征为皮损伴有明显的毛细血管扩张。皮损常见于面颊、耳朵或靠近内眼角的鼻梁两侧。

9. 其他

临床上罕见的皮肤结节病皮损形态还包括鼻赘样、苔藓样、银屑病样、鱼鳞状、玫瑰糠疹样、多形红斑样、色素减退等皮肤表现。

（二）特殊部位的皮肤结节病

1. 头皮

头皮受累在结节病中很少见，皮损可表现为盘状狼疮样皮损、扁平苔藓样皮损或硬化的橙红色结节或斑块，病变进展常导致瘢痕性脱发。临床上应鉴别该型与其他可能导致瘢痕性脱发的疾病，如盘状红斑狼疮、扁平苔藓、局限性硬皮病。

2. 黏膜

结节病的黏膜病变最常累及颊黏膜，其次是牙龈、嘴唇、口底。黏膜结节病表现为局部肿胀或有结节，应鉴别黏膜结节病与口面部肉芽肿病、肉芽肿性唇炎和异物肉芽肿等。若累及泌尿生殖器可表现为生殖器溃疡性病变、外阴和肛周丘疹，临床上应鉴别黏膜结节病与梅毒、结核病和性病性淋巴肉芽肿等。

3. 指甲

指甲结节病通常是慢性结节病的特征，最常见的甲板改变包括不透明、易碎性、增厚、分层、凸出、纵向隆起、凹陷、萎缩和指甲脱落等，甲床也会出现碎片出血和红色或棕色的变色。根据具体表现临床上应与甲真菌病、甲银屑病和甲扁平苔藓等区别。

二、诊断

（一）病理学依据

（1）因皮肤结节病的皮损表现多种多样，无特异性，并且部分皮损与其他皮肤病相似，临床上仅依据皮损形态无法确诊，目前组织病理学是诊断结节病的"金标准"。

（2）典型的特异性病理表现：位于真皮或皮下组织的非干酪样坏死性肉芽肿主要由上皮细胞和多核巨细胞组成，周围无或伴有少量淋巴细胞浸润，巨噬细胞的胞浆中可能含有星状小体或舒曼小体。网状纤维染色显示肉芽肿周围有多个完整的网状蛋白纤维包绕。

（3）值得注意的是，研究发现对皮肤结节病患者活检时，发现近 1/3 患者的肉芽肿内有直径大于 1 mm 的异物，因此肉芽肿内存在异物并不能作为排除结节病的诊断依据。应进一步对活检组织或痰等进行培养，排除细菌、病毒和真菌相关疾病。

（二）其他诊断依据

（1）若临床诊断或高度怀疑为皮肤结节病，应积极进行全身检查来检测全身受累情况，如拍摄胸片，进行肺部、眼科、淋巴结检查，检测血清中 ACE 水平。在结节病活动期多数患者有肺部病变和 / 或纵隔（肺门）淋巴结肿大。尽管 ACE 水平不是结节病的特异性指标，作为结节病的诊断依据仍存在争议，但是可以结合其他指标为结节病的诊断提供支持证据。

（2）近期也有文献报道系统性结节病患者的皮损内血红蛋白清道夫受体阳性细胞密

度明显高于皮肤结节病患者,因此推测血红蛋白清道夫受体免疫染色可能是预测皮肤结节病患者全身受累的一个新标志物。

(三) 诊断原则

皮肤结节病的诊断属于排他性诊断,符合以下 3 项即可诊断:① 符合临床或影像学表现。② 有非干酪性肉芽肿的组织学病理证据。③ 排除其他有类似表现的疾病,如感染或肿瘤。

三、鉴别诊断

鉴别主要依靠组织病理活检。临床上容易误诊为以下皮肤病。

(1)结节性红斑也可在其他疾病中出现,如链球菌感染引起的相关疾病、炎症性肠道疾病、某些药物引起的药物性皮炎,因此应排除相关因素,与结节性红斑型皮肤结节病区别。

(2)丘疹型皮肤结节病在临床上容易被误诊为酒渣鼻、颜面播散性粟粒性狼疮、多形性日光疹、黄色瘤、发疹性汗管瘤、扁平苔藓和环状肉芽肿等。丘疹型结节病的皮损一般呈紫红色,分布均匀一致,而发疹性汗管瘤的皮损一般呈正常皮色,并且分布不均匀。

(3)临床上需要鉴别斑块型皮肤结节病与以下皮肤病:寻常狼疮、麻风、梅毒、利什曼病等感染性皮肤病,还有扁平苔藓、皮肤淋巴细胞瘤、卡波西肉瘤等。对于斑块型结节病与结核样麻风单从皮损形态很难鉴别,但后者皮损处常有脱毛、出汗减少和感觉减退,并且周围神经(如耳大神经和腓总神经)常粗大。

(4)需要鉴别环状型皮肤结节病与环状肉芽肿、光化性肉芽肿、环状弹性溶解巨细胞肉芽肿等皮肤疾病。环状型结节病的皮损一般呈黄红色,并且中央往往有萎缩,而环状肉芽肿的皮损一般为正常皮色,皮损中央一般没有萎缩。

(5)与皮下型结节病的临床表现相似的皮肤病有皮肤结核、深部皮肤真菌病、类风湿结节、表皮样囊肿、脂肪瘤和硬红斑等,需要注意鉴别。皮下型结节病的结节表面皮肤常为正常肤色,并且不破溃;皮肤结核的皮损为红色或褐色。

(6)分枝杆菌感染、增生性疤痕、疤痕疙瘩和异物肉芽肿引起的皮肤病变容易被误诊为疤痕型皮肤结节病。

(7)需要鉴别狼疮型皮肤结节病与系统性红斑狼疮、盘状狼疮、寻常狼疮、良性或恶性淋巴细胞浸润等疾病。狼疮型皮肤结节病的典型皮损为红色至紫色的结节,肿胀而有光泽;而淋巴瘤皮损表面的皮肤常呈暗红色,并往往有破溃。寻常狼疮的皮损为苹果酱色的狼疮结节,破溃愈合后形成瘢痕,具有边破坏边愈合等特点。

(8)血管样结节病容易被误诊的皮肤病为基底细胞癌、酒渣鼻等。

四、治疗与预后

(一) 治疗

(1)单纯的皮肤结节病常能自行缓解,若无明显症状可仅定期随访观察。当症状较重或累及全身其他系统时应积极治疗。

（2）目前公认的一线治疗方法包括局部外用或口服皮质类固醇激素，二线药物包括四环素、羟氯喹和甲氨蝶呤等。生物制剂是治疗皮肤结节病的新方法，但目前对其治疗作用及疗效尚不明确，仅有少数研究表明英夫利昔单抗和阿达木单抗在治疗皮肤结节病时安全和有效。

（二）预后

皮肤结节病预后良好，但因为孤立性皮肤结节病的全身性受累可能在多年后发生，所以建议长期随访。

周　然　袁素云　毕向明

第四节　眼结节病

眼结节病可累及眼的各个部分。葡萄膜炎最为常见，前葡萄膜炎占76.4％，中间葡萄膜炎占17.3％，后葡萄膜炎占4.7％。结节病的任何时期都可累及眼部，有些患者甚至只有眼部表现。

一、临床表现

（一）前葡萄膜炎

急性前葡萄膜炎的主要表现为眼痛、畏光、流泪、眼红等。有的患者的临床表现不明显，称为"静止性葡萄膜炎"。前葡萄膜炎可表现为急性前葡萄膜炎或慢性肉芽肿性前葡萄膜炎。在慢性肉芽肿性葡萄膜炎中常见大小不等的Koeppe结节、Busacca结节、虹膜肉芽肿结节或前房角结节等。慢性前葡萄膜炎往往引起并发性白内障、继发性青光眼、黄斑囊样水肿等并发症。

（二）中间葡萄膜炎

中间葡萄膜炎常见为玻璃体腔下方玻璃体基底部雪球状浑浊，约1/5视盘直径（papillary diameter，PD）大小，呈线性排列时，即所谓"串珠状"浑浊，此为结节病特征性改变，对确定诊断有重要意义。特发性中间葡萄膜炎往往出现下方睫状体平坦部雪堤样改变，结节病则很少出现这种表现，雪堤样改变可作为鉴别诊断的一个重要依据。

（三）后葡萄膜炎

（1）常见的特征性眼底表现为视网膜静脉周围炎，有时呈亚临床表现，仅荧光素眼底血管造影（fluoresce-infundusangiography，FFA）有异常表现。常见血管节段性改变或血管白鞘和血管表面渗出，周边眼底呈现典型的"蜡滴斑"表现。"蜡滴斑"最早是由Franceschetti在1949年提出的，用来描述多发的小圆形脉络膜视网膜缺损，这种缺损主要集中于周边视网膜。

（2）脉络膜的损害多样化，而且可位于基底部的任何部位。Lardenoye等调查发现，白人老年女性患者中周边视网膜多灶（多于10个）性脉络膜视网膜炎有很重要的临床诊断价值，这种表现常伴有黄斑囊样水肿（72％）和视力丧失（42％）。Daruga等在2011年也报道了急性多发性缺血性脉络膜病变（acute multifocal ischemic choroidopathy，AMIC）作为结节病的首发表现。极少数患者的脉络膜出现白色团块，称为"脉络膜肉芽肿"。

（3）其他的后葡萄膜炎表现还有脉络膜结节引起的渗出性视网膜脱离等。在出现周边多灶性脉络膜视网膜炎的结节病患者中可以见到微血管瘤。后葡萄膜炎常见的并发症有黄斑水肿（76％）、白内障（49％）、青光眼（36％）、视网膜缺血（16％）、视网膜新生血管（11％）等。

（四）其他部位

（1）结节病累及泪腺的报道较少见，一般发生于年轻患者。Yanardag 和 Pamuk 于 2003 年报道了结节病患者累及泪腺的发病率为 1.74％，且泪腺有可能是结节病最早累及的部位。

（2）有研究表明，12％的结节病累及神经系统。神经系统症状包括视神经疾病和面神经麻痹等。视神经累及的表现包括结节直接浸润视神经和侵犯颅脑而引起视神经萎缩。典型的临床表现和体征包括视物模糊、视野缺损和视盘异常改变（包括视盘水肿和萎缩）。也可表现为突然的视力丧失或视物颜色改变，如果不及时救治，可能造成永久视力丧失。

（3）结节病结膜浸润也较常见。多数结节病结膜浸润的症状不明显，严重肉芽肿引起复视或较严重的角结膜炎时才会引起患者的重视。眼眶肉芽肿较少见，往往是单眼发病。结节侵犯眼肌时会引起类似格雷夫斯眼病（又称"甲状腺相关性眼病"）的表现。角膜侵犯少见。

二、诊断与鉴别诊断

（一）诊断

2006 年，第一届眼结节病国际研讨会（International Workshop on Ocular Sarcoidosis，IWOS）确定了眼结节病的诊断标准，根据眼部表现、实验室检查结果等进行综合判断，其中最确切的诊断是组织活检。

1. 眼部主要表现

（1）有羊脂状角膜后沉着物（大或小）和／或虹膜结节。

（2）有小梁网结节和／或帐篷样周边虹膜前粘连。

（3）有雪球样或串珠样玻璃体混浊。

（4）有多发的脉络膜视网膜外周病变（活动性／萎缩性）。

（5）有结节和／或部分外周静脉炎（伴或不伴有蜡烛样渗出）和／或炎症眼有视网膜小动脉瘤。

（6）有视盘结节或肉芽肿和／或孤立的脉络膜结节。

（7）双眼发病。

2. 实验室检查

（1）结核菌素皮肤试验呈阴性。

（2）ACE 水平升高。

（3）X 线胸片显示双侧肺门淋巴结对称性肿大。

（4）肝功能异常。

（5）对 X 线胸片正常者行胸部 CT 检查。

（6）结节病多累及肺部,因此 BALF 中淋巴细胞增多和 CD4$^+$ 与 CD8$^+$ 的比值增大是较为特异的诊断依据。

3. 其他

皮肤、肺、淋巴结、结膜等的组织活检发现非干酪样上皮肉芽肿支持结节病诊断。

4. IWOS 将结节病的诊断分为四种

（1）眼结节病确诊（definite OS）:组织活检证实并伴葡萄膜炎。

（2）拟诊眼结节病（presumed OS）:无组织活检,双侧肺门淋巴结肿大并伴葡萄膜炎。

（3）可能结节病（probable OS）:无组织活检,未发现双侧肺门淋巴结肿大,但是有 3 项眼部体征和 2 项实验室检查呈阳性。

（4）结节病不排除（possible OS）:组织活检呈阴性,有 4 项眼部体征和 2 项实验室检查呈阳性。

（二）鉴别诊断

（1）结节病为多系统全身性疾病,诊断时要尽可能排除引起眼内炎症的其他疾病。如果患者存在感染,双眼存在肉芽肿炎症,应当首先排除结核。可根据临床症状并结合 γ 干扰素释放试验（interferon-gamma release assay, IGRA）、胸部影像学等相应辅助检查明确诊断。

（2）其他可表现出类似结节病的感染性疾病还包括梅毒、莱姆病、弓形体病、细螺旋体病、立克次氏体病等。特发性中间型葡萄膜炎（扁平部睫状体炎）、眼内淋巴瘤以及自身免疫疾病（如福格特-小柳-原田综合征、交感性眼炎、白塞病、鸟枪弹样脉络膜视网膜病变）与该病都有交叉症状,临床上需要排除。此外,还要注意将该病引起的视神经病变与其他原因造成的视神经病变区别,以便采取不同的治疗措施。

三、治疗与预后

（一）治疗

1. 全身治疗

治疗方法见第一章第一节结节病中的治疗部分。

（1）使用肾上腺糖皮质激素。

（2）使用免疫抑制剂。

（3）使用生物制剂。

2. 针对眼部表现的治疗

根据眼部累及部位的不同,治疗方案也不同。

（1）结节病性葡萄膜炎的患者中有 45% 会失明,因此需要积极治疗。首先选择局部治疗,包括肾上腺糖皮质激素滴眼剂、非甾体抗炎药的应用,配合睫状肌麻痹剂,可有效预防虹膜粘连和继发性青光眼的发生。对局部糖皮质激素反应差或者累及眼眶或泪腺者需要联合全身糖皮质激素治疗。泼尼松的常规剂量是 1 mg/(kg•d),对于累及视神经的患者常需要更大剂量激素治疗,必要时可选择静脉注射甲泼尼龙。为避免长期糖皮质激素治疗引起并发性白内障和继发性青光眼等并发症,可配合免疫抑制剂的治疗。

(2)结节病的临床表现多样,累及眼部较常见并且失明率高,需尽早确诊并给予积极治疗。但是结节病是一种累及全身多系统的疾病,明确诊断常需要多个科室的联合检查,尤其是呼吸内科的肺泡灌洗液 $CD4^+$ 与 $CD8^+$ 的比值检查以及透支气管壁活检,这些对结节病的确诊起到关键作用。一旦确诊,应该积极给予糖皮质激素的局部和全身治疗,必要时联合使用免疫抑制剂。

(二) 预后

眼结节病患者如果能在早期被发现并接受合理治疗,大多预后较好。如病症未受控制或出现并发症,高达 24% 的患者会出现严重视力损害,其中 10% 可出现视力残疾甚至失明。预后不良的相关因素包括年老、患者为女性、囊样黄斑水肿、青光眼、脉络膜新生血管等。

刘　敏　尹相玉　丁晓莺

第五节　肾结节病

一、概述

(一) 流行病学

结节病可侵犯全身各个组织与器官,以肺部受累最为常见(>90%);在肺外,可累及皮肤、胃肠道、肝、脾、心血管、眼、神经系统、内分泌与生殖系统、外分泌腺等多个组织或系统,而肾损伤较为少见(1%~20%)。

肾结节病(renal sarcoidosis, RS)较为少见,并且常缺乏典型的临床表现,因此易被忽略、误诊或漏诊。

由于诊断标准不同,国外报道的结节病肾脏损害的发病率不同,波动于 0.7%~10.0%。目前我国仅有少数结节病肾脏损害的病例报道,但尚无关于发病率的明确统计。国内 10 例有明确病理诊断的结节病肾损害的报道中,9 例以肾损害为首发临床表现,表现为血肌酐水平升高、多尿、夜尿增多、高钙血症等,1 例以全身多发结节为首发表现。

(二) 病理学表现

结节病可通过多种机制(如高钙血症、肉芽肿性间质性肾炎)介导肾脏损害,其病理改变也有多种表现。肾结节病的主要临床病理特征如下。① 钙代谢紊乱,包括高尿钙、高钙血症以及由此介导的近端和远端肾小管功能损害、肾结石和钙在肾组织沉积。② 肾间质病变:肉芽肿性间质性肾炎和肾间质纤维化。③ 肾小球病变:有膜性病变、增殖性病变或局灶节段性肾小球硬化等,但较罕见。④ 有肉芽肿性血管炎。⑤ 腹膜后淋巴结肿大和/或出现腹膜后纤维化介导的梗阻性肾病。

结节病引起的以上各种肾损害病理表现均可合并存在。

国外报道,尸检发现 15%～40%的结节病患者出现肾脏间质肉芽肿,但是,单纯肾间质性肉芽肿并不一定会引发肾功能改变。有些患者并无明显的临床表现,仅在尸检时发现肾脏肉芽肿样病变。

二、临床表现

结节病肾损害早期并无明显临床症状,仅血液及尿液检查发现异常。结节病肾损害可以在结节病的进展期出现,也可以是结节病的首发表现,或者结节病发病后多年才出现。结节病累及肾脏时,有的患者会合并出现肺部症状,也有部分患者不会出现肺部、皮肤等原发性结节病表现,仅以肾损害的表现为主。

(1)高钙血症、高钙尿症、肾结石等钙代谢紊乱表现:高钙血症(10%～17%)和高尿钙症(40%～62%)是常见的结节病肾损害表现,其中高尿钙症较高钙血症更为常见。可出现反复发作的多发性尿路结石。

(2)可出现血肌酐水平升高、小到中量的蛋白尿、镜下血尿及多尿。

(3)可出现代谢性酸中毒、范可尼综合征等肾小管功能异常的表现。

(4)肾损害继续进展可出现急性、慢性肾衰竭或肾病综合征的表现,也有结节病肾损害首次发病即以急性肾衰竭为主要表现的报道。

(5)可伴发肺部、皮肤、淋巴结或眼部症状。

(6)泌尿系超声检查见泌尿系结石、肾脏钙化,在慢性肾病时可表现双肾萎缩、皮质回声增强等,

(7)PET-CT 检查见氟代脱氧葡萄糖(fludeoxyglucose,通常简称为 FDG 或 ^{18}F-FDG)代谢摄取异常。

三、诊断

(1)肾脏穿刺组织病理是诊断该病的"金标准"。

肾结节病的典型病理特点是光镜下可见间质中大量多核巨细胞形成的非干酪样肉芽肿和间质纤维化、肾小管萎缩,可以见到肾间质钙质沉着。免疫荧光及电镜提示无免疫复合物沉积。

最常见的病理表现是肉芽肿性间质性肾炎,其次是非肉芽肿性间质性肾炎、肾小管损伤、肾钙质沉积症、肉芽肿性血管炎。累及肾小球时可出现膜性肾病、IgA 肾病、淀粉样变性、局灶节段肾小球硬化、微小病变肾病、狼疮性肾炎、新月体性小球肾炎。但是,病理无肉芽肿并不能排除结节病,尤其是肾功能正常或轻度异常的患者。

(2)对于某些不明原因的蛋白尿、血尿或肾功能不全等肾脏功能损害,应考虑到结节病的可能。若考虑结节病的诊断,可行胸部 CT 或 X 线检查,必要时行肺和支气管黏膜活检。文献报道,部分胸部影像学检查无异常的结节病患者的 TBLB 有时也可获得阳性结果。对于诊断明确的结节病,也应行尿常规、肾功能、血钙及尿钙检查,以排除肾损害的可能。

(3)在结节病进展期出现的肾损害较易诊断,而对以肾损害为首发表现的病例,临床往往不易诊断,容易误诊或漏诊。所以,临床发现伴有高血钙或高尿钙症的肾损患者,排除其他原发性或继发性钙代谢紊乱疾病(如甲状旁腺功能亢进、转移性肿瘤、淋巴瘤、多发

性骨髓瘤）后应考虑到存在结节病肾脏损害的可能。

四、鉴别诊断

（1）肾脏结核病：结节病与结核病的鉴别对临床至关重要，因为二者的治疗原则相反。① 结核性肉芽肿常可出现干酪样坏死，皮样细胞、郎格罕巨细胞、淋巴细胞和纤维母细胞呈带状自内向外有序地排列，结核性肉芽肿内郎格罕巨细胞的细胞核呈马蹄铁状排列；而结节病性肉芽肿无典型的干酪样坏死，偶尔可见灶状纤维素样坏死，上皮样细胞呈无序状排列，其中的多核巨细胞也缺乏郎格罕巨细胞的特点。② 如果肾结核病遍布上皮样肉芽肿，应属于血源性粟粒性结核，则临床应有高热、衰竭的症状，肺内也应有粟粒结核影像，肾内肉芽肿病变应以肾小球为首损部位，不应只散布于肾间质。这时患者的抵抗力低下，病灶内易找到抗酸杆菌。③ 临床和病理上难区分时，可进行试验性抗结核治疗，即在抗结核治疗的基础上，给予激素治疗。从治疗效果来鉴别，单纯抗结核治疗无效果，而用激素后症状改善，肾功能好转，可说明该例是结节病，而非肾结核病。反之，单用激素治疗无效，甚至症状加重，需筛查肾结核。

（2）过敏性间质性肾炎：药物或其他原因导致的过敏性间质性肾炎虽然也可以出现肉芽肿病变，但是应以弥漫的淋巴细胞、单核细胞和数量不等的嗜酸性粒细胞浸润为基础，其中伴有少数肉芽肿形成。这时的肉芽肿以单核巨噬细胞为主，上皮样细胞较少；以突发的急性肾衰竭为临床表现。而结节病以多数典型的上皮样细胞性肉芽肿为鲜明的病理变化。

（3）抗中性粒细胞胞质抗体（antineutrophil cytoplasmic antibody，ANCA）相关性多血管炎肾损害：特别是坏死性肉芽肿性血管炎（necrotizing granulomatous vasculitis，NGV），肾间质中可出现以小血管为中心的肉芽肿，这种肉芽肿以单核巨噬细胞为主而上皮样细胞较少，通常为坏死性肉芽肿，肉芽肿的大小不一，境界欠清。该病临床表现为急进性肾炎综合征，并且有新月体性肾小球损伤。

（4）真菌感染性肉芽肿：多种真菌感染均可导致肉芽肿形成，但病灶内常有中性多形核白细胞浸润，而不是单纯的上皮样细胞肉芽肿。

（5）肾小管间质性肾炎-葡萄膜炎综合征（tubulointerstitial nephritis-uveitis syndrome，TINU）：结节病及 TINU 患者均可出现眼睛病变，如双侧葡萄膜炎及各种视网膜病变，应注意鉴别。

（6）其他：临床发现伴有高血钙或高尿钙症的肾损害患者，排除其他原发性或继发性钙代谢紊乱疾病（如甲状旁腺功能亢进、转移性肿瘤、淋巴瘤、多发性骨髓瘤）后，应考虑到存在结节病肾脏损害的可能。对于某些不明原因的蛋白尿、血尿或肾功能不全等肾脏功能损害，也应考虑到结节病的可能。若考虑结节病的诊断，可行胸部 CT 或 X 线检查，必要时行 EBB。

五、治疗与预后

（一）治疗

一旦明确结节病患者的肾脏受累，为避免肾功能损害，需及时治疗。

1. 肾上腺糖皮质激素

首选治疗药物为肾上腺糖皮质激素。它可用于任何病理表现的结节病肾损害。肾上腺糖皮质激素可降低 1,25-二羟维生素 D_3 水平,抑制肠道对钙的吸收和肾小管对钙的重吸收,从而降低血钙、尿钙水平。糖皮质激素通过抑制巨噬细胞 1-α 羟化酶的活性阻断钙合成,并通过抑制肾脏过度活跃的免疫反应来防止肾功能损害。糖皮质激素治疗结节病肾损害的早期使用效果较好,治疗后蛋白尿、高钙血症、高尿钙症及肾功能可迅速明显改善。O'Riordan 等报道已出现肾脏缩小的结节病肾损害患者接受激素治疗后肾功能亦得到改善,但激素治疗并不能逆转已出现的肾间质纤维化。

目前对于结节病肾损害的治疗没有一个公认的标准,有研究提出总的原则是包括治疗高钙血症和肉芽肿性间质性肾炎。激素的起始剂量为 0.3～0.5 mg/(kg·d),维持剂量为 5～10 mg/d,疗程至少 12 个月。出现重要脏器损伤时可考虑大剂量甲强龙冲击 3 d 后以中等量激素 0.5 mg/(kg·d)维持 4 周,此后缓慢减量至 5～10 mg/d 维持,总疗程 18～24 个月。

2. 肿瘤坏死因子抑制剂、抗 CD20 单抗

肿瘤坏死因子抑制剂、抗 CD20 单抗可作为对激素抵抗患者治疗的新选择。环孢素和依那西普对肺结节病无临床效果。由于甲氨蝶呤有肾毒性,在结节病肾损害的治疗中不建议使用。

3. 其他

(1)对于结节病肾脏受累的患者,建议行肾穿刺活组织检查以明确病理类型与病变范围,以制订相应治疗方案,指导个体化诊疗。

(2)对于治疗过程中出现的无法解释的血尿、蛋白尿、血肌酐水平升高等现象,考虑合并其他原因的肾脏受累,建议重复行肾脏活组织检查以明确新发因素。

(3)对于该病并急性肾损伤(acute kidney injury, AKI),还需要保护肾功能、维持心血管系统及内环境的稳定。AKI 3 期者可能需要短期血透治疗支持,首选间断血液透析治疗。如进展至慢性肾脏病 5 期,需要长期血透维持或肾移植。

(二)预后

肾结节病预后的主要影响因素包括:① 确诊时的血肌酐水平。② 肾组织病理学改变,表现为非肉芽肿性间质性肾炎者的预后好于肉芽肿性间质性肾炎患者。③ 肾脏病理肉芽肿病变范围及小管间质纤维化程度,弥漫性肉芽肿形成及小管间质纤维化比例更高者预后更差。④ 早期对治疗的反应,研究发现治疗 4～6 周肾功能无明显改善提示预后不佳。

李同霞 周 然 张福全

第二章

结核病

第一节　结核病

一、概述

(一) 定义

结核病是由结核分枝杆菌(*mycobacterium tuberculosis*,MTB,俗称结核杆菌、结核菌)感染导致的一类对人类生命健康造成严重影响的慢性传染性疾病。结核分枝杆菌可侵犯全身各器官而发病,但以肺结核(占80%～90%)最为多见。

(二) 流行病学

结核病在世界各地均有发生,任何年龄、性别及种族均可发病。2019年,世界卫生组织(World Health Organization,WHO)报告:结核病是最大的单一感染性病原体致死原因。

1. 流行环节

(1)传染源:排菌的肺结核患者,痰涂片呈阳性并有咳嗽、咳痰者是主要传染源。带菌的牛乳引起的感染目前已较少见。

(2)传播途径:经呼吸道传播是结核病最主要的感染途径,约95%的结核分枝杆菌感染者是经呼吸道传染的,其次是饮用未消毒的患结核病奶牛的牛乳。通过皮肤、黏膜伤口感染,胎盘传播,或吸入含结核分枝杆菌的羊水感染较罕见。

患者的排菌量愈多,与其接触时间愈长,危害愈大;直径$1\sim5~\mu m$的飞沫最易在肺泡内沉积。当肺结核患者情绪激昂地讲话、用力咳嗽、打喷嚏时,所产生的飞沫直径小、影响更大。患者随地吐痰,痰液干燥后结核分枝杆菌随尘埃飞扬,亦可造成吸入感染。

(3)易感人群:所有人群均可感染结核并患病。感染结核分枝杆菌而患病的重点人群包括:① 婴幼儿、青少年、不小于60岁的老年人。② 合并乙型病毒性肝炎病毒(人类免疫缺陷病毒,英文全称为 human immunodeficiency virus,缩写为 HIV)感染者及艾滋病(获得性免疫缺陷综合征,英文全称为 acquired immunodeficiency syndrome,缩写为 AIDS)患者。③ 糖尿病患者、硅沉着病患者、长期使用糖皮质激素及其他免疫抑制剂者等。

结核病传染性的大小与传染性患者的病情严重性(如干酪溶解形成的空洞患者)、排菌量、排出飞沫的大小、患者居住环境的空气流通情况以及与患者的密切接触程度等因素都有关联。

2. 国内外结核病疫情

《2021 年全球结核病报告》指出:2020 年,全球范围内估算有 990 万结核病新发病例,其中成年男性 555 例,约占 56%;成年女性 326 万例,约占 33%;0～14 岁儿童 109 万例,约占 11%。新发结核病患者中合并 HIV 感染者占 8.0%,仍旧集中于非洲区域,其中南非结核病患者中 HIV 感染者的比例已逾 50%。从地理分布而言,大多数估算新发病例来自东南亚区域(43%)、非洲区域(25%)和西太平洋区域(18%)。发病例数居前 8 位的国家分别是印度(260 万,占全球总病例的 26.3%),中国(84.2 万,占全球总病例的 8.5%),印度尼西亚(82.4 万,占全球总病例的 8.3%),菲律宾(59.1 万,占全球总病例的 6.0%),巴基斯坦(57.3 万,占全球总病例的 5.8%),尼日利亚(45.2 万,占全球总病例的 4.6%)、孟加拉国(36.0 万,占全球总病例的 3.6%)和南非(32.8 万,占全球总病例的 3.3%),这些国家合计的发病总数占 2020 年全球估算发病总数的 2/3,其中前三位的国家的结核病发病数占全球估算发病总数的 43.1%。全球 30 个结核病高负担国家发病数占全球结核病负担的86%。

《2021 年全球结核病报告》报道的 197 个国家或地区中 57 个国家结核病发病率低于10/10 万,多集中于美洲区域、欧洲区域及东地中海区域和西太平洋区域,这些国家消除结核病的目标指日可待。多数结核病高负担国家的结核病发病率为 150/10 万～400/10 万,还有少数国家(如朝鲜、莱索托、菲律宾和南非)的结核病发病率高于 500/10 万。从全球来看,欧洲区域已达到上述目标,其中俄罗斯最为突出,也因此 WHO 将俄罗斯移出高负担国家之列;其次是非洲区域,然而,最令人担忧的还是美洲区域,既往结核病发病率连续数年保持下降趋势,却在 2016—2020 年因巴西结核病疫情而升高。

2020 年,估算中国结核病新发病例数为 84.2 万(2018 年的数据为 86.6 万,2019 年的数据为 83.3 万)。2020 年,结核病发病率为 59/10 万(2018 年的数据为 61/10 万,2019 年的数据为 58/10 万)。2000 年后,中国的结核病发病率呈下降趋势,但下降趋势在 2019 年至 2020 年间发生逆转,并且在 30 个结核病高负担国家中中国的结核病发病数排第 2 位,中国仍是全球第二大结核病高负担国家。2020 年,估测中国的因结核病死亡人数为 3.2万人,包括 HIV 检测阴性结核病死亡人数约 3 万(范围:2.7 万～3 万)例(死亡率 2.1/10万)、HIV 检测阳性结核病死亡人数 2 100(范围:1 600～2 700)例,估算结核病病死率为4%(3%～5%)。

2020 年,全球新冠肺炎大流行引起结核诊治服务供需中断,使结核病患者的发现和报告受到影响,结核病患者死亡率增加。这也会导致发病率下降的速度减缓。2015—2020年全球结核病发病率累计下降仅 11%,远远未达到 2020 年终止结核病流行策略中结核病发病率下降 20% 的目标。实现 2035 年终止结核病流行的目标将更加艰难。

二、病因

引起结核病的病原体是结核分枝杆菌。结核分枝杆菌和非结核分枝杆菌都属于原核生物界厚壁菌门裂殖菌纲放线菌目分枝杆菌科分枝杆菌属,在实验室涂片抗酸染色时较难区分。

(一) 分枝杆菌

分枝杆菌主要包括结核分枝杆菌复合群(mycobacterium tuberculosis complex,MTBC),非结核分枝杆菌(*nontuberculous mycobacteria*,NTM)和麻风分枝杆菌(*mycobacterium leprae*)。NTM 广泛存在于水、土壤及灰尘等自然环境中。NTM 属于条件致病菌,目前共发现 NTM 菌种 190 余种,14 个亚种,其中仅少部分对人体致病。NTM主要侵犯肺脏,NTM 肺病的常见致病菌是鸟胞内分枝杆菌复合群、龟脓肿分枝杆菌复合群、堪萨斯分枝杆菌、偶发分枝杆菌等,不同国家及地区报道不尽相同。目前 NTM 肺病致病菌属主要分为缓慢生长型分枝杆菌(*slowly-growing mycobacteria*,SGM)和快速生长型分枝杆菌(*rapidly-growing mycobacteria*,RGM)。缓慢生长型以鸟-胞内分枝杆菌为代表,快速生长型以龟分枝杆菌、脓肿分枝杆菌为代表,均为临床发病率较高的致病菌,两种不同类型的 NTM 肺病治疗方案及疗程差异较大。近年来 NTM 病呈快速增多趋势,并成为威胁人类健康的重要公共卫生问题。

随着分子生物学理论和技术的发展,对分枝杆菌的分类从表型分类逐渐过渡到基因型分类,使分类结果更加准确和科学,也进一步加深了研究者对分枝杆菌进化关系的了解。

(二) 结核分枝杆菌

1. 分型

(1)传统分型:结核分枝杆菌在分类学上属于放线菌目分枝杆菌科分枝杆菌属,分人型、牛型、非洲型和鼠型。对人类致病的主要类型为人型结核分枝杆菌,牛型结核分枝杆菌很少。非洲型结核分枝杆菌是一种过渡类型,西非国家分离菌株倾向于牛型结核分枝杆菌,而东非国家分离菌株更类似于人型结核分枝杆菌。田鼠分枝杆菌对人无致病力。

(2)基因分型:目前的基因分型方法是根据核酸序列进行菌株鉴定的高度特异的基因分型方法,主要包括限制性片段长度多态性(restriction fragment length polymorphism,RFLP)分析,DNA 指纹图谱分析以及以 PCR 技术为基础的基因分型方法等。基因分型方法结合现代分子生物信息学技术,使 MTB 菌株鉴定进入了一个全新的领域——单株水平的鉴定。

常用的分型技术方法如下。① IS6110-RFLP:IS6110 由 1 355 个碱基对组成,是MTBC 特有的插入序列。不同 MTB 菌株间,IS6110 在基因组中的位置也不同,因此IS6110-RFLP 通过检测 IS6110 的拷贝数与其在基因组中的位置来区分不同的菌株,该分型方法被推荐为"金标准"。② 间隔区寡核苷酸分型(spoligotyping):此方法是基于直接重复(direct repeat,DR)区的多态性。DR 区包括 10～50 个直接重复序列,每个重复序列包含 36 个碱基对,直接重复序列被大小在 34～41 bp 范围内不同的间隔区寡核苷酸序列分隔。任意 2 个直接重复序列间的寡核苷酸序列具有很高的保守性,不同 MTB 菌株中间隔区的个数和序列不同导致区域多态性,以此作为分子标志。③ 可变数目串联重复序列(variable number of tandem repeats,VNTR):结核分枝杆菌基因组存在很多散在的重复单位(mycobacterial interspersed repetitive units,MIRUs),这些是 MTBC 的多位点串联重复序列,多数长度为 51~77 bp。MIRUs 以串联形式分布于 MTBC 基因组中,在不同菌株中其重复序列的拷贝数存在多态性,根据这一特点可以区分不同的结核分枝杆菌。④ 单核苷酸多态性(single nucleotide polymorphism,SNP):SNP 是生物体中普遍存在的一种基因组中的多态性差异,主要指在基因组水平上研究由单个核苷酸变异而引起的 DNA 序列多态性变化的一种技术,具体指基因组中单个核苷酸的变异,包括置换、颠换、缺失和插入等。研究 SNP 的主要方法就是测序。随着研究的逐步深入,研究者发现可以使用这些多态性位点来进行基因分型。对结核分枝杆菌基因组 SNP 有多种鉴定方法,依据其基本原理可分为两大类:一类是 DNA 测序相关方法,主要包括全基因组测序和目的基因片段测序;另一类是基于 PCR 扩增的非 DNA 测序方法。利用各种技术确定的 SNP 被广泛应用于菌种鉴定、药物敏感性试验、菌株分型及进化分析和流行病学检测等。⑤ 全基因组测序(whole genome sequencing,WGS):自 20 世纪 70 年代 Sanger 发明了第一代测序技术以来,测序技术得到突飞猛进的发展,现在 WGS 已广泛应用于科研、医疗和分子流行病学等研究领域。通过测序可以获得结核分枝杆菌的全基因组序列信息并进行菌种鉴定和分型。此外,也可以根据表型耐药和基因型耐药的关系,查找新的耐药基因位点通过菌株间 SNPs 信息的差异,分析结核分枝杆菌的传播源、代系、区域间传播规律等。

研究报道,根据分子标记 SNPs 等可将人型 MTBC(结核分枝杆菌和非洲分枝杆菌)再细分为 6 个分枝 Lineage 1~6。流行病学调查研究发现,不同分枝型别的结核分枝杆菌具有明显的区域分布特征或适应于特定人群。基于这些型别的结核分枝杆菌主要流行的地理位置,将它们命名为环印度洋分枝(Lineage 1)、东亚分枝(Lineage 2)、东非印度分枝(Lineage 3)、欧美分枝(Lineage 4)和非洲分枝(Lineages 5 和 Lineage 6),后期又增加 Lineage 7。目前研究者普遍认可的是人型 MTBC 分为上述 7 个家系。其中 Lineage 2 和 Lineage 4 在全球范围广泛流行,东亚地区的流行家系以 Lineage 2 为主,北京基因型就归属于东亚谱系,Lineage1 和 Lineage 3 主要在印度洋地区流行,Lineage 5 和 Lineage 6 较为严格地局限于西非地区,Lineage 7 几乎仅流行于埃塞俄比亚。

通过深度挖掘 WGS 信息,未来 SNP 技术以及 WGS 技术将会全面应用到 MTB 的监测和分型等研究领域,从而从片面的基因分型跨入全基因组研究,有利于加深人类对 MTB 耐药、传播、致病机制以及家系起源的认识。此外,新的分枝杆菌还不断被发现,所以无论是分枝杆菌的传统分类还是基因分型分类仍会得到补充。

2. 性状和结构

(1)性状:结核分枝杆菌细长而稍弯,大小为 (1~4) μm×0.4 μm,两端微钝,不能运动,无鞭毛或芽孢;而牛型结核分枝杆菌则比较粗短。结核分枝杆菌严格需氧;不易染色,但经品红加热染色后不能被酸性乙醇脱色,故称"抗酸杆菌"。

在结核病患者的痰标本中,结核分枝杆菌可单个散在,2 个以上呈"人""Y"等形状排列,缠绕呈索状或丛状时为有毒株的典型形态学特征。结核分枝杆菌在陈旧的病灶和培养物中形态不典型,可呈颗粒状、串珠状、短棒状、索状、长丝状等。结核分枝杆菌在体内外经青霉素、环丝氨酸或溶菌酶诱导可影响细胞壁中肽聚糖的合成。异烟肼影响分枝菌酸的合成,巨噬细胞吞噬结核分枝杆菌后溶菌酶的作用可破坏肽聚糖,均可导致结核分枝杆菌变为 L 型,呈颗粒状或丝状,可使抗酸染色由阳性变为阴性。除此之外,结核分枝杆菌亦可呈现颗粒型、滤过型和球菌型等多种形态。在结核分枝杆菌发育的特定阶段,可表现为非抗酸性、非细菌细胞性、革兰氏染色阳性的颗粒型体。在电子显微镜下可观测到为典型结核分枝杆菌 1/20 的超小型滤过型菌体,这可能是结核分枝杆菌在宿主体内产生持留现象的原因之一。细胞壁缺陷的结核分枝杆菌可表现为球体,这可能为其免疫逃逸和产生耐药性的部分原因。结核分枝杆菌培养的营养要求较高。该类菌生长缓慢,人型结核分枝杆菌的增殖周期为 15～20 h,需要 2～4 周才有可见菌落。菌落多呈粗糙型,光滑型菌落大多表示毒力减小。

(2)结构:电镜下观察结核分枝杆菌具有复杂结构,结核分枝杆菌由微荚膜、细胞外壳的三层结构、胞浆膜、胞浆、间体、核糖体及中间核质构成。结核分枝杆菌的菌体成分有类脂质、多糖类物质、蛋白质。

类脂质:类脂质是一类复杂的化合物,含有分枝菌酸、索状因子、磷脂和蜡质 D 等,含量超过 60%,与结核分枝杆菌的毒力密切相关。分枝菌酸是结核分枝杆菌和棒状杆菌属所具有的成分,可形成有效的屏障,使菌体免受溶菌酶、自由基等的损伤,并可抵抗亲水性化合物或抗生素的攻击。索状因子是分枝菌酸和海藻糖结合的一种糖脂,可使结核分枝杆菌在液体培养基中呈蜿蜒索状排列,结核分枝杆菌的致病性、毒性、保护自身抵抗宿主免疫反应的多种生物学行为都可归因于此。索状因子能破坏细胞线粒体膜、影响细胞呼吸、抑制白细胞游走和引起慢性肉芽肿。但索状因子亦存在于无索状形成的非致病性分枝杆菌中,故上述活性可能应归结于其特殊的表面构造及巨大的数量。磷脂能促使单核细胞增生,并使炎症灶中的巨噬细胞转变为类上皮细胞,形成结核结节。硫酸脑苷脂可抑制吞噬细胞中吞噬体与溶酶体的结合,使结核分枝杆菌能在巨噬细胞中长期存活,甚至可休眠数年至数十年,并保持随时复苏的能力。蜡质 D 是一种肽糖脂和分枝菌酸的复合物,可激发机体产生迟发型超敏反应。

多糖类物质:多糖类物质是结核分枝杆菌细胞壁中的重要组成部分,占细胞壁组分的30%～40%,在结核分枝杆菌的致病性中发挥重要作用。脂阿拉伯甘露聚糖是细胞壁的主要糖脂,可抵抗巨噬细胞的杀灭作用,阿拉伯半乳糖层可以阻止疏水性分子的进入等。

蛋白质:蛋白质有抗原性,与蜡质 D 结合能使机体发生超敏反应,引起组织坏死和全身中毒症状,并在形成结核结节过程中发挥一定作用。细胞壁上的选择性阳离子孔蛋白可以有效控制或阻滞亲水性小分子的扩散,大大降低化合物的渗透性,致使药物进入高疏水性细胞壁间隙比较慢,构成了结核分枝杆菌对药物的第一道防线。

(3)结核分枝杆菌的菌体特殊构造如下。

细胞壁厚度与交联度:药物敏感结核分枝杆菌细胞壁的平均厚度为(15.6±1.3) nm,但耐多药和广泛耐药株的细胞壁厚度却分别可达(17.1±1.03) nm 和(20.2±1.5) nm。结核分枝杆菌细胞壁肽聚糖交联的程度是 70%～80%,远高于大肠杆菌的 20%～30%,这可能与结核分枝杆菌的致病性密切相关。

荚膜:结核分枝杆菌具有主要由多糖、部分脂质和蛋白质构成的微荚膜。荚膜可部分阻挡宿主的生物活性物质进入菌体内以保护结核分枝杆菌,还可与吞噬细胞表面的补体受体结合,有助于结核分枝杆菌在宿主细胞上的黏附与入侵。而且,荚膜还可抑制吞噬体与溶酶体融合,荚膜中含有的多种酶类可降解宿主组织中的大分子以供给入侵的结核分枝杆菌繁殖所需的营养。

3. 生化特性

结核分枝杆菌是需氧菌,具有极佳的生存策略,栖息环境变化时能够进入不同的生理途径以适应不同的特殊环境,从而最大限度地保持其病原性及物种的延续性。其在高氧分压的组织中生长旺盛,如肺部上叶病灶;在低氧分压情况下亦能耐受,如骨结核、淋巴结结核、干酪样球形病灶。结核分枝杆菌在小鼠感染过程中又可从需氧的碳水化合物代谢模式转变成微需氧和利用脂质的模式,在体外无氧状态下虽然不能分裂增殖,但是可以转入休眠状态并长期存活。

结核分枝杆菌对不利环境和某些理化因子有抵抗力。结核分枝杆菌在阴湿处能生存5个月以上,黏附在尘埃上可保持传染性 $8 \sim 10$ d,于阴暗处在干燥痰内可存活 $6 \sim 8$ 个月,在污染的图书上可存活 3 个月。结核分枝杆菌在 3 ℃条件下可存活 1 年,-8 ℃ ~ -6 ℃下能存活 $4 \sim 5$ 年。$70\% \sim 75\%$ 的乙醇作用 $5 \sim 30$ min,结核分枝杆菌即可被杀灭。对于不耐热的被结核分枝杆菌污染物品,干热 180 ℃作用 2 h,可达到杀菌目的。结核分枝杆菌对湿热敏感,100 ℃煮沸 5 min 可杀死痰中的结核分枝杆菌。结核分枝杆菌对紫外线敏感,在阳光暴晒下仅能存活数小时。故常采用加热或紫外线进行消毒,而高压蒸汽(120 ℃)持续 30 min 是最佳的灭菌方法。另外,在消毒药品(5% 的石炭酸,2% 的来苏水)作用下,结核分枝杆菌一般在 $2 \sim 14$ h 死亡。结核分枝杆菌对抗结核药物也具有敏感性,但也会对抗结核药物产生耐药性。药物滥用引起结核分枝杆菌的耐药基因突变,进而造成耐药。

4. 免疫原性

(1)免疫反应如下。

天然免疫反应:抗结核免疫反应在结核分枝杆菌感染的结局中发挥着根本作用。结核分枝杆菌通过呼吸道进入机体,主要与肺部的吞噬细胞发生作用。早期天然免疫应答可以观察到中性粒细胞、炎症单核细胞、间质巨噬细胞以及树突状细胞的不断积聚。这些细胞被招募到病灶,并被结核分枝杆菌所感染后,就会形成早期的肉芽肿。与其他感染性疾病不同,招募到结核分枝杆菌感染病灶的吞噬细胞并没有限制或消除入侵的细菌,而是额外提供了一个结核分枝杆菌进一步扩增的保护所。研究已经表明,结核分枝杆菌和其他致病性分枝杆菌通过许多机制来调控免疫反应从而成功生存下来。结核分枝杆菌可利用一些毒力因子,如卡介苗(bacillus Calmette-Guérinvaccine, BCG vaccine)缺失的 ESX1、Ⅶ型分泌系统,促进感染细胞的坏死、巨噬细胞的再招募,抑制宿主细胞的凋亡,从而扩大它们在细胞间的传播范围。虽然早期的天然免疫并没有有效地阻止结核分枝杆菌生长和传播,但是为下一步适应性免疫反应的建立发挥关键作用。

适应性免疫反应(特异性免疫反应):结核分枝杆菌是胞内寄生菌中最特别的,长期存在于宿主体内,导致潜伏感染,称为"慢性无症状感染"。慢性无症状感染不引起组织损害。如同其他胞内感染,细胞介导的保护性免疫反应更重要。随着适应性免疫应答的建立,致敏淋巴细胞可产生包括 γ-干扰素(interferon-γ, INF-γ)在内的多种细胞因子,这些细胞因子与 TNF-α 共同作用可杀死病灶中的结核分枝杆菌。适应性免疫应答对结核分枝杆菌感染的控制至关重要,但是由于需要 8～10 d 才能将携带活菌的骨髓树突状细胞从肺部转运至引流淋巴结,机体适应性免疫应答的建立被明显延迟,一般要到感染 2～4 周才能观察到抗原特异性 T 细胞反应。虽然适应性免疫应答可以有效控制结核分枝杆菌的生长,但是其清除结核分枝杆菌的能力比较有限,未被清除的结核分枝杆菌在体内长期潜伏,进入休眠状态,在机体免疫力低下时再次活化,引起有症状的活动性结核病。因为结核分枝杆菌存在于胞内,通常被认为不能与抗体接触,所以体液免疫反应一般被认为没有保护作用。但研究已表明,在感染初期,抗体单独或与其他细胞因子共同产生重要作用,如阻止细菌侵入黏膜表面。来自多个实验室的数据也显示,宿主抗结核抗体在感染的不同阶段起重要作用,例如,特异性抗体增加了中性粒细胞和单核巨噬细胞对分枝杆菌的内化和杀灭,抗体包被的分枝杆菌能更有效地被树突状细胞识别和递呈以刺激 CD4$^+$ 和 CD8$^+$T 细胞反应。

目前结核免疫反应研究的主要问题是,尽管大部分人群和实验动物在结核分枝杆菌感染之后都产生了相应免疫应答,但是这些免疫反应不能有效地消除细菌,反而使其通过一种沉默的方式进入了所谓的潜伏感染状态,并为之后的再激活奠定了基础。尽管已经可以明确一些宿主保护性免疫的主要机制,但是对宿主对结核分枝杆菌免疫力的局限性和结核分枝杆菌利用何种机制来限制宿主免疫力仍然没有阐明。

(2)超敏反应:机体对结核分枝杆菌感染产生保护作用的同时,也可以产生迟发型超敏反应,二者均为 T 细胞介导的结果。近年来研究表明,结核分枝杆菌诱导机体产生免疫和超敏反应的物质不同。超敏反应主要由结核分枝杆菌素蛋白和蜡质 D 共同引起,而免疫反应则由结核分枝杆菌核糖体 RNA(ribosomal RNA,rRNA)引起。两种不同抗原成分通过激活不同的 T 细胞亚群释放出不同的淋巴因子,导致不同的反应。通过测定机体对结核分枝杆菌有无超敏反应即可判断有无特异性免疫力。

5. 耐药性

(1)耐药结核病的发生通常分为两种情况,即原发性耐药和获得性耐药。原发性耐药是指从未接受过抗结核药物治疗或抗结核药物治疗时间少于 1 个月的患者体内的结核分枝杆菌对一种或多种抗结核药物耐药;获得性耐药是指确诊后经抗结核治疗时间多于 1 个月,不规范的抗结核治疗导致结核分枝杆菌耐药。原发性耐药反映了耐药结核病在人群中的流行传播情况。原发性耐药比例增大提示耐药结核病的控制工作需要进一步加强。获得性耐药反映了结核分枝杆菌在药物的筛选作用下不断进化获得耐药表型的过程。20 世纪中叶,抗结核药物的问世、生活状况的改善和卡介苗的使用,使结核病得到有效控制,人们乐观地认为人类将很快消灭结核病。但 20 世纪 90 年代,人类消灭结核病的工作受到诸多因素的挑战,其中耐药结核病(尤其是耐多药结核病)在全球的蔓延是全球结核病控制领域严峻的挑战之一。近年来采用分子生物学及遗传学技术,研究者了解了部分抗结核药物作用的分子机制,阐明了其耐药的分子基础,这不仅成为当代耐药结核病分子诊断的理论依据,还有利于开发新的抗结核病药物和开展更有效的化学药物治疗(简称"化疗")。

(2)结核分枝杆菌基因组的自发突变是耐药产生的重要基础。染色体自发突变的频率为 10^{-8}～10^{-6}(分枝杆菌每次复制),并且不同药物发生自然突变的频率各不相同,这种突变频率与后期的耐药率呈现一定的相关性。此外,药物在临床大规模使用的时间也和临床分离的 MTB 菌株耐药密切相关。理论上,每种药物耐药基因突变的发生是相互独立的,同时使用 3 种药物发生耐药的可能性为 $10^{-24} \sim 10^{-18}$。因此,在结核病的治疗过程中联合用药可提高疗效,减少耐药的发生。

结核分枝杆菌主要的耐药机制包括以下 4 种。① 药物靶标发生突变:当药物靶标发生碱基突变、缺失等,药物靶标结构发生变化,导致药物无法与靶标有效结合,从而产生耐药表型,其中利福平耐药相关基因 *rpoB*、氟喹诺酮耐药相关基因 *gyrA* 等突变均属于此类情况。② 药物活化酶发生突变:部分抗结核药物并非活性形式,需要结核分枝杆菌的酶催化而转化为活性形式,进而发挥作用。当编码相关酶的基因发生突变或基因缺失时,由于无法形成有效的酶活化抗结核药物,不能在细胞内发挥作用导致耐药,其中异烟肼耐药相关基因 *katG*、吡嗪酰胺耐药相关基因 *pncA* 等均属于此类情况。③ 药物外排泵:当药物进入结核分枝杆菌细胞内,结核分枝杆菌部分跨膜转运蛋白会发挥作用,将细胞内的药物采用主动运输的方式运输到细胞外,从而降低细胞内的药物有效浓度,因此能够产生低水平的耐药。④ 细胞壁的通透性:抗结核药进入结核分枝杆菌内部需要穿过致密的细胞壁,因此细胞壁交联度和厚度的增加会导致药物进入细胞的效率降低,无法达到有效胞内浓度,就无法作用于靶标而发挥抗菌效果,导致对药物产生抗性。细胞壁通透性改变引发的耐药通常是广谱的,即对多种抗结核药物同时耐药。有研究表明,使用透射电镜扫描全敏感的结核分枝杆菌、耐多药结核分枝杆菌和广泛耐药结核分枝杆菌,结果表明广泛耐药菌株的细胞壁厚度显著大于其他菌株的细胞壁厚度,提示细胞壁的通透性在结核分枝杆菌广谱耐药性中的作用。结核分枝杆菌的耐药机制中前两种机制特别重要,大多数结核分枝杆菌的耐药性都可归因于这两种机制,并且导致结核分枝杆菌高水平耐药;后两种机制作为重要补充,导致结核分枝杆菌低水平耐药。

(3)尽管现在研究者已经对大多数抗结核药物的作用机制比较清晰,但是针对结核分枝杆菌对少部分一线抗结核药物的耐药机制无法通过现有机制来解释。部分二线抗结核药物以及新研发的诸多新药的作用机制仍是困扰研究者的难题。

6. 代谢性

分枝杆菌代谢是指分枝杆菌进行的所有生物化学反应,其代谢途径与其他微生物细胞的代谢基本一致。通过代谢,细胞吸收营养物质并将其转化为细胞成分,同时将废弃物排泄到体外。结核分枝杆菌已经发展为非常"成功"的人类病原体,它"颠覆"了肺泡巨噬细胞的杀菌机制,最终诱导肉芽肿形成并在宿主体内长期停留。掌握结核分枝杆菌的代谢及其能量转换规律,可以更好地理解和控制结核分枝杆菌的生长繁殖以及有用代谢产物的合成,可以更好地对结核分枝杆菌感染者做出诊断、治疗效果评价和判断预后。

7. 致病性

结核分枝杆菌不产生内毒素、外毒素,其致病性可能与细菌在组织细胞内大量繁殖引起炎症、菌体成分和代谢物质的毒性以及机体对菌体成分产生的免疫损伤有关。致病物质与荚膜、脂质和蛋白质有关。

三、发病机制

(一) 结核分枝杆菌感染的宿主反应及其生物学过程

结核分枝杆菌入侵宿主体内,从感染、发病到转归均与多数细菌性疾病有显著不同,宿主反应具有特殊意义。结核分枝杆菌感染引起的宿主反应分为 4 期。

1. 起始期

入侵呼吸道的结核分枝杆菌被肺泡巨噬细胞吞噬,因菌量、毒力和巨噬细胞非特异性杀菌能力不同,被吞噬的结核分枝杆菌的结局各异:若在出现有意义的细菌增殖和宿主细胞反应之前结核分枝杆菌即被非特异性防御机制清除或杀灭,则不留任何痕迹或感染证据;如果细菌在肺泡巨噬细胞内存活和复制,便扩散至邻近非活化的肺泡巨噬细胞,形成早期感染灶。

2. T 细胞反应期

由 T 细胞介导的细胞免疫(cell mediated immunity, CMI)和迟发型过敏反应(delay type hypersensitivity, DTH)在此期形成,从而对结核病发病、演变及转归产生决定性影响。

3. 共生期

生活在结核病流行地区的多数感染者发展至 T 细胞反应期,仅少数发生原发性结核病,大部分感染者体内结核分枝杆菌可以持续存活,结核分枝杆菌与宿主处于共生状态。纤维包裹的干酪样坏死灶中央部位被认为是结核分枝杆菌持续存在的主要场所,低氧、低 pH 和抑制性脂肪酸的存在使细菌不能增殖。宿主的免疫机制亦是抑制细菌增殖的重要因素,倘若免疫受到损害便可引起受抑制结核分枝杆菌的重新活动和增殖。

4. 细胞外增殖和传播期

固体干酪灶中包含具有生长能力但不繁殖的结核分枝杆菌,干酪灶一旦液化便给结核分枝杆菌增殖提供了理想环境。即使宿主的免疫功能健全,从液化干酪灶释放的大量结核分枝杆菌也足以突破局部免疫防御机制,引起播散。

(二) CMI 和 DTH

1. CMI

CMI 是宿主获得性抗结核保护作用的最主要机制。结核分枝杆菌经 C3 调理作用而被巨噬细胞吞噬,在细胞内酸性环境下其抗原大部分被降解,一部分则与胞体内的 Ia 分子耦联成复合物而被溶酶体酶消化,并被转移至细胞膜和递呈给 Th 细胞,作为第一信号。在这一过程中伴随产生的淋巴细胞激活因子(lymphocyte activating factor, LAF)成为第二信号,第一信号和第二信号共同启动 T 细胞应答反应。CMI 以 CD4$^+$ 细胞最重要,它产生和释放多种细胞因子放大免疫反应。CD8$^+$ 参与 Th/Th2 调节。

2. DTH

与 CMI 相伴的 DTH 是结核病免疫反应另一种形式。长期以来研究者认为 CMI 与 DTH 密不可分,只是表现形式不同。

3. DTH 与 CMI 的不同

近年来大量的研究表明,虽然 DTH 和 CMI 的有些过程和现象相似,但是二者的本质不同。

（1）刺激两种反应的抗原不同:结核分枝杆菌核糖体 RNA 能激发 CMI,但无 DTH;结核蛋白及脂质 D 仅引起 DTH,而不产生 CMI。

（2）介导两种反应的 T 细胞亚群不同:DTH 是由 TDTH 细胞介导的,而介导 CMI 的主要是 Th 细胞,Tc(细胞毒 T 细胞)在两种反应都可以参与作用。

（3）菌量或抗原负荷差异和 Th1/Th2 偏移;感染结核分枝杆菌后机体同时产生 Th1 + Th2 介导的免疫反应,在菌量少、毒力低时或感染早期 Th1 型反应中起主导作用,表现为 CMI 为主;而菌量大、毒力强时或感染后期,则向 Th2 型反应方向偏移,出现以 DTH 为主的反应。

（4）起调节作用的细胞因子(cytokines, CKs)不同:调节 CMI 效应的 CKs 很多,而 DTH 中引起组织坏死的主要是 TNF。

（5）对结核分枝杆菌的作用方式不同:CM1 通过激活巨噬细胞来杀灭细胞内吞噬的结核分枝杆菌,而 DTH 则通过杀死含菌而未被激活的巨噬细胞及其邻近的细胞组织,以消除十分有利于细菌生长的细胞内环境。关于 DTH 是否对抗结核保护反应负责或参与作用,在很大程度上取决于 DTH 反应的程度。轻度 DTH 可以动员和活化免疫活性细胞,并能直接杀伤靶细胞,使感染有结核分枝杆菌的宿主细胞死亡而达到杀菌功效。比较剧烈的 DTH 则造成组织溃烂、坏死液化和空洞形成,已被吞噬的结核分枝杆菌释放至细胞外,获取养料,从而进行复制和增殖,并引起播散。

总体上 DTH 的免疫损伤超过免疫保护作用。

（三）结核病的发生和发展

1. 结核分枝杆菌侵入人体的过程

进入呼吸道的结核分枝杆菌微滴核可被鼻、咽、喉、气管和支气管的黏液吸附,被酶杀灭并随纤毛运动,经咳嗽、打喷嚏和咳痰等排出体外,或被吞噬细胞吞噬杀灭。当防御功能低下时,结核分枝杆菌进入下呼吸道,引起机体反应。结核病患者的免疫主要是细胞免疫,表现为淋巴细胞的致敏与吞噬细胞功能的增强。另外,结核分枝杆菌侵入人体后,结核分枝杆菌及其代谢产物也可激发机体迟发型超敏反应。

结核分枝杆菌成功感染巨噬细胞后,结核分枝杆菌和宿主巨噬细胞处于一个动态过程:一部分结核分枝杆菌会被杀灭,同时其他结核分枝杆菌也会杀灭部分宿主的巨噬细胞。在 T 细胞反应期,带有结核分枝杆菌的抗原呈递细胞(antigen presenting cell, APC)激活特异性 T 淋巴细胞反应。由 T 淋巴细胞介导的细胞免疫反应和 DTH 在此阶段形成,从而对临床结核病的发病、演变及转归产生决定性影响。在结核分枝杆菌感染的共生期,结核分枝杆菌感染宿主后,通过巨噬细胞的吞噬作用和抗原加工呈递,刺激淋巴特异性 T 细胞在肺内形成细小的肉芽肿,在结核分枝杆菌滞留和宿主防御之间形成一个动态平衡,达到共生状态。该平衡可以一直存在,以至于感染者终身不发病,只有不到 10% 的感染者会最终发展成临床疾病。在结核分枝杆菌感染的细胞外繁殖期和传播期,结核分枝杆菌能够通过空洞性病灶进行大量增殖和播散,通过飞沫、唾液等多种形式进行播散,感染新的宿主。

2. 各型结核病的发生

人体肺部首次感染结核分枝杆菌后,结核分枝杆菌被吞噬细胞携至肺门淋巴结,并可发生全身播散;若此时机体免疫力低下,可能发展为全身性结核病,多表现为原发综合征和血行播散性肺结核。成人已具备一定的免疫力,再次感染结核分枝杆菌后,会在再感染的局部发生剧烈的炎性反应,病灶多为渗出性,甚至是干酪样坏死、液化而形成空洞;病灶多在肺尖附近,一般不波及淋巴结,亦很少引起血行播散。

3. 人体感染结核分枝杆菌后自然转归

(1)潜伏感染:广义而言,接触结核分枝杆菌可导致两种后果——病原体被消灭和病原体持续存在。在第一种情况下,病原菌或被人体先天免疫系统消灭,结核菌素皮肤试验(TST)或γ干扰素释放试验(IGRA)的结果可能为阴性,或被后天免疫系统消灭,此时 TST或 IGRA 的结果可能为阴性或阳性,取决于记忆 T 细胞是否接触过抗原。然而,如果接触到的结核分枝杆菌没有被消灭,病原菌就可能保持静止或潜伏状态,而且典型情况下感染者会出现 TST 和 IGRA 测试结果为阳性,但无症状。

(2)活动性肺结核:对于大多数结核潜伏感染者,巨噬细胞、树突状细胞和 T 细胞的组合已经足够将感染状态控制住,并维持无症状体征。然而,小部分感染者会发展成临床意义上的活动性肺结核,这个过程少则几周,多至数年,其原因至今尚未完全清楚。

四、病理

结核病是由结核分枝杆菌复合群引起的一种特殊性炎性疾病,虽然具有一般炎症的渗出、增生和坏死的基本病理变化,但是亦有其相对特征性病理改变,如肉芽肿性炎。结核病的主要基本病理变化为渗出性病变、增殖性病变和坏死性病变。在结核病的发展过程中,由于结核分枝杆菌毒力的强弱、感染菌量的多少、机体自身免疫力不同等因素的影响,上述三种病理变化常混杂存在,在不同阶段,多以某种病理改变为主并相互转化。

(一) 渗出性病变

渗出性病变出现在结核性炎症的早期或机体免疫力低下、结核分枝杆菌量多、毒力强或变态反应较强时,表现为浆液性或浆液纤维素性炎。主要病理改变为局部组织小血管扩张、充血,浆液、中性粒细胞及淋巴细胞向血管外渗出,渗出液主要为浆液和纤维蛋白,之后中性粒细胞可减少,代之以淋巴细胞和巨噬细胞为主要细胞成分,巨噬细胞可吞噬结核分枝杆菌。在渗出性病变中可查到结核分枝杆菌。当机体抵抗力强或治疗及时,渗出性病变可完全被吸收而不留痕迹,但亦可转化为增生性病变或坏死性病变。

(二) 增殖性病变

增殖性病变是结核病病理形态学比较有特征性的病变,主要表现为肉芽肿病变的形成,可为坏死性肉芽肿或非坏死性肉芽肿性炎、结核性肉芽组织及结核结节。当感染的结核分枝杆菌量少、菌株毒力低或免疫反应较强时,出现以增生反应为主的病变。肉芽肿病变并非结核病所特有,亦可出现在其他疾病中,如真菌病、结节病。肉芽肿病变的主要成分为类上皮细胞及多核巨细胞等。结核性肉芽肿(tuberculous granuloma)相对有一定特征性,主要成分为类上皮细胞(或称上皮样细胞),朗格汉斯巨细胞(Langhans giant cell,LGC)及干酪样坏死等。

结核结节(tubercle)是结核性肉芽肿病变中形成的一种较特异的形态结构,结节中心常为干酪样坏死,坏死周边围绕类上皮细胞、散在数量不等的朗格汉斯巨细胞,结节的外侧为淋巴细胞及少量反应性增生的纤维母细胞。单个结节一般较小,肉眼不易区别,当3~5个结核结节融合在一起时则为粟粒大小,呈灰白色或灰黄色。

类上皮细胞是增生性病变的主要成分,它由巨噬细胞在结核分枝杆菌的菌体脂质的作用下转化而成,而LGC则主要由类上皮细胞相互融合而成。LGC体积较大且大小不一,一般直径为100~500 μm,细胞核数量不等,可为数个至上百个,呈花环状或马蹄形排列在细胞质的一侧,这与其他多核巨细胞的形态有所不同。

(三) 坏死性病变

当结核分枝杆菌量多、毒力强、机体抵抗力低下或变态反应强烈时,渗出性病变和增生性病变可出现以坏死为主的病理变化。结核性坏死属于凝固性坏死的一种,因为在坏死组织中含有结核分枝杆菌的脂质和巨噬细胞在变性坏死中所产生的细胞内脂质等,所以这种坏死组织不液化。坏死组织呈淡黄色细颗粒状,均匀、细腻,形态似奶酪,故称干酪样坏死。干酪样坏死灶中含有数量不等的结核分枝杆菌,可长期以休眠的形式生存。干酪样坏死灶中可出现钙化或骨化,周围纤维组织增生,继而形成纤维包裹,病变可长期稳定。在某些因素作用下,干酪样坏死灶亦可出现液化,液化的物质可成为结核分枝杆菌的培养基,结核分枝杆菌大量繁殖,导致病变渗出、扩大。当病灶与外界相通时,液化坏死物质可经肺支气管及肾输尿管排出,形成空洞性结核,并成为结核病的重要传染源。

(四) 病理变化转归

抗结核化学药物问世前,结核病的病理转归特点为吸收愈合十分缓慢、多反复恶化和播散。采用药物治疗后,早期渗出性病变可完全吸收消失或仅留下少许纤维条索。一些增生病变或较小的干酪样病变在药物治疗下也可吸收缩小,逐渐纤维化,或纤维组织增生将病变包围,形成散在的小硬结灶。未经药物治疗的干酪样坏死病变常发生液化或形成空洞,含有大量结核分枝杆菌的液化物可经支气管播散到对侧肺或同侧肺其他部位而产生新病灶。药物治疗后,干酪样病变中的大量结核分枝杆菌被杀死,病变逐渐吸收缩小或形成钙化。

五、临床表现

(一) 全身症状

发热为肺结核最常见的全身性毒性症状,多数为长期低热,每于午后或傍晚开始,次日早晨体温降至正常,可伴有倦怠、乏力、夜间盗汗。当病灶急剧进展扩散时则出现高热,呈稽留热或弛张热热型,可以有畏寒,但很少打寒战。其他全身症状有食欲减退、体重减轻、妇女月经不调、易激惹、心悸、面颊潮红等轻度毒性和自主神经功能紊乱症状。

（二）各系统结核病临床症状和体征

结核病的临床症状缺乏敏感性和特异性。结核病的体征往往在不同的部位、疾病的不同时期和是否存在合并症而有所不同。

1. 呼吸系统结核病

常见症状为咳嗽、咳痰、胸痛、咯血和呼吸困难。大部分患者无阳性体征，少部分可闻及干啰音、湿啰音。出现胸腔积液患者的患侧可有胸腔积液体征。

2. 消化系统结核

常见症状为腹痛、腹胀、呕吐、腹泻与便秘交替、肠梗阻等。患者多有右下腹压痛，可扪及包块，伴有腹膜炎的患者有相应腹膜炎体征。

3. 神经系统结核

多数急性起病，常见症状为头痛、头晕、精神萎靡、恶心、呕吐（喷射性呕吐）、意识改变、瘫痪等。查体可有脑膜刺激征、颅神经受损体征，严重者可有肢体运动障碍、共济失调、颅内压增高征象，甚至昏迷。

4. 泌尿生殖系统结核

泌尿生殖系统结核发病通常是隐匿的。最初，泌尿生殖系统结核的症状无特异性。偶尔可观察到脓尿和/或显微镜下血尿。一旦疾病累及膀胱，大约1/2的患者会出现尿频、尿急、排尿困难和夜尿症状；1/3的患者发生肉眼血尿和腰痛。全身症状相对少见。

5. 骨骼系统结核

脊柱结核好发于腰椎胸腰段，其次发生于胸椎，还可以发生于颈椎，单纯累及骶尾椎者少见。关节结核病变大多为单发性，少数为多发性，但对称性十分罕见。

（1）疼痛：脊柱结核疼痛是最先出现的症状。通常为轻微疼痛，休息后症状减轻，劳累后则加重。颈椎结核除有颈部疼痛外，还有上肢放射痛、麻木等神经根受刺激压迫的表现，咳嗽、打喷嚏会使疼痛与麻木加重。

（2）局部肿胀或积液：有咽后壁脓肿妨碍呼吸与吞咽，这类患者睡眠时有鼾声。后期可在颈侧摸到冷脓肿所致的颈部肿块。胸椎结核患者有背痛症状，下胸椎病变的疼痛有时表现为腰骶部疼痛。脊柱后凸常见，部分患者直至偶然发现后凸畸形方始就诊。炎症组织刺激神经根时会出现肋部放射痛，病变组织进入椎管会出现截瘫。腰椎结核患者在站立与行走时，往往用双手托住腰部，头及躯干向后倾，使重心后移，尽量减轻体重对病变椎体的压力。炎症组织刺激神经根时会产生下肢放射痛，严重者大量病变组织进入椎管，压迫硬膜囊，会出现马尾神经症状，导致二便功能障碍。脊柱结核流注脓肿可以至皮下，出现在腰三角、胸壁、腹股沟、大腿，部分患者以此就诊。可以查出浅表关节有肿胀与积液，并有压痛，关节常处于半屈状态以缓解疼痛。后期肌萎缩，关节呈梭形肿胀。

（3）窦道或瘘管形成：骨关节结核发展的结果是在病灶积聚大量脓液、结核性肉芽组织、死骨和干酪样坏死物质。脓肿可经过组织间隙流动，向体表溃破形成瘘管。脓肿也可以与空腔脏器沟通而成为窦道。

（4）混合性感染：窦道瘘管经久不愈会合并感染，导致高热，局部急性炎症反应加重。

（5）截瘫：脊柱结核患者骨质破坏形成死骨或脓肿会压迫脊髓而产生截瘫症状，多见于颈椎及胸椎。

（6）有病理性脱位与病理性骨折。

（7）病变静止后遗症：① 关节腔纤维性粘连形成纤维性强直而产生不同程度的关节功能障碍；② 关节挛缩于非功能位，最常见的畸形为屈曲挛缩与椎体破坏形成脊柱后凸畸形（驼背）；③ 儿童骨骼破坏将产生肢体的长度不等。

6. 淋巴系统结核

浅表淋巴结结核在颈部常见，初期可表现为体表 1～2 个渐进性无痛的肿块，质稍硬，可活动；随着病情的不断进展，肿大的淋巴结可形成淋巴结周围炎，多个淋巴结肿大且粘连成串珠状；进一步发展，则可出现成团的淋巴结肿块逐渐软化，表面有波动感，可形成寒性脓肿，继发感染时可有剧烈疼痛，表皮潮红，如继续进展，脓肿可自行破溃。机体深部淋巴结结核以纵隔淋巴结结核常见，肿大淋巴结对邻近的支气管、食管等局部压迫后，可出现胸闷、憋气、气短、长期慢性咳嗽、进食受阻等，特别是活动后上述症状可明显加剧。

7. 皮肤结核

皮肤结核早期一般无症状，起病隐袭，进展缓慢。因结核分枝杆菌的毒性、数量、侵入途径和机体免疫力不同，可表现为结节、溃疡、瘢痕、疣状斑块、丘疹、坏死等，与一些皮肤病表现相似。

8. 眼结核

眼结核可表现为反复出现的慢性眼炎，最常见的是脉络膜炎。首诊症状多为视力下降。

（三）特殊表现

1. 过敏反应

过敏反应多见于青少年女性。临床表现类似风湿热，故有人称其为结核性风湿症。多发性关节痛或关节炎以四肢大关节较常受累。皮肤损害表现为结节性红斑及环形红斑，前者多见，好发于四肢尤其是四肢伸侧面及踝关节附近，此起彼伏，间歇性地出现。过敏反应常伴有长期低热。水杨酸制剂治疗无效。其他过敏反应表现有类白塞病、滤泡性结膜角膜炎等。

2. 无反应性结核

无反应性结核是一种严重的单核吞噬细胞系统结核病，亦称结核性败血症。肝、脾、淋巴结或骨髓以及肺、肾等呈严重干酪样坏死，其中有大量成簇结核分枝杆菌，而缺乏类上皮细胞和巨细胞反应，渗出性反应亦极轻微，见于极度免疫抑制的患者。临床表现为持续高热、骨髓抑制或类白血病反应。呼吸道症状和胸部 X 线表现往往很不明显或者缺如。无反应性结核病易被误诊为败血症、白血病、伤寒、结缔组织疾病等。

六、辅助检查

(一)实验室诊断方法

1. 细菌学检测

（1）痰涂片齐-内染色法：痰涂片齐-内染色法在结核病的防治工作中应用范围最广泛。优点是操作快速、简便、经济，缺点是灵敏性低，假阴性率较高，从而导致结核病的检出率偏低。

（2）改良抗酸染色法：不同于传统抗酸染色法，改良抗酸染色法先将样品置于Cytospin-4 型玻片离心沉淀仪中离心集菌，再使用传统的抗酸染色剂染色。

（3）液基夹层杯离心集菌法：是在对直接涂片法进行改良和创新的基础上形成的。该技术的主要原理为将经过消化灭活液消化的标本通过滤过式夹层杯过滤，将抗酸杆菌阻拦在纳米硅介质微孔滤膜膜片上，直接染色。取出膜片，将其置于滴有光媒介液体的阅片夹中，可以直接通过普通显微镜进行观察。

（4）MTB 培养：MTB 培养是结核病诊断的"金标准"。① MTB 固体培养试验的灵敏度高于 MTB 涂片镜检，米氏 7H10 琼脂培养基（Middlebrook 7H10 agar medium）和改良罗氏培养基大多用于固体培养，阳性结果需要 3～4 周，而阴性结果则需要 8 周。② MTB液体培养法是应用 BACTEC MGIT 960 自动化培养系统，经测定液体培养基中氧气消耗量来判定 MTB 有无生长（即阴性或阳性）。MGIT 表示分枝杆菌生长指示管（mycobacteria growth indicator tube）。具体试验原理：BACTECMGIT 960 自动化培养系统的 MGIT 培养管底部含有一定量氧淬灭荧光的硅树脂成分，其可以使细菌生长过程中吸收弥散的氧气，随之释放二氧化碳，但随氧气进一步消耗，荧光剂不再受抑制，在紫外线照射下培养管便出现荧光，且荧光强度和氧气消耗量呈正比。此种液体培养法不仅敏感性较高，还可以缩短阳性结果报告时间（4～10 d），可以使阴性结果报告时间缩短为 42 d；但该方法的缺点是对实验室的生物安全级别要求很高，并且试剂完全依赖进口，成本较高，在资源匮乏的国家和地区尚不能大规模普及。还有 MTB 培养的阳性敏感率仅为 45％～80％，而且培养周期长，并且要求标本中含有活菌。

2. 分子诊断方法

（1）实时荧光 PCR（real-time fluorescence polymerase chain reaction，RT-PCR）技术：目前，临床上常用的 MTB 实时荧光 PCR 检测试剂盒多以 IS6110 作为分子靶标。IS6110 可区分 MTBC 和 NTM，但不能用于 NTM 的菌种鉴定。目前，临床运用非常广泛的 GeneXpert MTB/RIF（GeneXpert mycobacterium tuberculosis/rifampin，美国赛沛公司）是一种以半巢式实时定量 PCR 为技术基础，同时检测 MTB 和利福平耐药的方法，操作简便，结果报告时间短，但其灵敏度有待提高。第 2 代试剂 Xpert MTB/RIF Ultra（Xpert mycobacterium tuberculosis/rifampinultra-sensitive）是 2017 年 WHO 推荐使用的新一代检测方法，可用来替代 GeneXpert MTB/RIF、Xpert MTB/RIF Ultra，增加检测多拷贝 MTB靶标 Is6110 和 IS1081，其灵敏性较 GeneXpert MTB/RIF 大大提高，但特异性略有降低，而二者检测利福平耐药的性能相似。Truenat™ MTB、MTB Plus 和 MTB-RIF Dx（印度Molbio Diagnostics 公司）是新型的基于芯片的微实时 PCR 检测方法，可在 1 h 内直接从痰

液中获取 MTBC 检测结果和利福平耐药结果。研究证实，Truenat™ MTB、MTB Plus 和 MTB-RIF Dx 检测 MTBC 的特异度与 GeneXpert MTB/RIF、Xpert MTB/RIF Ultra 相似，但灵敏度略低。2020 年，WHO 发布的整合版结核病指南第 3 模块显示：关于结核病快速诊断的初始检测分子诊断方法，推荐将 Truenat™ MTB、MTB Plus 和 MTB-RIF Dx 用于结核病初筛测试。编者认为，实时荧光 PCR 方法在结核病的初筛中有重要应用。

（2）实时荧光定量聚合酶链式反应（fluorescence quantitative polymerase chain reaction，FQ-PCR）技术：FQ-PCR 的反应工作原理是在 PCR 体系中加入两端标有淬灭、荧光集团的探针，探针序列与扩增处互补形成单链核苷酸序列，扩增后分析熔解曲线，同时实时监测荧光值的动态变化，经计算温度荧光值和负导数获得探针与该序列杂交产物熔解曲线的熔点（Tm 值），最终经推断序列基因突变信息，评估 MTB 是否对抗结核药物耐药。

FQ-PCR 是近十几年迅速发展起来的基因检测新技术，将荧光反应物加入常规 PCR 反应体系，使荧光反应物与 PCR 扩增产物相关联，通过监测 PCR 扩增反应中荧光强度的变化来对标本特定 DNA 序列进行定量分析。与常规 PCR 反应相比，FQ-PCR 的整个反应在单一管内完成，从而有效地解决了常规 PCR 容易受污染的问题，具有检测迅速、敏感度和特异度高、自动化程度高、可定量分析等优点，尤其对于培养困难或无法培养的病原微生物的检测具有更高的应用价值，在结核分枝杆菌的检测和诊断方面也体现出显著优势。

（3）线性探针检测（line probe assay，LPA）：线性探针检测是 PCR 扩增、反向杂交、膜显色技术经引物扩增目的片段，然后将扩增产物与膜上所固定的特异性探针进行杂交，经酶显色法判定杂交产物结果从而实现 MTB 检测的一种实验室技术。但其鉴定的菌种有限而且鉴定能力有待提高。

（4）结核分枝杆菌/利福平耐药实时荧光定量核酸扩增检测（Xpert mycobacterium tuberculosis/rifampin，Xpert MTB/RIF）技术：Xpert MTB/RIF 是一种依托于 GeneXpert 平台及 RT-PCR 技术的检测 MTB 利福平耐药的方法。GeneXpert 平台最初是美国用于快速检测邮政系统中含有炭疽病毒的邮件的，后来拓展用于多种病原微生物及细菌的检测。Xpert MTB/RIF 技术是以半巢式实时定量 PCR 技术为基础，以 *rpoB* 基因为靶基因，扩增其上 192 bp 片段 DNA 进行检测；因为不少于 95% 的利福平耐药菌株有 *rpoB* 基因变异，同时该区域具有相同核酸序列。同时使用 6 种分子信标来对应 6 种探针，其中以探针 A～E 命名的 5 个相互重叠的子探针选择性覆盖 *rpoB* 基因的 81 bp 核心区域，来检测利福平耐药情况；另外 1 个特异性探针对应球形芽孢杆菌，作为内参，来判断 DNA 扩增率及检测率。此外，大部分利福平耐药菌株同时也会对异烟肼耐药，故其也可作为耐多药结核病的监测指标。近年来，Xpert MTB/RIF 技术广泛应用于痰液、临床分离菌株及少数肺外结核标本的 MTB 和利福平耐药性检测，具有检测敏感度及特异度高、生物安全性好、操作简便、耗时短等优势，故 WHO 将该技术推荐为 MTB 分子药敏检测的首选方法。

（5）基因芯片（gene chip）技术：基因芯片又被称为"DNA 芯片""DNA 微阵列"和"寡核苷酸阵列"。该技术是基于 MTB 探针对不同抗结核药物耐药相关基因突变位点的不同，检测基因突变位点上的 DNA 片段来判定 MTB 感染者是否对抗结核药物耐药。各基因突变位点与对应耐药性又有一定相关性。具体试验方法：采用原位合成或显微打印法将 DNA 探针固定在持物表面形成二维 DNA 探针序列，然后使其与标记样品进行杂交，经检测杂交信号判断基因突变位点,然后通过分析基因突变位点与患者对抗结核药物的耐药性间的关联性,而实现对被检测样品高效、快速检测。该技术能在较短时间内鉴定出MTBC和常见的NTM。

(6)交叉引物恒温扩增(crossing priming amplification, CPA)技术:CPA是我国自主研发的第一项具有自主知识产权的体外核酸扩增技术,主要使用玻璃引物、交叉引物、探针及具有链置换功能的DNA聚合酶,针对MTB特异性基因片段进行扩增,然后利用免疫层析乳胶标记的试纸条进行检测,能排除非结核分枝杆菌的影响,从而提高CPA技术检测效能。CPA技术不需要价格高昂的特殊设备,检测过程中不会产生有害物质而造成二次污染,并且操作简单、方便、快速及经济,具有较高的临床应用价值。经多方面临床验证,此方法的敏感度和特异度较传统培养法的敏感度和特异度高。

(7)实时荧光核酸恒温扩增检测(simultaneous amplification and testing, SAT)技术:SAT是结合实时荧光检测和核酸恒温扩增技术的一种新型核酸检测技术。该技术是在同一温度下拷贝目标病毒反转录酶产生的靶标核酸上一个双链DNA,然后利用T7 RNA多聚酶从该DNA复制产生的100~1 000个RNA;每个RNA复制再从反转录开始进入下一个扩增循环;同时将带有荧光标记的探针和这些复制RNA进行特异性结合并产生荧光,再经荧光检测仪实时捕获直观反映扩增循环情况从而到达检测目的。

(8)环介导等温扩增(loop-mediated isothermal amplification, LAMP)技术:LAMP是通过特异的引物与结核分枝杆菌的特定DNA区域结合,采用4种引物,在恒温条件下进行扩增的分子检测方法。扩增过程不需要特殊试剂,只需要一个恒定温度即可进行扩增。其扩增特异性高,步骤简单,只需要在DNA扩增试剂中加入反转录酶,即可实现RNA扩增,1 h内即可大量合成目标基因,并可通过肉眼观察荧光颜色和浊度来判读结果。该技术被WHO重点推荐用于结核病的诊断。例如,Nagai等对26篇文献进行Meta分析,发现LAMP在检测痰中结核分枝杆菌时的灵敏度和特异度分别为89.6%和94.0%。虽然LAMP技术具有诸多优点,但是可能产生的假阳性不容忽视。

(9)DNA测序:目前,最常用的分枝杆菌菌种鉴定序列为16SrRNA基因。16SrRNA基因可对大部分NTM菌种水平进行鉴定。但某些分枝杆菌种属间16SrRNA的多态性相对较低,因此无法区分一些种间序列高度同源的菌种,如鸟分枝杆菌与胞内分枝杆菌、脓肿分枝杆菌与龟分枝杆菌。多种分子标识的联合使用(如*ITS*、*hsp65*和*rpoB*基因),可提高对分枝杆菌菌种的鉴定能力。截至2022年年底,对某一特异性基因扩增片段直接测序的技术仍是分枝杆菌菌种鉴定的"金标准"。以Roche 454(Genome Sequencer FLXSystem,瑞士)和Illumina Miseq/Hise(美国)平台为代表的宏基因组学第二代测序(以下简称"二代测序")技术的发展,提高了测序速度,降低了成本。二代测序在各类病原体的临床诊疗中也发挥着重要作用,包括结核病的诊断。但是,由于在MTB核酸的提取过程中破壁困难,二代测序对MTB的检测效能相较于其他普通病原体会降低,需要设置特定的序列数阈值。

除了上述提到的这些分子生物学技术外,还有单链构象多态性分析(single strand conformation polymorphism, SSCP)和单细胞拉曼光谱分析等。

3.免疫学诊断方法

(1)结核菌素皮肤试验(TST):结核菌素是结核分枝杆菌的代谢产物,从长出结核分枝杆菌的液体培养基中提炼而成，主要成分为结核蛋白。目前国内均采用国产结核菌素纯蛋白衍生物（tuberculin purified protein derivative，PPD）。我国推广的试验方法是国际通用的皮内注射法（Mantoux 法）。医务人员采用皮内注射法在受试者左前臂掌侧前 1/3 中央皮内注射 0.1 mL 5 个单位的 PPD，以局部出现 7～8 mm 大小的圆形橘皮样皮丘为宜，经 48～72 h 测量局部硬结平均直径的大小。根据 2018 年开始实施的《肺结核诊断》（WS 288—2017），硬结平均直径 <5 mm 或无反应者为阴性，硬结平均直径 ≥ 5 mm 者为阳性，硬结直径 5～10 mm 者为一般阳性，硬结直径 10～15 mm 者为中度阳性，硬结平均直径 ≥ 15 mm 或局部出现双圈、水泡、坏死及淋巴管炎者为强阳性。

判断 MTB 感染的标准如下：① 一般情况下，在没有接种卡介苗和非结核分枝杆菌感染时，PPD 反应硬结直径 ≥ 5 mm，应视为 MTB 感染。② 在卡介苗接种地区和 / 或非结核分枝杆菌流行地区，以 PPD 反应直径 ≥ 10 mm 为 MTB 感染标准。③ 在卡介苗接种地区和 / 或非结核分枝杆菌流行地区，HIV 呈阳性、接受免疫抑制剂治疗 >1 个月、PPD 反应直径 ≥ 5 mm 为 MTB 感染。④ 与涂片阳性肺结核患者有密切接触的 5 岁以下儿童、PPD 反应直径 ≥ 5 mm 为 MTB 感染。⑤ PPD 反应直径 ≥ 15 mm 或有水疱、坏死、淋巴结炎等为 MTB 感染强反应。

目前，PPD 试验所依赖的 PPD 制品包括人型 PPD 和卡介苗 PPD。人型 PPD 是 MTB 培养滤液蛋白，主要用于检测 MTB 感染和辅助结核病诊断；而卡介苗 PPD 是卡介苗培养滤液蛋白，主要用于卡介苗接种的阳转检测。TST 皮肤试验的灵敏度也受到机体许多因素的影响，例如，应用免疫抑制剂和激素、体弱、感染、营养不良等免疫功能受抑制者以及感染 MTB 在 2 周之内的患者，PPD 试验显示出较高的假阴性率。

（2）IGRA：近年来，在我国各级实验室陆续开展 IFN-γ 释放试验，并将其作为确定结核潜伏感染及诊断结核病的主要措施。基于全血的酶联免疫吸附试验：经使用 MTB 特异性蛋白质的多肽抗原，培养滤液蛋白 10 和 TB7.7 参与全血共同孵育，二者能够刺激感染 MTB 者的 T 细胞应激发生 IFN-γ 反应，但是绝大多数的非 MTB 及卡介苗菌株都不含有以上蛋白，故未感染者或卡介苗接种者及结核潜伏感染者不会产生应激免疫应答，可经酶联免疫吸附试验检测 IFN-γ 来判断是否存在 MTB 特异性细胞免疫反应。但是酶联免疫吸附试验中堪萨斯分枝杆菌、戈登分枝杆菌和斯氏分枝杆菌可出现假阳性。

（3）TST-IGRA 两步法的操作流程如下。

收集基本信息：登记检测对象的基本信息（姓名、性别、出生日期）后，医务人员应仔细询问检测对象是否感染 HIV 或有其他免疫缺陷疾病的病史，是否有既往结核病病史，是否接种过卡介苗，在过去 2 年内是否有与活动性肺结核患者的接触史，是否有咳嗽、咳痰、咯血、胸痛、发热、乏力、食欲减退和盗汗等肺结核相关症状，若有，询问症状出现和持续的时间。肺结核的诊断参照《肺结核诊断》（WS 288—2017）。

TST 操作和 IGRA 操作及结果判读：依据《肺结核诊断》（WS 288—2017），在左前臂掌侧前 1/3 中央皮内注射 0.1 mL 5 个单位 PPD，以局部出现 7～8 mm 的圆形橘皮样皮丘为宜。

TST 检测的禁忌证参照《新生入学体检结核病检查规范》：患急性传染病（如麻疹、百日咳、流行性感冒、肺炎）、急性眼结膜炎、急性中耳炎，患有全身性皮肤病；有多种药物过敏反应史、癫症史；48～96 h 无法查验皮肤试验结果；临床医师判定不适合进行皮肤试验的其他情况的,不宜进行皮肤试验,可直接采用 IGRA 或其他检测手段。

注射 PPD 后 72(48～96)h 进行结果测量,计算并记录注射局部形成硬结的平均直径值(横径与纵径之和的一半,单位为 mm),若局部有双圈、水泡、坏死及淋巴管炎等,将其记录在硬结平均直径值的后面,记录 PPD 的注射时间和结果测量时间。硬结平均直径 < 10 mm 为 TST 阴性。硬结平均直径 ≥ 10 mm,或局部有双圈、水泡、坏死及淋巴管炎等为 TST 阳性。针对 TST 阳性者,建议判读结果当天或者注射 PPD 后 1 周内采血,进行第二步 IGRA 检测,以减少 PPD 注射对 IGRA 结果的影响。

两步法检查结果的处置如下。

TST 阳性-IGRA 阳性:如果检查结果为 TST 阳性-IGRA 阳性,考虑检查对象有 MTB 感染,MTB 感染包括结核潜伏感染和活动性肺结核。因此,针对 TST 阳性和 IGRA 阳性者需要进行胸部影像学检查,按照《卫生部办公厅关于规范健康体检应用放射检查技术的通知》要求,应首选胸部 X 线摄影检查。结合临床检查结果,对于有肺结核可疑症状或胸部 X 线摄片(简称“胸片”)显示异常阴影者,需要将其转诊至结核病定点医疗机构做进一步检查;对于没有肺结核可疑症状,并且胸片结果正常者,在排除了肺外结核之后,可考虑结核潜伏感染。此外,结合临床医师的判定可考虑增加病原学检测以提高排除活动性肺结核的准确性。针对潜伏感染者,在综合评估发病风险的基础上可建议预防性治疗。

TST 阳性-IGRA 阴性或 TST 阳性-IGRA 不确定值:规定将 TST 阳性-IGRA 阴性或 TST 阳性-IGRA 不确定值判定为不确定的感染状态。因为免疫学检测方法具有局限性,也可能出现假阴性结果,所以对于不确定的感染状态,医务人员应结合检查对象的免疫状况、卡介苗的接种情况、潜在的 MTB 和 NTM 暴露情况、肺结核可疑症状等进行综合评估,充分考虑可能影响两种检测果准确性的因素及检查对象感染和发病的风险,以确定是否有必要进行医学观察或临床检查。

(4)结核感染 T 细胞斑点试验(T-cell spot of tuberculosis assay,T-SPOT.TB):T-SPOT.TB 是近年来发展起来的一项新技术。其原理是感染过结核菌的机体再次接触同样的抗原刺激后,会导致记忆 T 细胞增殖分化,并释放大量 IFN-γ,最后通过酶联免疫斑点试验定量检测释放特异性 IFN-γ 的 T 细胞数量,从而确定体内是否感染结核分枝杆菌。

方法:将外周血淋巴细胞、MTB 特异性混合性抗原 A 和 B 的肽片段与对照试剂混合后放入含抗 IFN-γ 抗体的微孔培养板内。当外周血单个核细胞存在 MTB 特异性 T 细胞时,便会刺激培养液中混合抗原 A 和 B 分泌 IFN-γ,IFN-γ 被微孔板中抗 IFN-γ 抗体捕获。然后加入碱性磷酸酶标记,并针对不同 IFN-γ 表位的二抗与被捕获的 IFN-γ 结合,最终在反应部位显色底物被酶分解成色素沉淀斑点,每个斑点代表 1 个 MTB 特异效应 T 细胞,根据斑点数量检测体内含有对 MTB 反应的效应 T 细胞数量。

T-SPOT.TB 的缺点是只能确认患者感染了结核分枝杆菌,但无法判断是否是活动性结核及其感染部位,并且无法进行耐药基因检测,无法指导抗结核药物的使用,并会受妊娠、支原体感染、阿尔茨海默病、内毒素污染等影响而导致假阳性。虽然此技术对结核感染的诊断敏感性和特异性较其他方法差,但是其优点在于易采集标本、检测耗时短、不受接种卡介苗的影响,特别适用于浆膜腔渗出液、呼吸道分泌物及病灶分泌物等脱落细胞类的检测,可作为菌阴肺结核、肺外结核、儿童及体弱者等特殊群体的辅助诊断手段。

(5)腺苷脱氨酶(Adenosine deaminase,ADA)和溶菌酶:ADA 与细胞免疫反应相关,

ADA 及其同工酶在结核性胸腔积液、腹水、脑脊液、唾液中与血清中的比值显著高于其他疾病;溶菌酶在结核病细胞免疫中起着重要作用,溶菌酶活性在结核性胸腔积液与腹水中与血清中的比值也显著高于其他疾病。

(6)白细胞介素-1β(interleukin-1β,IL-1β):国内学者研究发现活动性结核病患者的血清中 IL-1β 的浓度较高。由此推断 IL-1β 的血清浓度可作为成人活动性结核病潜在的生物标志物。但是 IL-1β 与多种疾病有关,并非结核分枝杆菌感染或活动性结核病的特异性诊断标志物。

(7)热休克蛋白(heat shock protein,HSP):Shekhawat 研究发现活动性结核病组的 HSP 水平显著升高,且高危暴露组的 HSP 水平高于低危暴露组的 HSP 水平。在随访中,高危暴露组有 3 人发展为活动性结核病,说明该组 HSP 在区分结核潜伏感染与活动性结核病时效果并不明显,但可以提示高危个体。研究同时发现宿主的 HSP25、HSP60、HSP70 和 HSP90 以及结核分枝杆菌的 HSP16、HSP65 和 HSP71 是肺结核和肺外结核患者免疫反应的重要生物标志物。

4. MTB 药物敏感性检测方法

(1)传统药敏试验:目前,耐药结核病的诊断仍主要依靠传统药敏试验,主要分为直接法和间接法。直接法是指涂片后镜检,确认阳性的临床标本,将其处理后直接接种于含药培养基;间接法是建立在 MTB 培养呈阳性的基础上的,将培养出的 MTB 接种于含药培养基。直接法虽然较间接法报告结果快,但是由于其接种量不易同质化、污染不易控制及可能存在涂阳培阴等情况,临床应用受限。临床常用的药敏试验方法是琼脂比例法,其能准确地计算对某种药物耐药的 MTB 的比例,并且成本较低,适合在基层医院应用;但是由于 MTB 的生长速度缓慢,传统固体药敏试验通常需 3 个月才能获得结果,易延误对耐药结核病患者开展有效治疗;另外,抗结核药物浓度与耐药结果密切相关,二线抗结核药物的药敏试验均存在可靠性及可重复性不足等问题。

(2)BacT/ALERT 3D 全自动细菌/分枝杆菌培养监测系统:由法国梅里埃公司研发,是一种集 MTB 快速生长、培养及药敏试验为一体全自动培养仪。其原理是利用微生物生长代谢过程中产生的二氧化碳(CO_2),通过培养瓶底部特殊的激光器及固定的传感器连续检测接种标本的培养瓶中的 CO_2 及其变化,从而判断有无 MTB 生长;药敏试验是将原始管分离的菌液倒入配置好的含药药敏培养基及空白对照培养基中,然后将其置于培养仪中,根据 MTB 的生长情况判断耐药性。BacT/ALERT 3D 全自动细菌/分枝杆菌培养监测系统安全、环保、无放射性污染,并且可以自动监测,与传统改良酸性罗氏培养法相比具有安全、快速、能减少工作量等优点,但该系统投入成本较高,很难在基层医院使用。

(3)MGIT 960 检测系统(mycobacteria growth indicator tube 960 systerm):MGIT 960 检测系统是指不含放射性培养基的 BACTEC460TB 检测系统。其原理是通过监测培养管底部能被氧气分子抑制的荧光指示剂而观察 MTB 的生长状态,当培养管中有 MTB 生长时大量氧气分子被消耗,原先被抑制的荧光指示剂被激活,在 65 nm 波长的紫外光照射下出现荧光,即可判断阳性结果。MGIT 960 检测系统不存在放射性污染,具有检出阳性率较高、耗时较短、特异性较高等优点,但因试剂和检测仪器昂贵而难以在基层医院使用。

(4)微量快速显色药敏检测法:该方法的原理是 MTB 在变色培养基基础液中生长,

加入一定量结核药物作用一定时间后,对药物敏感的 MTB 减少,故不能使变色剂变色;对药物耐药的 MTB 活力无明显降低,仍能增殖,使变色剂变色。微量快速显色药敏检测法通过观察培养基的颜色、比较对照孔的变化来判断药物敏感性,2～6 d 可获得结果。但该方法对菌液浓度的要求较高,不易操作,精确性易受影响,必须由专业人员在无菌条件下进行检测。

(5) WGS:WGS 是一种高通量测序技术,能更全面、精准地分析 MTB 全基因组的碱基序列,使研究者充分了解其所包含的遗传信息(如耐药、分型),并通过与不同个体或群体比对发现二者的遗传特性及基因突变特点,从而加深研究者对耐药结核病发生、发展的认识,以便于医师制定相应的治疗策略,提高耐药结核病的检出率。WGS 已成为药物敏感性检测的另外一个策略。但目前 WGS 仅用于培养分离株,并未用于痰标本的检测。WGS 的工作量较大、费用较高,测序后生物信息学分析更是错综复杂,故尚难以在临床上推广,多应用于科学研究。

(6)基因芯片技术:可快速检测 MTB 耐利福平和异烟肼 3 个基因(*ropB*、*katG*、*inhA*)的常见突变位点,准确率高。但基因芯片技术只能检测常见的突变基因,并且费用较高,需要特定的实验室设备及专业人员,目前多应用于科学研究。

(7) LPA:LPA 通过设计被生物素修饰的特异引物,经过多重 PCR 扩增而使扩增产物携带生物素,然后将扩增产物变性,使扩增产物与特异性探针进行杂交,采用酶免疫显色法判定结果。LPA 最短 6 h 可诊断出耐药结核病,故被 WHO 推荐作为诊断耐药结核病的主要方法之一。与传统药敏试验比较,LPA 可以极大地缩短耐药结核病的报告时间,并且灵敏度和特异度较高;但受膜上探针限制而不能检测所有类型的耐药结核病。LPA 试剂盒有德国 HAI 公司 GenoType MTBDR 和 GenoType MTBDRsl 检测试剂盒。商业化的LPA 试剂盒价格较高,并且 LPA 检测对实验室条件及实验人员要求严格,故使该技术在基层实验室的推广使用受限。

(8)高分辨率熔解曲线(high resolution melting,HRM)分析:HRM 分析技术由美国犹他大学与美国 Idaho 公司合作开发,是 PCR 扩增技术与熔解曲线分析技术结合形成的新技术。该技术依据不同核酸分子鸟嘌呤胞嘧啶(guanine cytosine,GC)的含量、GC 的分布及解链时所形成的熔解曲线不同的原理,在 PCR 扩增完成后通过高分辨率仪器检测扩增产物中饱和荧光染料的荧光强度变化而获得特征性熔解曲线,通过与野生型熔解曲线比较而判断序列是否突变及区分单个碱基的序列差异。HRM 无须序列特异性探针,已有相关商品化产品被用于检测包括异烟肼、利福平、乙胺丁醇、链霉素、喹诺酮类药物在内的抗结核药物。该技术为我国自主研发,已逐步用于耐药结核病的诊断,但仍缺少系统的临床研究。

(9) Etest 法:Etest 法实际上是一种改良琼脂扩散试验。其原理是将药物以 $\log_a 2$(a 应该是最低抑菌浓度)梯度稀释成不同浓度,并用特殊技术将药物固定于特制的塑料条(5 mm×50 mm)上,然后将药条贴于处理过的含 MTB 的改良培养板表面,观察其抑菌圈。Etest 法是一种定量检测方法,能同时测试多种药物,5～10 d 可以报告其药敏结果;但是该方法易受到其他因素的影响,阴性率与假阳性率较高。国内尚未有用该方法诊断 MTB 感染的报道。

（二）影像学检查

1. 肺部影像学检查

（1）X 线胸片可作为筛查肺结核或治疗后评估疗效的常用手段。

（2）CT 成像是目前诊断肺结核的主要手段。建议常规平扫，必要时增强扫描。

（3）HRCT 可精确评估粟粒结节的分布情况。继发性肺结核典型的结核病灶好发于上叶尖后段和下叶背段，形态呈多样性，可表现为斑点影、片影、空洞、结节影、纤维索条影、团块影、钙化等，多种形态可以存在于同一个患者的肺部，同一个患者的肺部多部位可能出现病灶。急性血行播散型肺结核具有"三均匀"的特点，即粟粒结节大小均匀、分布均匀、密度均匀。

2. 颅内结核

CT 和磁共振成像（magnetic resonance imaging, MRI）是诊断颅内结核的首选检查。颅内结核的主要表现为颅内多发类圆形等密度或略高密度结节，病灶内有低密度影和钙化影，增强扫描呈环状强化。

3. 骨关节系统结核

（1）诊断骨关节系统结核时，X 线、CT 和 MRI 均应作为首选检查。骨关节系统结核的影像学表现为不规则的骨质破坏、有斑片状的死骨、相邻关节的间隙变窄、软组织肿胀。MRI 可以发现关节囊内的积液、硬膜囊的受累情况以及周围的软组织情况。

（2）脊柱结核：X 线检查能准确地显示患者脊柱结核的整体状况以及椎间隙狭窄等，但由于该检查方式的分辨率较低，可能发生影像重叠、有伪影等情况，对微小病变的显示能力较差。而多层螺旋 CT 的分辨率相对较高，不容易受到影像重叠、伪影的影响，对于早期微小椎体、附件变化的敏感度较高。脊柱结核患者 CT 图像的表现以椎体中前部骨质破坏为主。多层螺旋 CT 的横断面检查能够显示出多种信息，如椎旁脓肿、钙化、脊椎受压。MRI 检查不仅能够显示出患者病灶的主要情况，还能够准确地显示相关的微小病变。脊柱结核患者早期的主要侵犯部位包括椎体骨质、椎旁软组织，X 线、多层螺旋 CT 对这种椎间隙的微小病变的辨别能力较差，而 MRI 在软组织异常的检查方面有明显的优势，对于椎间盘炎性改变也能准确地显示。早期脊柱结核患者在 MRI T1W1 中表现为等信号或低信号，在 T2W1 中表现为高信号，并且增强扫描会显示在病灶周围有明显强化。MRI 图像的组织分辨率极高，后期可进行三维成像，有利于临床医师了解患者病变椎管内的情况，为早期诊断提供参考。

4. 淋巴结结核

（1）诊断淋巴结结核时，B 超（B 型超声波）和 MRI 作为首选。淋巴结结核的主要影像学表现为单发或多发肿大淋巴结，周围脂肪间隙模糊，肿块边缘光整或不光整，内部密度不均匀。彩色多普勒显示多无明显血流，MRI 可发现肿大淋巴结内的干酪样坏死组织。

（2）颈部淋巴结结核的影像学表现如下。

MRI 表现：颈部淋巴结结核的 MRI 信号特点与其病理演变过程密不可分，分为 4 种类型。I 型：结核结节或肉芽肿形成，在此阶段淋巴结结构均质，无干酪样坏死，MRI 显示病变淋巴结大小正常或稍肿大，边界清晰、光滑，T1W1 显示病变淋巴结呈略低信号，而

T2W1、DW1 及 T2ST1R（T2 sequence T1 repetition time）呈高信号，增强扫描时病变淋巴结呈明显均匀强化。Ⅱ型：淋巴结发生干酪样坏死，其结构呈不均质改变，但包膜尚完整，周围脂肪间隙清楚，MRI 显示病变淋巴结中心 T1W1 呈稍低信号，T2W1 及 T2ST1R 呈不均匀高信号，而弥散加权成像（diffusion weighted imaging, DWI）呈中心低信号、周边环状高信号改变。表观弥散系数（apparent diffusion coefficient, ADC）图则与 DWI 相反，病灶中央为高信号，周边环状等信号或稍低信号，增强扫描显示病变淋巴结呈明显环状强化，中心坏死区无强化。Ⅲ型：为浸润型，淋巴结包膜被破坏，数个受累淋巴结相互融合，其周围可见炎性浸润，脂肪间隙模糊、消失。MRI 表现与第二阶段类似，但淋巴结内部结构更混杂，数个受累淋巴结相互融合，呈不规则软组织团块状异常信号，周围脂肪间隙模糊，呈片状高信号，增强扫描显示病变呈多个互相融合的环状强化。Ⅳ型：为脓肿型，干酪样坏死淋巴结破溃，并侵犯邻近组织，继而形成窦道或冷脓肿。MRI 显示多个肿大融合的淋巴结，内部信号不均，病变周围见炎性浸润、脓肿及窦道形成。中心坏死区 T2ST1R 呈等信号或稍高信号，增强扫描显示病灶周边可见厚且不规则强化的环壁及窦道，部分呈多房状或分隔状强化。

淋巴结结核的 MRI 表现具有一定的特征性，而新磁共振技术（如扩散加权成像、磁共振波谱成像及磁共振灌注成像）的应用都能较早地诊断颈部淋巴结结核。

CT 表现：颈部淋巴结结核的 CT 表现按其病理演变过程分为 4 种类型。Ⅰ型：为结节肉芽肿型，表现为一侧或双侧单个至数个软组织密度结节影，边界清楚，形态规则，增强扫描呈较为明显的均匀强化，其内无坏死，周边无粘连。Ⅱ型：为干酪样坏死型，密度坏死区位于病灶中央，增强扫描后病灶边缘表现为明显环形强化。Ⅲ型：为浸润型，病灶中央为多房性中心低密度区，增强扫描后周边呈不规则厚壁样增强。Ⅳ型：为脓肿型，病灶互相融合成大的低密度区，淋巴结结构消失，增强扫描后病灶边缘表现为环形厚壁不规则强化。以上各型 CT 表现常同时存在，而环形、分隔样强化及融合的多环状强化有助于淋巴结结核的诊断。

（3）超声引导下的病灶造影和活检：超声引导下造影对淋巴结结核病灶的诊断价值较高。造影后常表现为环形增强、弥漫性不均匀增强及内部不规则的分隔样增强。以环形增强多见，超声造影可清晰地显示淋巴结结核病灶内微循环灌注情况以及无灌注的坏死区。

在可视超声图像引导下，实时调整进针角度，有针对性地取材，进行病理及相关实验室检查，有利于提高诊断率。

5. 肾结核

（1）诊断时首选 CT 和 MRI。肾结核的影像学表现为肾实质内多发空洞、肾盂和输尿管上段壁厚度增加、肾脏钙化。甚至患者的一侧肾表现为完全钙化，称"自截肾"。

（2）静脉肾盂造影（intravenous pyelography, IVP）可以发现肾盂、肾盏的破坏以及观察肾脏排泄功能。

（3）CT 尿路造影（computed tomography urography, CTU）及磁共振尿路成像（magnetic resonance urography, MRU）可以清晰地显示泌尿生殖系统结核的部位、范围以及与周围组织的关系。MRU 可以反映肾功能受损程度，但目前临床使用较少。

6. 其他

（1）实质脏器结核：例如，对肝结核的影像学检查以 CT 和 MRI 为首选，这样可以观察病变的形态密度、钙化及周围情况。

（2）浅表组织和器官结核病：应用超声高频探头，可精确地显示浅表组织病变，应用超声对比剂后可以动态观察病灶的血液动力学特征。这些新超声设备及技术可用于对浅表组织和器官结核病的诊断和鉴别诊断。例如，颈部淋巴结结核、乳腺结核、胸壁结核以及男性外生殖器结核的主要表现为皮下软组织内囊实性低回声区，回声不均匀，部分可见包膜，部分脓腔内可见斑点状强回声漂浮，晚期可形成皮下瘘管。

（3）超声引导下行胸膜活检及抽液置管引流，有操作简便、取材成功率高、并发症发生率低等优势。

（4）有研究显示 PET-CT 在结核性腹膜炎的诊断中有重要价值。

七、诊断

《结核病分类》（WS 196—2017）按照疾病状态将结核病分为结核分枝杆菌潜伏感染者、活动性结核病、非活动性结核病三类。

（一）结核分枝杆菌潜伏感染者

机体内感染了结核分枝杆菌，但没有发生临床结核病，没有临床细菌学或者影像学方面活动结核的证据。无免疫功能缺陷人群以 PPD 反应 ≥ 10 mm 或 γ 干扰素释放试验呈阳性为结核分枝杆菌潜伏感染者。

（二）活动性结核病

1. 定义

活动性结核病具有结核病相关的临床症状和体征，结核分枝杆菌病原学、病理学、影像学等检查有活动性结核的证据。对活动性结核按照病变部位、病原学检查结果、耐药状况、治疗史分类。

2. 分类

（1）按病变部位分类如下。

第一类为肺结核，指结核病变发生在肺、气管、支气管和胸膜等部位。肺结核分为下面 5 种类型。

一是原发性肺结核，包括原发综合征和胸内淋巴结结核（儿童的尚包括干酪性肺炎和气管、支气管结核）。

二是血行播散性肺结核，包括急性、亚急性和慢性血行播散性肺结核。

三是继发性肺结核，包括浸润性肺结核、结核球、干酪性肺炎、慢性纤维空洞性肺结核和毁损肺等。

四是气管、支气管结核，包括气管、支气管黏膜及黏膜下层的结核病。

五是结核性胸膜炎，包括干性胸膜炎、渗出性胸膜炎和结核性脓胸。

第二类为肺外结核，指结核病变发生在肺以外的器官和部位，如淋巴结（除胸内淋巴结外)、骨、关节、泌尿生殖系统、消化道系统、中枢神经系统。对肺外结核按照病变器官及部位命名。

（2）按病原学检查结果分类。

涂片阳性肺结核：涂片抗酸染色呈阳性。

涂片阴性肺结核：涂片抗酸染色呈阴性。

培养阳性肺结核：分枝杆菌培养呈阳性。

培养阴性肺结核：分枝杆菌培养呈阴性。

分子生物学阳性肺结核：结核分枝杆菌核酸检测呈阳性。

未痰检肺结核：患者未接受痰抗酸染色涂片、痰分枝杆菌培养、分子生物学检查。

肺外结核的病原学分类参照执行。

（3）按耐药状况分类。

非耐药结核病：结核病患者感染的结核分枝杆菌在体外未发现对检测所使用的抗结核药物耐药。

耐药结核病（drug resistance tuberculosis，DR-TB）：根据 WHO 的定义，DR-TB 分为以下 7 类。

单耐药结核病（mono-drug resistant tuberculosis，MR-TB）：对 1 种一线抗结核药物耐药。

多耐药结核病（poly-drug resistant tuberculosis，PR-TB）：对 1 种以上的一线抗结核药物耐药，但不包括对异烟肼和利福平同时耐药。

利福平耐药结核病（rifampin resistant tuberculosis，RR-TB）：对利福平耐药，不论对其他抗结核药物是否耐药。

异烟肼耐药结核病（isoniazid resistant tuberculosis，HR-TB）：对异烟肼耐药但对利福平敏感。

耐多药结核病（multidrug resistance tuberculosis，MDR-TB）：对包括异烟肼和利福平（同时耐药）在内的 2 种及以上一线抗结核药物耐药。

准广泛耐药结核病（pre-extensively drug resistant tuberculosis，Pre-XDR-TB）：符合 MDR-TB/RR-TB 的定义，同时对任意一种氟喹诺酮类药物耐药。

广泛耐药结核病（extensively drug resistant tuberculosis，XDR-TB）：符合 MDR-TB/RR-TB 的定义，同时对任意一种氟喹诺酮类药物和至少 1 种其他 A 组药物（贝达喹啉或利奈唑胺）耐药。

（4）按治疗史分类如下。

符合下列情况之一者即为初治结核病患者：第一，从未因结核病应用过抗结核药物治疗的患者；第二，正以标准化疗方案规则用药而未满疗程的患者；第三，不规则化疗未满 1 个月的患者。

符合下列情况之一者即为复治结核病患者：初治失败的患者规则用药满疗程后痰菌又转阳的患者，不规则化疗超过 1 个月的患者，慢性排菌患者。

（三）非活动性结核病

1.非活动性肺结核病

无活动性结核相关临床症状和体征,细菌学检查呈阴性,影像学检查符合以下一项或多项表现,并排除其他原因所致的肺部影像改变可诊断为非活动性肺结核病:① 有钙化病灶(孤立性或多发性)。② 有索条状病灶(边缘清晰)。③ 有硬结性病灶。④ 有净化空洞。⑤ 胸膜增厚、粘连或伴钙化。

2.非活动性肺外结核病

非活动性肺外结核病的诊断参照非活动性肺结核病的诊断执行。

八、治疗

（一）化疗

1.化疗的理论基础和基本原则

现代化疗的目标不仅是杀菌和防止耐药性产生,最终还要灭菌,防止和杜绝复发。结核分枝杆菌的代谢状态及其与药物的相互作用是影响化疗的重要因素。结核病灶中存在4种不同代谢状态菌群。A 群(快速繁殖菌)菌处于生长繁殖、代谢旺盛期,主要见于 pH中性的结核空洞壁和空洞内。异烟肼对快速生长的细菌作用最强,利福平次之。B 群菌为酸性环境中半休眠状态的菌群,吡嗪酰胺能作用于此类菌群,有利于最终消灭细胞内静止菌。由于急性炎症伴缺氧以及二氧化碳、乳酸蓄积,pH 可降至 $5.0 \sim 5.5$,吡嗪酰胺对这种环境下的细胞外菌亦有作用。C 群是半休眠状态但偶有突发性或短期内旺盛生长的细菌,利福平对其最为有效。D 群则为完全休眠菌,药物对其不起作用,须靠机体免疫机制加以消除。

联合用药不但防止耐药,而且有希望达到灭菌和彻底治愈。结核分枝杆菌区别于其他病原菌的重要生物学特性,是它可以长期处于代谢低落的静止或者半休眠状态(B、C 组菌群),在一定条件下又重新生长繁殖。因此,药物治疗除联合用药外必须长时间维持相对稳定的血药浓度,使未被杀灭的静止菌在重新转为生长繁殖菌时即暴露在有效药物的控制下,这就需要规则用药并完成全疗程。用药不规则或未完成疗程是化疗失败的重要原因。从结核病的病理组织学特点来看,以渗出为主的早期病变,血运丰富,药物易于渗入病灶内。而这类病灶中细菌大多处于代谢活跃状态,药物最易发挥作用。而在纤维干酪样病灶特别是厚壁空洞中,药物作用明显削弱。结核病组织学改变的可逆性(或者一定程度上就是对抗结核药物的治疗反应),依渗出、早期干酪灶、包裹性干酪灶和纤维空洞的顺序而递减。虽然现代化疗是一种严格的抗感染治疗,而不以组织复原为主要目标,但是不同组织学改变对化疗的反应依然是影响化疗疗效的重要因素,早期治疗无疑会事半功倍。因此,结核病的化疗显著区别于通常细菌性感染的化疗,必须根据其特有规律,掌握正确原则。这些原则概括为早期、联合、规则、适量、全程,其中联合和规则用药非常重要。为保证这些原则的有效贯彻,在管理上必须实行督导下化疗。

2.初治肺结核

（1）初治肺结核(包括肺外结核)采用标准化治疗方案,2HREZ/4HR 或 2HREZ/6HR

（"H"为异烟肼，"R"为利福平，"E"为乙胺丁醇，"Z"为吡嗪酰胺，"2"为2个月，"4"为4个月，"6"为6个月，分别表示2个月强化期、4或6个月继续期）。对于新病例，其方案分两个阶段，即2个月强化（初始）期和4～6个月的巩固期。强化期通常联合用3～4种杀菌药，传染性患者经治疗，2周后传染性明显下降，症状得以改善。巩固期联合药物减少，但仍需杀菌药，以清除残余菌并防止复发。

（2）有学者研究4个月的H、Rft、莫西沙星（Mfx）和Z方案，与2HREZ/4HR组比较，治疗成功率相近，对敏感结核病抗结核治疗可选用高效短疗程方案，可以提高患者的依从性，获得良好的治疗效果，并尽可能降低药物的不良反应和成本。WHO推荐对于敏感肺结核病患者可采用4个月含Rft和Mfx的方案进行治疗。

（3）建议初治前留取痰或肺泡灌洗液，进行分枝杆菌培养加菌型鉴定以及药敏试验，建议有条件的医院做分子药敏试验，尽早明确结核分枝杆菌是否为初始耐药菌。

3. 复治肺结核

（1）要求在治疗前留取痰或肺泡灌洗液进行分枝杆菌培养加菌型鉴定以及药敏试验，建议有条件的地区做分子药敏试验，尽早明确结核分枝杆菌是否为耐药菌。

（2）复治肺结核（包括复治肺外结核）治疗方案选择敏感药物，推荐强化期5种药和巩固期3种药的联合方案。在强化期能够至少有2种仍然有效的药物，需要适当延长疗程。

4. 对DR-TB的治疗

对DR-TB有多种治疗方式，包括化疗、外科治疗、营养支持治疗、宿主导向治疗、介入治疗、中医中药治疗等，其中化疗是最重要的治疗手段。化疗分为长疗程治疗（18～20个月）和短疗程治疗（9～12个月）两种模式，二者在设计原则、药物组成、适应证和患者负担等方面均有所不同，因此选择合理的化疗方案对提高DR-TB患者的治疗成功率尤为重要。

（1）利福平敏感耐药结核病的化疗：对于利福平敏感的MR-TB和PR-TB患者，参考药物的5组分类，根据药敏试验结果，由第1组按顺序向下选择合适的抗结核药物，在强化期至少选择4种，在巩固期至少选择3种有效的一线药物。只有在一线药物不能组成有效方案时，才考虑选择二线药物。总疗程一般为9～12个月。对于HR-TB患者，WHO指南推荐治疗方案为6（H）-R-Z-E-Lfx，其中，"6"表示6个月，"（H）"为加或不加异烟肼，"R"为利福平，"Z"为吡嗪酰胺，"E"为乙胺丁醇，"Lfx"为左氧氟沙星。《耐药结核病化学治疗指南（2019年）》建议在治疗强化期至少选择4种，在巩固期至少选择3种有效的一线抗结核药物，推荐治疗方案为6～9R-Z-E-Lfx（"6～9"表示6～9个月）。

（2）MDR-TB/RR-TB的化疗：对于MDR-TB/RR-TB患者，根据其药敏试验结果、治疗史、合并症等情况综合分析，选择长程方案或短程方案。2018年，WHO根据有效性和安全性的最新证据，将长疗程方案中使用的药物按先后顺序重新划分为A、B、C三组。

长疗程治疗方案：MDR-TB/RR-TB长疗程治疗方案是指至少由4种有效抗结核药物组成的18～20个月的治疗方案，可分为标准化方案和个体化方案。强化期为6～8个月，巩固期为12个月，方案中应包括2～3种A组药物和1～2种B组药物，如果不能单纯由A组和B组药物组成，则添加C组药物来组成方案，口服药物优先于注射剂。

短疗程治疗方案：2019年12月，WHO关于DR-TB的治疗重大变化的快速通告推荐既往未接受过二线药物(包括贝达喹啉)且无氟喹诺酮类药物耐药、非多发结核病变或重度肺外结核的 MDR-TB/RR-TB 患者,首选含贝达喹啉的全口服短疗程化疗方案,并建议在国家结核病防治规划中对这部分患者逐步停用含注射剂的短疗程化疗方案。2020 年 WHO 结核病实用指南模块 4 中指出,对于确诊的符合条件的 MDR-TB/RR-TB 患者(即此前接受本方案中所含二线抗结核药物治疗不超过 1 个月,可以排除对氟喹诺酮耐药的患者),建议使用 9～12 个月含贝达喹啉的全口服方案,即 4～6 Bdq(6 m)-Lfx(Mfx)-Cfz-Z-E-Hh-Eto/5Lfx(Mfx)-Cfz-Z-E,其中,"4～6" 为 4～6 个月强化期,"Bdq(6 m)" 为用 6 个月的贝达喹啉,"Lfx" 为左氧氟沙星,"Mfx" 为莫西沙星,"Cfz" 为氯法齐明,"Z" 为吡嗪酰胺,"E" 为乙胺丁醇,"Hh" 为高剂量异烟肼,"Eto" 为乙硫异烟胺,"5" 为 5 个月的巩固期。

耐药肺结核全口服化学治疗方案的治疗原则:《耐药肺结核全口服化学治疗方案中国专家共识(2021 年版)》中指出耐药肺结核的全口服化学治疗方案包括利福平敏感和 RR-PTB 治疗方案,对单耐利福平者原则上按 MDR-PTB 方案治疗。在治疗强化期应选择至少 4 种可能有效的抗结核药物组成方案,在巩固期应选择至少 3 种可能有效的抗结核药物组成方案,强化期持续时间取决于患者痰菌检查的结果是否阴转。

(3)耐药结核病的其他治疗方法如下。

外科治疗:对于持续痰结核分枝杆菌培养阳性和不可逆转的耐药、耐多药结核病或局限性病变,外科干预可为患者提供最大的治愈可能性和最低的复发率。早在 2006 年,WHO 发布的《耐药结核病管理指南》中即推荐将外科治疗作为耐药结核病治疗的一种方式。

营养支持治疗:营养不良是感染结核病的高危因素,而结核病也能够引起营养不良,进而导致病情恶化。营养不良是影响耐药结核病治疗效果的重要因素之一。WHO 建议,对于确诊结核病并且合并营养不良者,营养支持是结核病治疗需要解决的关键问题。

2020 年中华医学会《结核病营养治疗专家共识》指出住院患者应常规进行营养风险筛查。因此营养支持治疗是结核病(特别是耐药结核病)的重要辅助治疗方式。

宿主导向治疗:是一种新的、有效的结核病的辅助治疗方法。通过调节宿主对结核分枝杆菌各种免疫通路,达到最大限度地杀死细菌和减少炎症所致组织损伤的目的,用于辅助化学治疗或可缩短治疗。

中医中药治疗:中医辨证治疗结核病能够减毒增效、抑菌、扶助人体正气、提高机体免疫力、调节全身状态,从而达到辅助治疗的目的。

(二)外科及介入治疗

必须在有效的抗结核药物保护下,选择好手术适应证,才能保证手术的成功率。

1. 浅表淋巴结结核

患者的结核病为浅表淋巴结结核中的脓肿型或已形成瘘管、溃疡,或药物治疗无效的情况下可考虑手术治疗。

2. 肠结核

肠结核伴发肠梗阻、肠穿孔、出血,需要手术治疗。

3. 肺结核和支气管结核

（1）支气管结核增殖性病变引起气管、支气管明显狭窄，可行冷冻术；伴发支气管狭窄，可行球囊扩张术；对于疤痕形成的叶以上支气管伴严重狭窄的病例可行支架植入。

（2）支气管狭窄和扩张的患者有局限于一叶和一侧的结核病变，术前充分、有效地抗结核药物治疗及采用冷冻和球囊扩张等介入治疗效果不好，在充分评估后可实施手术切除。

（3）患者有结核分枝杆菌阴性空洞，有反复继发感染、咯血等临床症状，继发真菌感染（如肺曲菌球病），抗真菌治疗效果很差，应考虑手术治疗。

（4）支气管病变而引流不畅造成的张力性空洞、直径 >3 cm 的巨大空洞、下叶或近肺门处空洞或纵隔旁空洞可产生纵隔、胸膜粘连而不易闭合，侵蚀气管壁，导致气管瘘以及肺周边空洞与胸膜粘连、破溃，形成支气管胸膜瘘和脓胸等特殊类型空洞，应及早考虑肺切除术。

（5）初治或复治非耐多药肺结核时，经抗结核药物规范化疗 12～18 个月，空洞无明显变化或增大，且痰涂片检查阳性、病灶局限，可行手术治疗。

（6）对于脓胸和胸壁结核，在内科治疗效果差时，应用胸腔镜微创治疗可取得很好的效果。

（7）对于病灶局限的耐药结核病，在充分评估后可手术治疗。

4. 肾结核

（1）肾切除：存在肾实质大面积严重破坏，肾功能异常；伴输尿管继发结核感染，局部挛缩、梗阻；合并大量尿血；合并难以控制的高血压；肾自截；有双肾结核，一侧肾被广泛破坏，另一侧肾较轻微；结核分枝杆菌耐药，药物治疗效果欠佳，应对病肾行切除术。肾切除是目前较为常用的手术方法，将一侧肾切除，可以有效地避免另一侧肾的感染。

（2）整形手术：常用手术方法有输尿管膀胱再植术、肾盂成形术，少数患者可用输尿管扩张术。

（3）肾脏部分切除术和肾病灶清除术：临床应用已越来越罕见。抗结核治疗联合外科手术治疗无功能性肾结核的临床效果可靠，可保护患者的对侧肾功能，改善预后。随着微创技术的不断发展，后腹腔镜下肾切除术逐渐被用于肾结核治疗，取得了良好的效果。

5. 骨关节结核

CT 引导下的微创手术广泛应用于脊柱结核的治疗。电视辅助胸腔镜技术应用于胸椎结核的诊治，腹腔镜辅助下手术多用于腰椎结核的微创治疗，关节镜用于治疗关节腔内结核病灶。

（三）免疫治疗

结核病的免疫治疗作用即促进宿主免疫细胞发挥其免疫保护作用，通过提高结核抗原特异性的 Th1、巨噬细胞、B 细胞的免疫保护效应，从而减少体内的细菌负荷，协同免疫细胞的杀菌作用，协同化学治疗的抗结核作用，达到提高抗结核疗效的目的。

常有的已在临床广泛使用的免疫制剂有母牛分枝杆菌菌苗、IL-2、IFN-γ、胸腺肽、胸腺五肽、乌体林斯。

(四) 营养支持治疗

营养不良会导致结核病患者的免疫功能下降，使病情进展和恶化；而结核病又可以导致不同程度的营养不良。因此，在结核病防治过程中，营养筛查和评估必不可少，对于存在营养风险的患者给予营养支持，及时给予合理、有效的营养支持，可以明显改善临床结局，包括缩短住院时间、减少并发症的发生率等。

2020 年发布的《结核病营养治疗专家共识》建议：应保证结核病患者膳食中能量、蛋白质、维生素及矿物质的摄入，如饮食摄入不足，推荐口服营养补充（oral nutritional supplement，ONS）。当饮食摄入加上 ONS 不能满足目标需要量或患者完全不能进食时，给予全肠内营养（total enteral nutrition，TEN）。当 TEN 无法实施或不能满足目标需要量时，给予肠外营养（parenteral nutrition，PN）。而对于采用机械通气的结核病、结核性肠梗阻、结核病并发糖尿病、结核病并发慢性肾脏病、结核病并发艾滋病、老年结核病、儿童结核病、妊娠期结核病等特殊结核病患者群，营养治疗需要根据不同病情进行特殊处理。

(五) 中医适宜技术治疗

中医辨证治疗结核病能够减毒增效、抑菌、扶助人体正气、提高机体免疫力、调节全身状态，从而达到辅助治疗的目的。中医适宜技术对结核病的治疗应用效果明显，应根据相应症状使用适合的技术，通过中西医结合的方式进行个性化抗结核治疗，可缓解不适症状，提高生活质量，加快病情好转，缩减患者的住院时间，减轻患者的经济负担及心理压力。

(六) 其他

1. 发热

随着有效抗结核治疗，肺结核患者的发热大多在 1 周内消退，对少数发热不退者可应用小剂量非类固醇类退热剂。急性血行播散型肺结核和浆膜渗出性结核伴有高热等严重毒性症状或高热持续时，激素可能有助于改善症状，亦可促进渗液吸收、减少粘连，但必须在充分、有效的抗结核药物保护下早期应用，疗程 1 个月左右即应逐步撤药，最终停药。

2. 大咯血

大咯血是肺结核患者的重要威胁，应特别警惕和尽早发现窒息先兆征象，如咯血过程突然中断，出现呼吸急促、发绀、烦躁不安、精神极度紧张、有濒死感或口中有血块。抢救窒息者的主要措施是畅通气道（体位引流、支气管吸引、气管插管）。止血药物治疗可以应用垂体后叶素、生长抑素类似物——奥曲肽、酚妥拉明等。支气管动脉栓塞术是目前常用的止血手段。对于药物难以控制、咯血反复出现、肺结核病变本身具备手术指征、心肺功能可承受手术者，手术治疗可以显著降低大咯血病死率。

(七) 抗结核药物

化疗是医师控制结核病的主要手段，在人类与结核病抗争的历史中一直扮演着主要的角色，在结核病治疗史上具有十分重要的意义。抗结核药物是对结核病患者化疗的基础。1943 年，链霉素的问世开创了抗结核药物治疗的新时代，利福平的应用被认为是结核病化疗史上具有里程碑意义的重大事件。以异烟肼、利福平、吡嗪酰胺为核心的短程化疗曾取得令人瞩目的成就。贝达喹啉的问世提高了耐药结核病的治疗成功率。抗结核新药的研发工作从未停止,也将对今后的抗结核治疗产生巨大的影响,带给结核病患者真正革命性的化疗方案。

可将抗结核药物分为两类:一线抗结核药物和二线抗结核药物。异烟肼、利福平、吡嗪酰胺、乙胺丁醇、链霉素等因为疗效好、副作用小归为一线药物,其余归为二线药物。

患者在服用抗结核药物之前均应知情并同意,签署知情同意书。

1. 异烟肼(isoniazid, INH, H)

异烟肼发明于1952年。异烟肼使结核病的治疗起了根本性的变化。

(1)作用机制及药代动力学:口服INH吸收快而完全,1~2 h血药浓度达峰值。INH具有强杀菌作用,是治疗结核病的首选药物之一。INH可渗入全身各组织中,容易通过血-脑脊液屏障,胸腔积液、干酪样病灶中药物浓度也很高。INH由肝脏N-乙酰基转移酶2(N-acetyltransferase 2, NAT2)代谢。这种酶表现出基因多态性,患者可分为缓慢、中度或快速乙酰化。慢乙酰化者的半衰期通常是3~4 h,而快速乙酰化者的半衰期通常是1~2 h。中国人以快速乙酰化者居多。

INH抑制结核分枝杆菌的叶酸合成,包括3个环节:① INH被结核分枝杆菌摄取。② INH被结核分枝杆菌内的过氧化酶活化。③ 活化的INH阻止结核分枝杆菌的叶酸合成。它对于胞内和胞外代谢活跃、持续繁殖或近乎静止的结核分枝杆菌均有杀菌作用。

(2)用法和用量:成人剂量为300 mg/d或按体重4~8 mg/(kg·d),口服一次;儿童5~10 mg/(kg·d),不超过300 mg/d。急性血行播散型肺结核和结核性脑膜炎患者的剂量可以加倍。对不能口服者可静脉给药,剂量不变。

(3)不良反应如下。

胃肠道反应:恶心,呕吐,上腹疼痛,出现胰腺炎。

肝脏损害:血清转氨酶水平升高,胆红素水平升高,黄疸,偶有严重肝功能损伤、致死性肝炎。

超敏反应:发热,出皮疹。

血液系统:粒细胞缺乏,溶血,铁粒幼细胞和再生障碍性贫血,血小板减少和嗜酸粒细胞增多。

代谢和内分泌系统:有维生素B_6缺乏和糙皮病,高血糖,代谢性酸中毒,男性乳房发育。

神经系统:周围神经系统病变,其发生与剂量有关,常见于营养不良和有神经病变风险的患者。早期反应为手、脚感觉异常,常见于慢乙酰化者。常规剂量下少见抽搐、中毒性脑病、视神经炎、记忆力障碍和中毒性精神病。

其他:风湿综合征和系统性红斑狼疮综合征。

(4)禁忌证:① 对INH有严重超敏反应,包括药物性肝炎。② 对INH产生过严重不良反应,如药源性发热、寒战、关节炎。③ 有任何类型的急性肝病。④ 有精神病史、癫痫病史。

(5)相对禁忌证:有肝功能损害者、严重肾功能损害者、孕妇应慎用。

2. 利福平(rifampin, RFP, R)

(1)作用机制及药代动力学:口服RFP吸收良好,服药后1.5~4 h血药浓度达到峰值。半衰期约 4 h,随着用药时间的不断延长,药物半衰期日益缩短。对胞内和胞外代谢旺盛、偶尔繁殖的结核分枝杆菌均有杀菌作用。它属于利福霉素的半合成衍生物,通过抑制 RNA 聚合酶,阻止 RNA 合成发挥杀菌作用。RFP 主要在肝脏代谢,从胆汁排泄。仅有30% 通过肾脏排泄,肾功能损害者一般不需要减量。RFP 能穿透干酪样病灶和进入巨噬细胞内。在正常情况下不通过血-脑脊液屏障,而脑膜炎症可增加其渗透能力。RFP 在组织中浓度高,在尿、泪、汗和其他体液中均可检测到。

(2)用量用法:成人剂量为空腹450～600 mg,每日 1 次,每日不超过 1.2 g。1 个月以上小儿,按体重 10～20 mg/kg,空腹顿服,每日不超过 600 mg。

应于餐前 1 h 或餐后 2 h 顿服。

(3)不良反应:① 主要不良反应有胃肠道不适、肝功能损害(丙氨酸转氨酶水平升高、黄疸等)、粒细胞减少、皮疹和发热等。② 溶血性贫血、急性肾衰竭和血小板减少症较少发生,一旦发生,应立即停药。③ 间歇疗法应用高剂量(600～1 200 mg/d)易产生免疫介导的流感样反应。

(4)禁忌证:① 对 RFP 或利福霉素类药物过敏者禁用。② 肝功能严重不全、胆道阻塞者禁用。③ 怀孕 3 个月以内的孕妇禁用。

(5)相对禁忌证:① 酒精中毒、肝功能损害者慎用。② 婴儿慎用。③ 怀孕 3 个月以上的孕妇、哺乳期妇女慎用。

3. 吡嗪酰胺(pyrazinamide,PZA,Z)

(1)作用机制和药代动力学:PZA 类似于 INH 的烟酸衍生物,但与 INH 之间无交叉耐药性。在酸性环境与厌氧环境下,吡嗪酰胺具有独特的抗结核分枝杆菌效果,可杀灭其他药物无法杀灭的酸性状态下的结核分枝杆菌或厌氧状态下的休眠、半休眠结核分枝杆菌群,已成为结核病短程化疗中不可缺少的主要药物。胃肠道吸收好,通常在用药后1～2 h 达到血药浓度高峰,全身各部位均可达到血药浓度高峰,包括中枢神经系统。PZA由肾脏排泄。PZA 在肝功能正常的患者体内半衰期约为 9 h。

(2)用量用法:成人常用量按体重计算为 15～30 mg/kg,顿服或分两次口服,每日不超过 2 g,或 50～70 mg/kg,每周 2～3 次,每日不超过 3 g。

(3)不良反应:① 常见的不良反应为胃肠道反应(如恶心、呕吐和厌食)、肝毒性反应(丙氨酸转氨酶水平升高和黄疸等)、高尿酸血症。② 较少见的不良反应有皮疹、肌肉酸痛、发热。③ 卟啉症、排尿困难、血小板减少、间质性肾炎、红细胞性贫血、红细胞空泡化和血铁浓度升高等很少见报道。

(4)禁忌证和相对禁忌证:① 对本品过敏者禁用。② 严重肝损伤者禁用。③ 严重痛风者慎用。

4. 乙胺丁醇(ethambutol,EMB,E)

(1)作用机制和药代动力学:EMB 是一种半合成抗生素,通过抑制结核分枝杆菌RNA 的合成发挥抗菌作用,与其他抗结核药物无交叉耐药性,且产生耐药性较为缓慢。对其他细菌和病毒则无抑制作用。EMB 仅对各种生长繁殖状态的结核分枝杆菌有作用,对静止状态的结核分枝杆菌几乎无影响。通过抑制阿拉伯糖基转移酶发挥作用,从而阻断了形成结核分枝杆菌细胞壁的阿拉伯半乳聚糖的合成。

EMB 的口服吸收利用度为 75％～80％,在给药后 2～3 h 达到最大血药浓度(peak concentration, C_{max}),含铝的抗酸剂可以使 C_{max} 降低 28％,曲线下面积(area under curve, AUC)降低 10％。女性患者中的 EMB 浓度较低。EMB 在全身广泛分布,在肺组织、腹水和胸腔积液中的浓度远高于血浆中的浓度。EMB 不能穿透完整的脑膜,但是在结核性脑膜炎患者中,穿透性增加了 10％～50％。约 25％的 EMB 被吸收转化为非活性代谢物后,80％的母体和代谢物随尿液排出。因此,对于严重的肾功能衰竭患者应适当调整剂量。

(2)用量用法:13 岁以下儿童不宜应用 EMB,13 岁以上儿童及成人的剂量均为 15 mg/(kg·d),每日顿服,也可每次口服 25 mg/kg,最高每次 2.5 g,每周服用三次。可将 EMB 与 INH、RFP 同时一次顿服。

(3)不良反应:① 常见的不良反应有过敏反应、药物性皮疹等。② 较少见的不良反应:视神经炎、球后视神经炎。③ 少见的不良反应有发热、关节痛、痛风、白细胞减少、血小板减少、厌食、恶心、呕吐、腹痛、精神错乱、定向障碍等。

(4)禁忌证:对 EMB 有过敏史。

(5)相对禁忌证:① 视神经炎。② 糖尿病患者、酒精中毒患者已经有视神经障碍。③ 患者为婴幼儿。④ 痛风、肾功能减退。

5. 利福喷汀(rifapentine, RFT)

(1)作用机制与药代动力学:RFT 是 RFP 的环戊基衍生物。作用机制和利福平的作用机制相同,通过结合结核分枝杆菌的 RNA 多聚酶,减少磷酸酯链形成,从而抑制结核分枝杆菌的一系列转录、蛋白质合成过程,达到有效的抑菌效果。其抗结核分枝杆菌的作用比利福平强,对结核分枝杆菌的最低抑菌浓度为 0.12～0.25 g/mL,并且在人体内的半衰期较长,约为 18 h,RFT 是一种长效的抗结核药物。RFT 的蛋白结合率 >98％。一般空腹口服,成人每周 1～2 次,每次 500～600 mg,口服后 5～15 h 血药浓度可达高峰。RFT 对人体组织的穿透能力较强,在大部分的组织和体液中分布良好,在肝脏中的浓度最高,在肺及肾脏中含量也较高,但不易透过血-脑屏障。

RFT 不易被肠道吸收,对胃肠道的刺激较小,安全性更高。RFT 的疗效较理想,无须长期服用,可以减少肝脏的长期过度负荷。

(2)用量用法:成人一般一次用量为 600 mg,体重 <55 kg 者酌情减少用量,空腹服用,每周服药 2 次。

(3)不良反应:与 RFP 的不良反应相同,但较 RFP 的不良反应轻微。

(4)禁忌证:① 对 RFT 或利福霉素类药物过敏者禁用。② 肝功能严重不全、胆道阻塞者。③ 怀孕 3 个月以内的孕妇禁用。

(5)相对禁忌证:① 酒精中毒、肝功能损害者慎用。② 婴儿慎用。③ 怀孕 3 个月以上的孕妇、哺乳期妇女慎用。

6. 利福布汀(rifabutin, RFB)

(1)作用机制和药代动力学:RFB 是由利福霉素衍生而来的,它抑制依赖 DNA 的 RNA 聚合酶,从而抑制 RNA 的合成。利福霉素类药物中,RFB 相比于 RFP、RFT 具有较高的亲脂性及膜穿透力,能够在人体组织内维持高浓度和持久性分布,进而有效抑制结核分枝杆菌繁殖,加速其死亡。RFB 在组织细胞中的浓度远高于血浆中的深度,其在胆道浓度可达血药浓度的 300～500 倍。RFB 在体内消除较为缓慢,血浆半衰期约为 RFP 的 13 倍,具有更高、更持久的效价及药理活性。对于肝功能轻度损害及肾功能不全的患者,RFB 的药代动力学过程几乎不受影响;对于肝功能严重损害的患者,AUC 明显增大。RFT 的蛋白结合率高达 98% 以上,在组织中停留时间较长,消除半衰期为 RFP 的 4～5 倍,是一种长效抗结核药物,给药次数较少。

利福霉素类药物之间有交叉耐药现象,RFP 和 RFT 之间为完全交叉耐药,RFB 与 RFP 之间为非完全交叉耐药,有 31% 的 RFP 耐药菌株对 RFB 仍敏感。因此,对 RFP 耐药株不宜再选用 RFT,而可以酌情使用 RFB。RR-TB 患者中 20%～30% 对 RFB 敏感。

RFB 与 RFP 虽然同属于利福霉素,但 RFB 作为新型的螺旋哌啶基利福霉素,抗菌活性更强,药物作用时间更长,毒性更低。面对艾滋病合并结核病(HIV-associated TB)的患者,RFP 的肝药酶诱导作用使得抗病毒药物代谢加快,从而削弱其抗病毒作用;RFB 与抗病毒药物相互作用较少,相较于 RFP 更适用同时接受抗反转录病毒治疗的患者,安全性高。

当患者使用 RFP 引发药物超敏综合征时,RFB 也是一种可行的替代方案。

(2)用量用法:标准剂量为 300 mg/d。进食的同时服药可减轻胃肠道症状。

当采用抗逆转录病毒疗法时建议进行剂量调整。C_{max} 通常是 0.3～0.9 μg/mL。C_{max} 随剂量(300～1 200 mg/d)成比例增加。专家建议,当峰值小于 0.2 μg/mL 时,应增加给药剂量。

(3)不良反应:RFB 的不良反应发生率 <1%。可出现胃肠道症状、流感样症状、肝炎、溶血、关节痛、皮疹、胸部紧迫或疼痛伴呼吸困难等。

(4)禁忌证:对 RFB 及其他利福霉素类药物过敏者禁用。肝、肾功能不全者慎用。对儿童、孕妇及哺乳期妇女使用该药的相关研究较少。

7. 链霉素(streptomycin,SM,S)

(1)作用机制和药代动力学:SM 是我国第一种用于结核病治疗的药物,属于氨基糖苷类抗生素(aminoglycoside antibiotics,AGs)。AGs 的主要作用是作为蛋白质合成抑制剂,破坏细菌细胞膜的完整性。通过抑制蛋白质合成来杀灭结核分枝杆菌。血清浓度通常在肌内注射后 30～120 min 达到峰值,半衰期约 2.5 h。SM 对于空洞内胞外结核分枝杆菌作用强,pH 为中性时起效。尽管 SM 具有很强的组织穿透力,而对于血-脑屏障仅在脑膜炎时才能透入。

(2)用量用法:成人 15～20 mg/(kg·d),或 0.75～1.0 g/d(50 岁以上患者或肾功能减退者可用 0.5～0.75 g/d),分 1～2 次肌注。目前临床已经不常用,仅用于怀疑 INH 初始耐药者。

(3)不良反应:① 主要不良反应为不可逆的第Ⅷ对脑神经损害,包括共济失调、眩晕、耳鸣、耳聋等;② 肾脏毒性反应少见;③ 过敏反应少见,很少产生神经肌肉阻滞。

(4)禁忌证:对 SM 或其他氨基糖苷类药物过敏的患者禁用。

8. 阿米卡星(amikacin,Am)

(1)作用机制与药代动力学:该药通过干扰蛋白质的合成阻止细菌生长,主要用于链霉素耐药者。该药的作用和卡那霉素的作用相似,二者具有完全交叉耐药性,但该药对结核分枝杆菌的杀菌活性更高,而毒副反应低于后者,因此,在耐药结核病化疗中提倡选用阿米卡星。

肌内注射后该药迅速吸收,主要分布于细胞外液,部分药物可分布到各种组织,并在肾脏皮质细胞和内耳液中蓄积。脑脊液中浓度较低,当脑膜有炎症时可达到血药浓度的 50%。在心脏、心包液、肌肉、脂肪、间质液中浓度很低。该药可通过胎盘。半衰期为 2～2.5 h。

(2)用量用法:成人剂量为 15～20 mg/(kg·d)(400～600 mg/d),不超过 1.0 g/d。肌内注射或将该药溶于 250 mL 生理盐水,静脉滴注,每日 1 次;对老年患者酌情减量;儿童用量为 15～30 mg/(kg·d),不超过 1.0 g/d。注意需深部肌内注射或静脉滴注,禁止静脉推注。

(3)不良反应:与链霉素的不良反应相同。

(4)禁忌证和相对禁忌证:① 不宜用于孕妇及肾功能不良者。② 脱水者、使用强利尿剂者、老年患者慎用。

9. 卷曲霉素(Capreomycin,Cm)

(1)作用机制与药代动力学:该药属于多肽类药,作用机制尚不明确,有研究认为其抗菌机制与氨基糖苷类药物的抗菌机制类似。多肽的作用是抑制肽基-tRNA 的转移和蛋白质合成,从而杀灭细菌。该药适用于复治和耐药结核病的治疗。该药很少经胃肠道吸收,需要肌内注射,在尿中浓度甚高,也可穿过胎盘,不能渗透进入脑脊液。半衰期为 3～6 h,该药主要经肾小球滤过以原形排出。

(2)用量用法如下。

成人常规用量:按体重 15～20 mg/(kg·d),不超过 1.0 g/d。体重 <50 kg 者的用量为 0.75 g/d,体重 ≥ 50 kg 者的用量为 1.0 g/d。

儿童常用剂量为 15～30 mg/(kg·d),不超过 1.0 g/d。老年患者的剂量需要酌情减少。肾衰肾透析者每周用药 2～3 次,不可每日使用。

需要深部肌内注射,对有条件的患者可予以静脉滴注。

(3)不良反应:① 发生率相对较多的有血尿、尿量或排尿次数显著增加或减少,食欲减退或极度口渴。② 发生率较少的有过敏反应、耳毒性、肾毒性、电解质紊乱、神经肌阻滞等。

(4)禁忌证:① 有听力障碍。② 有肾功能障碍。③ 重症肌无力。④ 有帕金森综合征。⑤ 患者为孕妇或哺乳期妇女。⑥ 对该药过敏。

10. 氟喹诺酮类(fluoroquinolones,FQs)

(1)作用机制与药代动力学:FQs 对结核分枝杆菌具有不同程度的杀菌活性,主要通过作用于结核分枝杆菌脱氧核糖核酸旋转酶(拓扑异构酶Ⅱ),阻止 DNA 的复制、转录而杀菌。目前常用的 FQs 包括氧氟沙星、左氧氟沙星和莫西沙星。

FQs 从消化道吸收良好,生物利用度超过 50%。给药后血浆中药物浓度通常在 1～3 h 达到峰值。主要的消除方式有所不同。左氧氟沙星和加替沙星经肾脏消除,莫西沙星主要通过肝脏代谢和胆汁排泄消除。加替沙星和莫西沙星对结核分枝杆菌的最低抑菌浓度(minimum inhibitory concentration,MIC)为 0.25 μg/mL,优于左氧氟沙星(MIC

0.5 μg/mL)、氧氟沙星(MIC 1.0 μg/mL)和环丙沙星(MIC 1.0 μg/mL),其抗菌活性是左氧氟沙星的 2 倍,是氧氟沙星的 4 倍。在巨噬细胞中,司帕沙星和莫西沙星的最低杀菌浓度(minimum bactericidal concentration,MBC)为 0.5 μg/mL,明显强于左氧氟沙星(MBC 2 μg/mL)和氧氟沙星(MBC 4 μg/mL)。它们表现出浓度依赖性和抗生素后效应。FQs 与其他抗结核药物无交叉耐药性。

由于加替沙星的不良反应较大,如低血糖、高血糖以及诱发糖尿病,不少国家已经停止使用该药,WHO 建议对耐多药结核病患者尽量使用莫西沙星和左氧氟沙星。

(2)用量用法:口服或静脉注射。氧氟沙星 600～800 mg/d,左氧氟沙星 400～600 mg/d,莫西沙星 400 mg/d,一次或分次使用。

2014 年,WHO 指出,尽管在动物实验中发现该类药物可以使软骨发育延迟,但在人类并没有得到证实,使用 FQs 治疗儿童耐药结核病的收益大于风险,因此,推荐应用。当然,对于小于 5 岁或体质量低于 10 kg 的儿童,应谨慎使用或不用。

(3)不良反应:① 胃肠道反应有恶心、呕吐、不适、腹部疼痛等。② 中枢神经系统反应有头痛、头晕、睡眠不良等,并可致精神症状。③ 其他不良反应有光敏反应、关节损害、结晶尿、肝损害、心脏毒性、干扰糖代谢等。

(4)禁忌证和相对禁忌证:① 对任何 FQs 过敏者禁用。② 18 岁以下青少年、儿童不宜应用 FQs,耐药结核患者在专业医师指导下服用。③ 有精神病史者、癫痫病史者慎用或禁用。④ 有肾功能障碍者慎用。⑤ 哺乳期妇女应用此药需要暂停授乳。

11. 丙硫异烟胺(protionamide,Pto)和乙硫异烟胺(ethionamide,Eto)

(1)作用机制和药代动力学:Pto 和 Eto 均属于碳硫胺类药物,为异烟酸的衍生物,能抑制结核分枝杆菌分枝菌酸的合成,其作用机制还未完全明确。二者药效相似,具有完全性交叉耐药性,可视为同一个药物,但 Eto 的不良反应略多。它们与氨硫脲部分交叉耐药。

我国仅生产 Pto。Pto 在耐多药结核病化疗方案中常作为一个基本的组成部分。口服 Pto 后吸收迅速,广泛分布于全身各组织和体液中,可穿过血-脑屏障。服药后 1～3 h 血药浓度达到峰值,有效血药浓度可持续 6 h。半衰期约 3 h。该药主要在肝内代谢,经肾脏排泄。

需要注意的是,Pto(或 Eto)与异烟肼有部分的交叉耐药性,但有人将其与高剂量异烟肼联合使用治疗耐多药结核病取得了良好的效果,并且不良反应较轻。Pto(或 Eto)一旦耐药则不易恢复敏感性,停药后亦是如此。

(2)用量用法:成人每次 200 mg,一日 3 次。小儿一次按体重口服 4～5 mg/kg,一日 3 次。

(3)不良反应:① 较常见的不良反应有胃部不适、肝功异常、精神抑郁。② 较少发生的不良反应有周围神经炎、精神错乱、黄疸型肝炎。③ 极少发生的不良反应有视力变化、甲状腺功能减退、关节疼痛、口中有金属味。

(4)禁忌证:① 严重肝功能不全患者禁用。② 12 岁以下儿童不宜服用。③ 孕妇禁用。

(5)相对禁忌证:① 肝功能异常者。② 精神疾病患者。③ 对异烟肼、吡嗪酰胺过敏者。④ 糖尿病患者。以上患者应慎用。

12. 对氨基水杨酸钠

（1）作用机制和药代动力学：对氨基水杨酸钠对结核分枝杆菌的抑菌作用较弱，其仅作为辅助抗结核治疗药物。对氨基水杨酸钠可能通过与对氨基苯甲酸竞争影响叶酸合成，或干扰结核分枝杆菌生长素的合成，使之丧失摄取铁的作用而达到抑菌作用。

对氨基水杨酸钠自胃肠道吸收良好，口服后 1～2 h 血药浓度达到高峰，持续时间约 4 h。对氨基水杨酸钠吸收后迅速分布于全身各种体液中，在胸腔积液中达到很高浓度，但在脑脊液中浓度很低，在肾、肺、肝、干酪样组织中达到较高浓度。

（2）用量用法：成人 8～12 g/d，分 2～3 次口服。静脉给药一般用 8～12 g，将该药溶于 500 mL 5% 的葡萄糖注射液中，静脉滴注。小儿按体重 0.2～0.3 g/(kg·d)，分 3～4 次，儿童的剂量不超过 12 g/d。

该药需要新鲜配制和避光静脉滴注。

（3）不良反应：① 过敏反应有皮疹、剥脱性皮炎、药物热、嗜酸性粒细胞增多等。② 产生胃肠道刺激、肝功能损害。③ 溶血性贫血较少见。

（4）禁忌证和相对禁忌证：① 对该药过敏者禁用。② 对其他水杨酸类药物过敏者，有充血性心力衰竭、胃溃疡、葡萄糖-6-磷酸脱氢酶缺乏症、严重肝功能损害、严重肾功能不全患者慎用。

13. 帕司烟肼（Pasiniazide, Pa）

（1）作用机制与药代动力学：帕司烟肼是异烟肼和对氨基水杨酸的化学合成物，其作用机制可能为对氨基水杨酸钠结合在异烟肼分子结构的 N 位点，有效延缓异烟肼在体内的乙酰化过程，使异烟肼在血液中维持较高、较久的血药浓度，从而显著增强了异烟肼的抗结核效果。

（2）用量用法：成人每次 0.5 g，口服，每日 2 次，按体重 10～20 mg/kg。小儿按体重 20～40 mg/kg。

（3）不良反应：有胃肠道反应、肝功能损害和白细胞减少等。不良反应的发生率明显低于异烟肼不良反应的发生率。偶有头晕、头痛、失眠、发热、皮疹、周围神经炎、视神经炎。

（4）禁忌证和相对禁忌证：有精神疾病及癫痫病史患者、有严重肝功能障碍者、对该药过敏者禁用。孕妇及哺乳期妇女慎用。

14. 贝达喹啉（bedaquiline, Bdq）

（1）作用机制与药代动力学：贝达喹啉的通用名为富马酸贝达喹啉，曾称为"TMC-207"，也称"R207910"，是二芳基喹啉类的代表药物，通过抑制结核分枝杆菌三磷酸腺苷（adenosine triphosphate, ATP）合成酶而发挥抗结核分枝杆菌的作用。贝达喹啉能够与 ATP 合成酶低聚物亚基 C 相结合，影响 ATP 合成酶质子泵的活性，导致 ATP 合成受阻，从而阻止结核分枝杆菌中的能量供应，发挥抑菌及杀菌作用。该药的作用机制与传统的抗结核药物的作用机制不同，因而该药无交叉耐药性，并对敏感菌株、多药耐药菌株以及休眠菌的抗菌活性较高。

该药经口服后 5 h 内可达到最大血药浓度。体外抗菌活性的研究结果表明，该药具有很强的抗结核分枝杆菌活性，MIC 为 0.03～0.12 μg/mL。在研究的最高剂量范围内，C_{max} 和 AUC 与给药剂量成正比。在进食含约 22 g 脂肪的标准餐（共 2 335.7 kJ）时服用该药，相对生物利用度约为空腹服药时的 2 倍,因此,该药应随餐服用,从而提高其生物利用度。

(2)用量、用法及化疗方案如下。

第 1～2 周:每次 400 mg,每日 1 次,与食物同服。第 3～24 周:每次 200 mg,每周 3 次,与食物同服,2 次用药至少间隔 48 h,每周的总剂量为 600 mg。

如果在治疗的第 1～2 周漏服了 1 次该药,患者不必补足漏服的药物,而应继续正常的给药方案(跳过并继续正常的给药方案)。从第 3 周起,如果漏服 200 mg,患者应尽快服用漏服的剂量,然后继续每周 3 次的用药方案。

含贝达喹啉化疗方案的制订:在具有可靠药敏试验结果的情况下,应将贝达喹啉与至少 3 种对患者分离菌株具有体外敏感性的药物联合组成化疗方案。在缺乏可靠的药敏试验结果时,应将贝达喹啉与至少 4 种可能对患者分离菌株敏感的药物联合组成化疗方案。推荐与杀菌药物合用以减少选择性耐药产生。开始用化疗方案时添加贝达喹啉。不能在已经失败的化疗方案中单独添加贝达喹啉。在加入贝达喹啉后仍不能组成有效方案时,也不能使用贝达喹啉。

(3)不良反应:常见的不良反应为恶心、呕吐、食欲减退、头痛和关节痛,其次为皮疹、头晕、转氨酶水平升高、血淀粉酶水平升高、肌肉疼痛、腹泻和 Q-T 间期延长等。

需要注意的是,在部分临床试验中发现,贝达喹啉治疗组的死亡风险高于安慰剂组,但具体原因不清楚。

(4)适应证:目前的适应证是在贝达喹啉的 2 项 Ⅱ b 期临床试验的基础上制定的。

MDR-TB:不能组成有效的化疗方案时,对 A、B 和 C 组二线抗结核药物中的某种药物或吡嗪酰胺体外耐药,或出现药物不良事件、耐受性差或禁忌证。

RR-TB(包括利福平单耐药和利福平多耐药结核病):不能组成有效的化疗方案时,如对 A、B 和 C 组二线抗结核药物中的某种药物或吡嗪酰胺体外耐药,或出现药物不良事件、耐受性差或禁忌证。

XDR-TB:在加入贝达喹啉后能组成有效方案时,方可使用。

(5)禁忌证及相对禁忌证:① 对该药过敏者禁用。② 有严重心脏、肝脏、肾脏等功能不全者禁用。③ 心电图提示矫正后的 Q-T 间期多于 500 ms(经重复心电图证实),禁用。④ 该药在孕妇、哺乳期妇女、65 岁以上老年人中的安全性和有效性尚未确定,这几项被列为相对禁忌证。⑤ 该药对大于 12 岁的儿童在收益大于风险时可谨慎使用,小于 12 岁儿童被列为相对禁忌证,不推荐使用该药。

(6)注意事项:对所有需要使用贝达喹啉的情况均应提交专家组进行讨论,并由专家组制订相应的化疗方案。所有贝达喹啉使用者均应知情并同意,填写知情同意书。知情同意书的内容包括贝达喹啉的作用、疗效和安全性,治疗方案中添加贝达喹啉的原因,应用贝达喹啉的获益和潜在风险,患者同意使用贝达喹啉等。

观察指标:对所有在临床试验中出现的不良事件均应监测和观察。建议服首剂药后 2 周监测,此后每月监测,直至 1 年。监测项目包括血常规、肝功能、肾功能、电解质、心电图等。1 年后的监测和观察参照国家 MDR-TB 治疗监测指标及频率。

第一,药物间有相互作用,注意贝达喹啉与其他能延长 Q-T 间期的药物、细胞色素 P450 3A(cytochrome P450 3A,CYP3A)诱导剂或抑制剂和抗逆转录病毒药物间的相互作用。

第二,现有或有过尖端扭转型室性心动过速,有先天性长 Q-T 间期综合征,甲状腺功能减退和慢性心律失常,失代偿性心力衰竭,血清钙、镁或钾水平低于正常值下限者,应用贝达喹啉时 Q-T 间期延长的风险增加,应密切监测心电图等。如有必要,在有益的效益风险评估和频繁的心电监测下,可考虑使用贝达喹啉治疗。

第三,患者出现具有临床意义的室性心律失常,QTcF > 500 ms(经重复心电图证实)时,应停用贝达喹啉和所有其他延长 Q-T 间期的药物。

第四,患者避免饮酒或摄入含酒精的饮料,慎用肝脏毒性大的药物或中草药。如果出现转氨酶水平升高伴随总胆红素升高,高于 2 倍正常值上限;转氨酶水平升高,高于 8 倍正常值上限;转氨酶水平升高,高于 5 倍正常值上限并持续存在 2 周以上,则停用贝达喹啉。

将贝达喹啉用于轻度或中度肝功能损伤患者时不需要调整剂量。尚无重度肝功能损伤患者使用贝达喹啉的研究,因此对这类患者仅在获益大于风险时才可慎用贝达喹啉。

第五,需将贝达喹啉与处方的其他抗分枝杆菌药物联用,并且需保持整个疗程的依从性。漏服或未完成整个疗程可能导致治疗有效性降低,增加结核分枝杆菌发生耐药的可能性。

第六,轻度或中度肾损害的患者用药时不需要调整剂量。有重度肾损害或肾病终末期需要血液透析或腹膜透析的患者应谨慎使用该药。

第七,应在医师当面督导下使用贝达喹啉。出现药物不良事件时按我国相关规范及指南给予相应处理。

15.利奈唑胺(linezolid,LZD)

(1)作用机制及药代动力学:LZD 是一种恶唑烷酮类药物。LZD 抗 MTB 的作用机制为与 MTB 核糖体 50S 亚基结合,抑制 mRNA 与核糖体连接,阻止 70S 起始复合物的形成,从而在翻译的早期阶段抑制细菌蛋白质合成。LZD 的作用靶位点为 23SrRNA、核糖体 L4 和 L22、Em-37 甲基转移酶以及 WhiB7(WhiB7 gene)调节蛋白等。因为该药有独特的作用特点,所以与其他的蛋白质合成抑制剂间无交叉耐药。该药与常用抗结核药物也无交叉耐药。在体外也不易诱导细菌耐药性产生。

LZD 具有较强的抗分枝杆菌作用,其抗结核分枝杆菌的 MIC 为 0.125～1.000 mg/L,对敏感菌株和耐药菌株具有同等活性,对快速增殖期和静止期菌群均有抗菌作用。LZD 可显著提高含有贝达喹啉和 pretomanid 的三药治疗方案的杀菌和灭菌能力,且对结核分枝杆菌的灭菌活性优于一线药物。

LZD 经口服吸收迅速、完全,每次口服 600 mg,12 h 1 次,0.5～2.0 h 达峰值,峰值血清浓度为 10.3～14.7 mg/L。LZD 具有良好的组织穿透力,可进入脑脊液,其生物利用度接近 100%;具有良好的肺渗透性,肺泡上皮表面衬液、肺泡巨噬细胞和支气管黏膜中的浓度分别为 25.1 mg/L、8.1 mg/L 和 10.7 mg/L。LZD 的总清除率为 100～200 mL/min,血浆半衰期为 3.5～6.0 h。约 30% 以原形经肾脏排泄,其余 70% 主要在血浆和组织内通过吗啉环氧化,即非酶途径代谢,通过尿、粪便途径排泄,对肝功能、肾功能无明显影响。

(2)用量用法:建议 LDZ 的剂量和用法如下。

对成人 RR-TB、MDR-TB 及 XDR-TB 的用量和用法如下。

降阶梯疗法:LZD 的初始剂量为每次 600 mg,每日 2 次,4～6 周减量为每次 600 mg,每日 1 次;如果出现严重不良反应,还可减为 300 mg/d,甚至停用。口服或静脉滴注均可,同时服用维生素 B₆。总疗程为 9～24 个月。

中低剂量疗法:LZD 的剂量为 600 mg/d,如果出现严重不良反应,可减为 300 mg/d,甚至停用。口服或静脉滴注均可,同服维生素 B₆。总疗程为 9～24 个月。

对儿童 RR-TB、MDR-TB 及 XDR-TB 的用量和用法如下。

对 12 岁以上儿童建议的 LZD 剂量为按体重每次 10 mg/kg,8 h 1 次,不宜超过 900 mg/d。

对 10～12 岁儿童建议的 LZD 剂量为按体重每次 10 mg/kg,12 h 1 次,不宜超过 600 mg/d。总疗程为 9～24 个月。口服或静脉滴注均可。

目前尚无 10 岁以下儿童长期使用 LZD 的报道。

耐药、重症及难治性结核性脑膜炎(tuberculous meningitis,TBM)的用量和用法:对 RR-TBM、MDR-TBM 及 XDR-TBM 参照以上推荐剂量和疗程。用 LZD 治疗重症及难治性 TBM 的推荐剂量:对成人、12 岁及以上儿童患者建议每次用 600 mg LZD,12 h 1 次,静脉滴注,或 600 mg,每日 2 次,口服;对小于 12 岁的儿童建议按体重每次 10 mg/kg,8 h 1 次,静脉滴注或口服,不宜超过 600 mg/d。总疗程不超过 2 个月。

合并乙型病毒性肝炎、丙型病毒性肝炎、肾功能不全、轻中度肝功能异常、HIV 抗体呈阳性及老年患者(≥ 65 岁)使用时无须调整剂量。

(3)化疗方案的制订:依据 WHO 和我国指南,在具有可靠药敏试验结果的情况下,应将 LZD 与至少 3 种对患者分离菌株具有体外敏感性的药物联合组成化疗方案。在缺乏可靠药敏试验结果时,应将 LZD 与至少 4 种可能对患者分离菌株敏感的药物联合组成化疗方案。不可把 LZD 单独添加至一种已经失败的药物治疗方案中。

(4)不良反应:① 常见不良反应有胃肠道反应(恶心、呕吐、腹泻)、骨髓抑制(血小板减少、贫血、白细胞减少)、周围神经炎和视神经炎。骨髓抑制较严重,甚至威胁生命,减少剂量或停药后可逆。周围神经炎和视神经炎在减少剂量或停药后恢复慢。② 少见的不良反应有前庭功能毒性(耳鸣、眩晕)、抑郁、乳酸性酸中毒、腹泻、头痛、口腔念珠菌病、阴道念珠菌病、味觉改变、肝功能异常(包括丙氨酸转氨酶、天冬氨酸转氨酶、碱性磷酸酶及总胆红素水平升高等)、肾功能损害及 5-羟色胺综合征等。

(5)禁忌证:① 对 LZD 或本品含有的其他成分过敏。② 正在使用任何能抑制单胺氧化酶 A 或 B 的药物(如苯乙肼、异卡波肼),或 2 周内使用过这类药物。

(6)相对禁忌证:考虑到 LZD 的常见不良反应,下列情况属于相对禁忌证,需谨慎使用。① LZD 有引起骨髓抑制的风险,如果有潜在的骨髓抑制性病变,如有造血系统疾病、肿瘤化疗后,或明显的白细胞和血小板减少,或中重度贫血,需慎用。② LZD 可引起视神经炎,患者如果存在视力损害、视物模糊、视野缺损等情况,需经眼科专家评估后方可使用。③ 尚未在妊娠妇女中进行充分、严格对照的关于使用 LZD 的临床研究,只有潜在的益处超过对胎儿的潜在风险时,才考虑应用于妊娠妇女;LZD 及其代谢产物可分泌至哺乳期大鼠的乳汁中,乳汁中的药物浓度与母体的血药浓度相似,LZD 是否分泌至人类的乳汁中尚不明确,因此,对于哺乳期妇女应慎用 LZD。④ LZD 有引起血压升高的风险,高血压未控制的患者慎用,若需要使用,必须进行血压监测。⑤ LZD 尚未用于嗜铬细胞瘤、类癌综合征和未经治疗的甲状腺功能亢进患者,因此,这些患者需要慎用。⑥ 有 LZD 引起惊厥的报道,有癫痫发作病史的患者需要慎用。

16. 氯法齐明(clofazimine,Cfz)

(1)作用机制与药代动力学:该药有多种可能的抗结核分枝杆菌的作用机制,最可能的作用机制是通过干扰结核分枝杆菌的核酸代谢,与其 DNA 结合抑制依赖 DNA 的 RNA 聚合酶,阻止 RNA 的合成,从而抑制细菌蛋白的合成,发挥其抗菌作用。与其他抗结核药物相比,该药更不易产生耐药性。

该药对结核分枝杆菌标准株的 MIC 为 $0.12 \sim 0.24\ \mu g/mL$,对耐药株的 MIC 的范围为 $0.12 \sim 1.92\ \mu g/mL$。其中,MIC_{50} 和 MIC_{90} 分别为 0.25 mg/L 和 0.50 mg/L。

每日口服该药 100 mg、300 mg 和 400 mg,平均血药峰浓度分别为 0.70 mg/L、1.00 mg/L 和 1.41 mg/L。由于该药具有高亲脂性,其主要分布于脂肪组织和网状内皮系统的细胞内,并且在组织中的浓度高于在血液中的浓度,但脑脊液内浓度低。该药的生物利用度存在个体差异,范围为 45% ~ 62%。与高脂食物同服可增加其吸收量,而在没有食物摄入的情况下,血药浓度可减少 30%。该药从组织中代谢及排泄至体外的速度缓慢。单次给药后半衰期约 10 d,连续给药后半衰期多于 70 d。一般 11% ~ 66% 的药物经粪和胆汁排泄,以原型及代谢产物经尿排泄占 0.01% ~ 0.41%,少量由痰液、皮脂、汗液排泄,乳汁中也含有该药。

(2)用量与用法:虽然有研究显示 25 ~ 600 mg 不同剂量的治疗效果差异并没有统计学意义,但大部分研究推荐该药的剂量为 100 mg/d。WHO 耐药结核病指南中建议,前 2 个月使用 200 mg/d,后续使用 100 mg/d,患者的耐受性较好。

(3)不良反应:① 较多患者服药后有胃肠道反应,恶心、反酸较多见,呕吐和腹泻较少,与剂量相关。故有胃肠疾病史及对该药不能耐受者慎用。用药期间患者出现腹部绞痛、恶心、呕吐、腹泻时,应减量、延长给药间期或停药。② Q-T 间期延长的发生率较少。同时使用贝达喹啉和莫西沙星时需要密切监测,若 QTcF 超过 500 ms,应停用。③ 该药可致血红细胞沉降率加快,血糖、白蛋白、血清氨基转移酶及胆红素水平升高,血钾水平降低,故可能导致对诊断的干扰,但发生率较少。④ 患者可产生眩晕、嗜睡症状,较少见。可发生药物性肝损伤或黄疸,较少见,肝功能损伤者慎用。⑤ 该药可导致阿-斯综合征,较少见。⑥可出现脾梗死、肠梗阻、上消化道出血等急腹症症状。

(4)禁忌证:对该药过敏者禁用。

(5)相对禁忌证:① 大剂量该药可引起动物子代和胚胎植入率减少,该药能透过胎盘,关于该药对胎儿的影响的报道不一,但未证实对胎儿致畸。② 该药可进入乳汁,使接受哺乳的新生儿和婴幼儿的皮肤染色,哺乳期妇女应避免使用。③ 有胃肠疾病或胃肠疾病史、肝功能损伤者不用该药。④ 用药期间,患者出现腹部绞痛、恶心、呕吐、腹泻时,应减量、延长给药间期或停药。

17.环丝氨酸(cycloserine,Cs)

(1)作用机制和药代动力学:环丝氨酸为 D-丙氨酸(D-Alanine)的类似物,能够干扰结核分枝杆菌细胞壁的生物合成。环丝氨酸的作用机制为竞争性抑制 D-丙氨酸消旋酶和 D-丙氨酸合酶,两种酶均为肽聚糖合成及结核分枝杆菌细胞壁生物合成和维持必不可缺的酶；环丝氨酸抑制 L-丙氨酸向 D-丙氨酸的转化以及 D-丙氨酸与 D-丙氨酰-D-丙氨酸（D-Alanyl-D-alanine）结合成二肽，而二肽恰好是合成肽聚糖重要的前提分子，如此使结核分枝杆菌的细胞壁缺损和耐酸能力减弱，从而起到抑菌和杀菌作用。

环丝氨酸几乎完全从胃肠道吸收。口服后吸收完全、迅速，生物利用度为 $70\%\sim90\%$。在空腹条件下，环丝氨酸吸收迅速，C_{max} 为 14.8 μg/mL。食物会减少并延缓口服环丝氨酸的吸收。环丝氨酸广泛分布于人体组织和体液（包括淋巴组织、脑脊液、乳汁、胆汁、痰液、腹腔积液、胸腔积液、滑膜液等）中，环丝氨酸还可以透过胎盘。其在脑脊液中可达到 $80\%\sim100\%$ 的血药浓度，发生脑炎时其浓度更高。口服 250 mg 环丝氨酸后 $1\sim4$ h，可达到血浆峰值浓度 10 mg/L，每隔 12 h 重复给予上述剂量，血浆峰值浓度升高至 $20\sim30$ mg/L。其血浆半衰期约为 10 h。肾功能受损者的半衰期延长至 $8\sim25$ h。大部分以原形通过肾小球滤过而排泄，12 h 内约 50% 排出，$24\sim72$ h 约 70% 排出，少量通过粪便排出。代谢产物亦可通过血液透析清除。

（2）用量用法：口服，成人常用剂量为每日 $2\sim3$ 次，每次 250 mg。WHO 推荐按体重平均剂量为 $15\sim20$ mg/（kg•d），或者总剂量为 $500\sim1\ 000$ mg/d，可以达到治疗效果和最小毒性。

轻度至中度肾功能损伤患者的剂量应降低，当肌酐清除率 <30 mL/min，推荐剂量为 250 mg/d 或每次 500 mg，每周 3 次；透析可除去 56% 的该药，透析后建议用药剂量调整为每次 500 mg，每周 3 次。对轻度肝功能受损患者可不调整剂量。

（3）不良反应：① 精神神经系统功能异常，如头晕、头痛、嗜睡、兴奋性提高、焦虑、精神错乱、烦躁不安、精神抑郁、肌肉抽搐或颤抖、神经质、多梦，严重者会出现惊厥和自杀等。② 也可出现周围神经疾病，如麻木、手足无力。③ 也可能出现贫血和高胆红素血症等其他不良反应。④ 可出现皮肤反应，包括苔藓样疹、地衣样皮疹、皮肤和黏膜的急性水疱病等。

（4）适应证：① 在 RR-TB、MDR-TB、准广泛耐药结核病（pre-XDR-TB）和 XDR-TB 的治疗方案中，环丝氨酸应作为耐药化疗方案的核心药物之一。② 对复治结核病患者不能组成有效方案。③ 对初治结核病及肝功能损伤不能组成有效方案。④ 结核性脑膜炎患者耐药。

（5）禁忌证：① 环丝氨酸禁用于严重焦虑、抑郁症等精神病患者，或有癫痫、惊厥发作史的患者。② 严重肝、肾功能受损患者或有酗酒史者慎用或不用。

（6）相对禁忌证：① 对于出现不良反应或中枢神经系统毒性症状者，根据不良反应的轻重，可考虑减量并应用抗过敏或营养神经药物，必要时停药。② 患者为孕妇、哺乳期妇女被列为相对禁忌证，常规不推荐使用；在无其他药物可供选择的情况下，哺乳期妇女服药后乳儿需要补充维生素 B_6。

（7）临床应用环丝氨酸的注意事项：使用环丝氨酸时应避免摄入高脂肪餐和酒精。丙硫异烟胺与环丝氨酸联合应用过程中可能出现抽搐，故同时使用两种药时应避免采用大剂量。如有胃肠道反应，建议减量，用药 2 周后再增至标准剂量。应该给予所有服用环丝氨酸的患者维生素 B_6，以减轻精神神经系统的不良反应，每 250 mg 的环丝氨酸对应增加 50 mg 维生素 B_6。

18. 德拉马尼（delamanid，Dlm）

（1）作用机制和药物代谢动力学：该药的通用名为德拉马尼，商品名德尔巴，又称为"OPC-67683"。德拉马尼是一种硝基二氢咪唑并噁唑类衍生物。德拉马尼作为前药，经脱氮黄素依赖的硝基还原酶激活，从而转化为具有抗结核分枝杆菌活性的产物。德拉马尼主要通过抑制结核分枝杆菌细胞壁的甲氧基分枝菌酸及酮基分枝菌酸的合成发挥杀菌作用。因为革兰氏阳性菌、革兰氏阴性菌的细胞不存在分枝菌酸，所以德拉马尼对这两类细菌没有杀菌及抑菌作用。该药与其他抗结核药物无交叉耐性，对结核分枝杆菌敏感菌株、多重耐药菌株、休眠期菌株及胞内菌株均具有较强的杀菌作用。

德拉马尼与利福平、异烟肼、乙胺丁醇、链霉素联用，具有协同或部分协同作用。德拉马尼为剂量依赖性药物，在浓度为 0.1 mg/L 时可表达出有效的细胞内抗结核分枝杆菌活性，其效价与利福平（3 mg/L）的效价相当，优于异烟肼。

德拉马尼在人体的完整代谢特征尚未完全阐明。不同德拉马尼的给药方式及剂量与药代学的研究中显示，口服德拉马尼后 4～8 h 可达到 C_{max}，半衰期为 30～38 h，其代谢产物的半衰期为 121～322 h，连续给药 10～14 d 血药浓度达到稳定状态，4 个半衰期后血药浓度降低 94%。当与标准餐一起服用时，德拉马尼的口服生物利用度较空腹条件下提高。因此，应与食物同时服用德拉马尼，从而提高其生物利用度。

（2）剂量、用法及化疗方案如下。

剂量与用法：德拉马尼的成人推荐剂量为每次 100 mg，每日 2 次，不考虑体重，连续服用 24 周，推荐餐后服药。如漏服德拉马尼，立即补服；如果接近下一剂的服用时间，不用补服，直接按照计划服下一剂。目前德拉马尼使用超过 6 个月的有效性和安全性证据不充分，超过限制时，建议至耐药结核病定点医疗机构经专家集体讨论后酌情延长使用时间。

不小于 3 岁的患儿可限制性使用德拉马尼。建议 3～5 岁的患儿使用德拉马尼儿童规格片剂，每次 25 mg，每日 2 次；6～11 岁患儿的剂量为 50 mg，每日 2 次；12～17 岁患者的剂量为 100 mg，每日 2 次。HIV 感染者可以使用德拉马尼，但需要考虑到与抗病毒药物间的相互作用，并密切监测。

含德拉马尼化疗方案的制订：根据可靠的药敏试验结果，应将德拉马尼与至少 3 种对患者分离菌株敏感的药物联合组成化疗方案。服用德拉马尼 24 周停药后，其余药物需要服用至要求的疗程，经疗效判定后方可停药。在缺乏可靠药敏试验结果时，应将德拉马尼与至少 4 种可能对患者分离菌株敏感的药物联合组成化疗方案。可能敏感的药物为既往从未应用或应用时间少于 3 个月的药物，或为在既往的治疗中显示有效的治疗方案中的主要药物。不可把德拉马尼单独添加至经临床应用后证明失败的化疗方案中。

（3）不良反应：常见的不良反应为恶心、呕吐、头痛、失眠、头晕、耳鸣、低钾血症、胃炎、食欲减退、乏力、心悸和 Q-T 间期延长、精神异常、感觉异常、震颤、焦虑等。

（4）适应人群：基于 GRADE（grade of recommendations assessment development and evaluation）方法评估德拉马尼的有效性和安全性的数据有限，推荐在因结核病患者对 A 组或 B 组药物耐药、有禁忌证或不耐受等而无法组成有效治疗方案时，可以将德拉马尼作为联合治疗方案的一部分，用于 MDR-TB/RR-TB/XDR-TB 患者（包括 HIV 携带者）的治疗，并且考虑到以下两点：① 3～65 岁患者适用。② 德拉马尼在肺外结核病患者治疗中的有效性尚未确定，但如没有绝对禁忌证，尤其是中枢神经系统耐药结核病，当预期获益大于潜在风险时，可考虑使用德拉马尼。

（5）禁忌证：① 患者对甲硝唑、替硝唑等硝基咪唑类及吡咯类药物过敏。② 血清白蛋白水平 <28 g/L。③ 患者正在服用 CYP3A4 强诱导剂类药（如卡马西平）。④ 心电图 QTcf > 500 ms（经重复心电图证实）。⑤ 患者已怀孕或可能妊娠。

（6）相对禁忌证：对有以下风险因素的患者，除非经权衡，潜在获益大于潜在风险，经专家组讨论同意后方可开始用德拉马尼治疗，在治疗期间，患者应该接受严密监测。① 有中重度肝损伤、重度肾功能损伤、酒精或药物成瘾。② 存在下列任意一项心脏危险因素：有先天性 Q-T 间期延长综合征或任何可延长 Q-T 间期的疾病；有症状性心律失常病史或患有临床相关性心动过缓；有任何可诱发心律失常的心脏疾病，如高血压 3 级且血压控制不良、左心室肥大（包括肥厚型心肌病）或充血性心力衰竭伴随左心室射血分数下降；电解质紊乱，尤其是低钾血症、低钙血症或低镁血症；患者正在服用已知可延长 Q-T 间期的药物。③ 存在中重度睡眠障碍、中重度精神性疾病、严重胃肠功能紊乱。

（7）注意事项：① 对所有需要使用德拉马尼的病例均应提交耐药结核病定点医疗机构专家组，专家组进行讨论，并评估适应证，筛查禁忌证，制订相应的化疗方案。② 所有德拉马尼的使用者均应知情并同意，签署知情同意书。知情同意书的内容包括德拉马尼的作用、德拉马尼的疗效、可能出现的不良反应、治疗方案中添加德拉马尼的依据、可能的获益和潜在风险。③ 年龄超过 65 岁的患者使用该药的有效性和安全性数据有限，应谨慎使用。④ 肺部病灶广泛存在呼吸衰竭的患者使用德拉马尼前应权衡利弊，在整个治疗期应该接受严密监测。⑤ 注意药物间相互作用：该药与其他抗结核药物相互作用，与抗逆转录病毒药物相互作用。⑥ 加强治疗管理，及时发现并处理药物不良反应。建议服用首剂后 2、4 周进行监测，此后每月定期监测。监测项目包括肝功能、肾功能、血常规、尿常规、电解质、心电图、临床症状及体重等。患者服用德拉马尼期间需要关注血浆白蛋白水平。⑦ 该药的辅料中含有乳糖。有以下疾病的患者不能服用该药：罕见的遗传性半乳糖不耐受、乳糖酶缺乏以及葡萄糖-半乳糖吸收不良。⑧ 需要将德拉马尼与其他抗结核分枝杆菌药物联用，组成有效抗结核方案，并且保持整个疗程的依从性。漏服或未完成整个疗程可能导致治疗的有效性降低，增加结核分枝杆菌发生耐药的可能性。⑨ 加强健康教育，多渠道筹资，保证药品供应，保障患者的治疗依从性，完成规定疗程，避免过早停药、不规律服药。

19. 普瑞马尼（pretomanid，PA-824）

（1）作用机制及药代动力学：PA-824 通过抑制霉菌酸的生物合成并阻断细胞壁的合成，在有氧条件下杀灭活跃复制期的细菌；通过释放一氧化氮引起的呼吸系统中毒及伴随的细胞内三磷酸腺苷水平下降，抑制厌氧条件下非复制细菌。有学者研究表明，PA-824 靶向戊糖磷酸化途径造成磷酸戊糖的积累，导致甲基乙二醛的毒性蓄积，使细胞生长停滞。PA-824 具有与用于治疗结核病的其他药物完全不同的作用机制。

单次口服给药后，PA-824 的代谢在 50～200 mg 时近似线性药代动力学，而在 200～1 000 mg 时低于线性药代动力学。高脂、高热量食物会增加 PA-824 的体内暴露（平均 C_{max} 增加 76%，平均 AUC0～∞ 增加 88%），故应该与食物一起服用该药。

健康成人随餐单次给予 200 mg PA-824,血药浓度达峰时间(T_{max})为 5.0 h,平均 C_{max} 为 2.0 μg/mL,AUC0～∞为 53.0 μg·h/mL。PA-824 在全身分布(Vd/F 为 92～180 L)并进入中枢神经系统;与血浆蛋白的结合力中等,主要与白蛋白结合(86.3%～86.5%)。PA-824 通过多条氧化还原途径代谢,没有单一途径占主导地位,主要以代谢物从尿液(53%)和粪便(38%)排泄,CYP3A4 约占代谢物的 20%;平均半衰期为 17.4 h。性别、体质量、种族、肺结核状态不同或无论是否处于 HIV 感染状态中,药代动力学没有明显差异(中国开展临床试验登记号:CTR20181897)。在药物-药物相互作用方面,已经报道了 PA-824 可以直接抑制 I 相代谢途径,其作用呈时间依赖性。应避免将 BPaL(Bdq + PA-824 + LZD)与依法韦仑和利福平或其他中等或强的 CYP3A4 诱导剂合用。

(2)用量与用法及方案如下。

目前多国使用的 PA-824 与贝达喹啉和利奈唑胺组成的全疗程联合治疗方案,用于治疗广泛耐药肺结核,治疗不耐受或无效的成年耐多药肺结核患者(14 岁以上)。

BPaL 方案:200 mg PA-824 片,口服,每日 1 次,持续 26 周,以水送服整片药。400 mg 贝达喹啉片,口服,每日 1 次,持续 2 周;然后每周 3 次,每次 200 mg,每次间隔至少 48 h,持续 24 周,总疗程 26 周。每日口服 600 mg 利奈唑胺至 26 周(可根据利奈唑胺的不良反应调整剂量)。药物需与食物一起服用。

(3)不良反应:PA-824 的常见不良反应为胃肠道反应(包括恶心、呕吐)、皮疹、肝脏转氨酶水平升高等。另外,与其他具有肝毒性或者可导致 QTc 延长的药物联合使用时,还需要分别监控肝毒性及心电图。

(4)禁忌证和相对禁忌证:① 对该药过敏者禁用。② 严重心、肝、肾等功能不全者禁用。③ 该药在孕妇、哺乳期妇女和肺外结核患者中的安全性和有效性尚不确定,患者为孕妇、哺乳期妇女和肺外结核患者被为列为相对禁忌证。

(5)用药注意事项:① 应用 BPaL 方案,患者要签署知情同意书。② 所有在临床试验中出现的不良事件均应被监测和观察,建议服首剂药后监测 2 周,此后每月监测,监测项目包括血常规、肝功能、肾功能、电解质、心电图等。

药物相互作用:部分 PA-824 通过 CYP3A4 进行代谢,因此,在与 CYP3A4 诱导剂联用期间,其全身暴露量及治疗作用可能减弱。治疗期间应避免将 PA-824 与中效 CYP3A4 诱导剂(如依法韦仑)或强效 CYP3A4 诱导剂(如利福平、利福喷汀和利福布汀)合用。

PA-824 与抗逆转录病毒药物具有相互作用,如洛匹那韦/利托那韦。

现有或曾经有以下情况者,应用 PA-824 和贝达喹啉时 QTc 延长的风险增加,应密切监测心电图等。这些情况包括尖端扭转型室性心动过速,先天性 QT 综合征,甲状腺功能减退和缓慢性心律失常,失代偿性心力衰竭,血清钙、镁或钾水平低于正常值下限。

避免饮酒或摄入含酒精的饮料,慎用肝脏毒性大的药物或草药。

如果出现以下情况则停用 PA-824:转氨酶水平升高伴随总胆红素水平升高,高于正常值上限(upper limit of normal, ULN)的 2 倍;转氨酶水平升高,高于 ULN 的 8 倍;氨基转移酶水平升高,高于 ULN 的 5 倍,但是持续超过 2 周。另外,可以在转氨酶水平好转及症状消失后考虑恢复治疗。

20. 氨硫脲(thioacetazone, Thz)

(1)作用机制和药代动力学:氨硫脲对结核分枝杆菌具有抑菌作用,可能与其阻碍结核分枝杆菌的核酸合成以及与铜生成一种活性复合物有关,对麻风分枝杆菌亦有作用。氨硫脲与乙硫异烟胺或丙硫异烟胺有单向交叉耐药性,即耐氨硫脲者对乙硫异烟胺或丙硫异烟胺仍敏感,而耐乙硫异烟胺或丙硫异烟胺时对氨硫脲不再敏感。

口服氨硫脲后吸收良好,半衰期约为 12 h,20% 的氨硫脲以原形自尿排出。对结核分枝杆菌的 MIC 为 1 mg/L。

(2)用量用法:成人体重 <50 kg,用量为 100 mg/d。体量 ≥ 50 kg,用量不宜超过150 mg/d。对儿童按体重用药,剂量为 5 mg/(kg·d);对体重 <10 kg 的,剂量为 25 mg/d;对体量 10～20 kg 的,剂量为 50 mg/d;对体重 20～40 kg 的,剂量为 100 mg/d。每日量分 2～3 次服用,口服。

(3)不良反应:氨硫脲的不良反应与剂量有关,剂量越大,不良反应的发生率越高。① 消化道症状:恶心、呕吐及腹泻等胃肠道反应多见。② 肝毒性:可发生伴有黄疸的严重肝损伤,偶可致死。肝毒性多见于同时接受异烟肼治疗的患者。③ 血液系统:表现为粒细胞、血小板减少等骨髓抑制现象,也可发生溶血性贫血。④ 耳毒性:可出现头晕、眩晕、共济失调、耳鸣、听力下降。⑤ 超敏反应:可出现皮疹,偶见剥脱性皮炎或史-约综合征。⑥ 肾损伤:尿中出现蛋白、管型、红细胞,血尿素氮水平升高。

(4)禁忌证和相对禁忌证:对氨硫脲过敏、肝功能和肾功能不全、糖尿病及贫血患者禁用。应避免将氨硫脲用于结核病 HIV 感染者或艾滋病患者。

九、治疗转归

WHO 关于全球结核病的报告显示,2018 年,中国 77.6 万例已登记结核病病例中治疗成功率为 94%,在 2000—2018 年没有太大改变;HIV 相关结核病病例中,治疗成功率为80%;复治病例(特指外源性再感染病例,不包括内源性复发病例)中,治疗成功率为 81%;MDR/RR-TB 的治疗成功率为 54%。

(一)利福平敏感或耐药性未知肺结核患者的治疗转归

当患者停止治疗时,要进行治疗转归评价。以痰涂片或痰培养检查作为判定肺结核患者治疗转归的主要依据。

(1)治愈:病原学阳性患者完成规定的疗程,疗程最后一个月的月末以及上一次的痰涂片或培养结果为阴性。

(2)完成治疗:病原学阴性患者完成规定的疗程,疗程末痰涂片或培养结果为阴性或未痰检。病原学阳性患者完成规定的疗程,疗程结束时无痰检结果,但最近一次痰涂片或培养结果为阴性。

成功治疗包括治愈和完成治疗。

(3)治疗失败:在治疗的第 5 个月末或疗程结束时痰涂片或培养的结果为阳性。

(4)死亡:在治疗之前或在治疗过程中患者由于任何原因死亡。

(5)失访:没有开始治疗或治疗中断连续 2 个月或以上。

(6)其他:除以上 5 类之外的转归。

对于因"不良反应"而停止抗结核治疗的患者,其治疗转归要归为失访;对于因"诊断变更或转入利福平耐药治疗"而停止治疗的患者,则不进行治疗转归分析,要从转归队列中剔除,对于"转入利福平耐药治疗"的患者,要分析其耐药治疗转归。

(二)利福平耐药肺结核患者的治疗转归

以痰培养检查作为利福平耐药肺结核患者治疗转归判定的主要依据。

(1)治愈:完成规定的疗程,并且无证据显示治疗失败,而且强化期后最少连续3次痰培养为阴性,每次至少间隔30 d。

(2)完成治疗:完成规定的疗程,并且无证据显示治疗失败,但强化期后没有达到连续3次痰培养为阴性,每次至少间隔30 d。

成功治疗:包括治愈和完成治疗。

(3)治疗失败:出现下列任意一种情况,终止治疗或需要更换治疗方案中至少2种抗结核药物。① 强化期结束时未出现痰菌阴转。② 痰菌阴转后继续期阳转。③ 对氟喹诺酮类药物或二线抗结核药物注射剂耐药。④ 因药物不良反应停药。

痰菌阴转:指两次连续痰培养结果为阴性(每次间隔至少30 d),阴转日期为第一次阴性培养结果的痰标本采集日期。

痰菌阳转:指在最初痰菌阴转后,连续2次痰培养结果为阳性(每次间隔至少30 d),阳转日期为第一次阳性培养结果的痰标本采集日期。

(4)死亡:治疗过程中患者由于任何原因死亡。

(5)失访:治疗中断连续2个月或以上。

(6)未评估,未登记治疗转归。

窦　敏　陈美君　温　馨　孙丽娟　张　群

第二节　肺结核

肺结核病(pulmonary tuberculosis,PTB)是结核分枝杆菌引起的慢性肺部感染性疾病,占各器官结核病总数的80%～90%,其中,痰中排菌者为传染性肺结核病。肺结核病是一个非常古老而迄今仍然威胁人类健康的重要疾病和重大公共卫生问题。

一、临床表现

(一)全身症状

发热为肺结核病最常见的全身性毒性症状,多数为长期低热,每于午后或傍晚开始,次日早晨体温降至正常,可伴有倦怠、乏力、夜间盗汗。当病灶急剧进展扩散时则出现高热,呈稽留热或弛张热型,可以有畏寒,但很少打寒战。其他全身症状有食欲减退、体重减轻、妇女月经不调、易激惹、心悸、面颊潮红等轻度毒性和自主神经功能紊乱症状。

(二)呼吸系统症状

1. 咳嗽咳痰

有浸润性病灶时咳嗽轻微,干咳或仅有少量黏液痰。有空洞形成时痰量增加,若伴继发感染,痰呈脓性。合并支气管结核时则咳嗽加剧,可出现刺激性呛咳,伴局限性哮鸣或喘鸣音。

2. 咯血

1/3～1/2 的患者在不同病期有咯血。结核性炎症使毛细血管的通透性增大,常表现为血痰;病变损伤小血管则血量增加;若空洞壁的动脉瘤破裂,则引起大咯血,出血可以源自肺动脉,亦可来自支气管动脉。凡合并慢性气道疾病、心肺功能损害、年迈、咳嗽反射抑制、全身衰竭等,气道清除能力减弱,咯血容易导致窒息。咯血易引起结核播散,特别是有中大量咯血时。

3. 胸痛

部位不定的隐痛为神经反射引起。固定性针刺样疼痛随呼吸和咳嗽加重,而患侧卧位症状减轻,常是胸膜受累的缘故。

4. 气急

重度毒血症状和高热可引起呼吸频率增加。真正的气急仅见于广泛肺组织破坏、胸膜增厚和肺气肿,特别是并发肺心病和心肺功能不全时。

(三) 体征

体征取决于病变性质、部位、范围或程度。有以渗出型病变为主的肺实变且范围较广或有干酪性肺炎时,叩诊呈浊音,听诊闻及支气管呼吸音和细湿啰音。继发型肺结核好发于上叶尖后段,于肩胛间区闻及细湿啰音,提示有诊断价值。空洞性病变位置浅表而引流支气管通畅时,有支气管呼吸音或伴湿性啰音;有巨大空洞,可出现带金属调的空瓮音,现已很少见。慢性纤维空洞性肺结核的体征有患侧胸廓塌陷、气管和纵隔向患侧移位、叩诊音浊、听诊呼吸音降低或闻及湿啰音以及肺气肿征象。支气管结核有局限性哮鸣音,特别是于咳嗽或呼气末。

(四) 特殊表现

1. 过敏反应

过敏反应多见于青少年女性。临床表现类似风湿热,故有人称其为结核性风湿症。有多发性关节痛或关节炎,四肢大关节较常受累。皮肤损害表现为结节性红斑及环形红斑,前者多见,好发于四肢(尤其是四肢伸侧面)及踝关节附近,此起彼伏,间歇性地出现。常伴有长期低热。水杨酸制剂治疗无效。其他过敏反应表现有类白塞病、滤泡性结膜角膜炎等。

2. 无反应性结核

无反应性结核是一种严重的单核吞噬细胞系统结核病,亦称结核性败血症。肝、脾、肺、肾、淋巴结或骨髓等呈严重干酪样坏死,其中有大量成簇结核分枝杆菌,而缺乏类上皮细胞和巨细胞反应,渗出性反应亦极轻微,见于极度免疫抑制的患者。临床表现为持续高热、骨髓抑制或见类白血病反应。呼吸道症状和胸部 X 线表现往往很不明显或者缺如。无反应性结核病易被误诊为败血症、白血病、伤寒、结缔组织疾病等。

二、实验室检测

（一）细菌学检测

细菌学检测的方法包括痰涂片齐-内染色法、改良抗酸染色法、液基夹层杯离心集菌法、MTB 培养。

（二）分子诊断方法

分子诊断方法包括实时荧光 PCR、实时荧光定量聚合酶链式反应、线性探针技术、利福平耐药实时荧光定量核酸扩增试验、基因芯片检测、交叉引物恒温扩增技术、实时荧光核酸恒温扩增技术、环介导等温扩增技术、DNA 测序。

（三）免疫学诊断方法

免疫学诊断方法包括 PPD 皮肤试验、γ-干扰素释放试验、结核感染 T 细胞斑点试验。

（四）MTB 药物敏感性检测方法

MTB 药物敏感性检测方法包括传统药敏试验、用 MGIT 960 检测系统检测、高分辨率熔解曲线技术、线性探针检测、全基因组测序、基因芯片技术、微量快速显色药敏检测法、BacT/ALERT 3D 全自动细菌/分枝杆菌培养监测。

三、影像学表现

实验室病原学检测呈阳性是诊断肺结核的"金标准"，但其阳性比例一般仅为 50% 左右，而病原学阴性肺结核的诊断必须依赖影像学检查、实验室检测以及临床表现的综合诊断，因此，影像学表现在肺结核的诊断中具有重要价值。

当前，肺结核的主要影像诊断技术是胸部摄影和 CT 扫描。胸部摄影包括传统的胸部摄影（高电压摄影）和数字摄影（digital radiography，DR）。虽然胸部高电压摄影和 DR 拍摄的胸部平片（简称"胸片"）能够发现和诊断典型的肺结核病变，但 CT 扫描可以更加清楚地显示隐蔽部位的结核病灶和其影像学特征，已成为诊断与鉴别肺结核和其他胸部疾病的重要影像学技术。

（一）肺结核基本病变的影像特征

1. 渗出性病灶

渗出性病灶是机体对急性炎症的反应，即病变部位的肺泡内充满炎性细胞和渗出物，其外缘与含气肺泡相互掺杂，无明显界限。无论是肺结核的炎性渗出还是非特异性炎症的炎性渗出，在影像上均表现为斑片状或片状阴影，中央密度略高，外缘逐渐变淡，与正常肺组织分界不清。当多个小叶同时受累时，则表现为一个范围较大的云絮状模糊阴影，通常被称为"软性阴影"。若仔细观察，其中可见多个密度较大的小点状或小结节影。由于渗出性病灶的肺组织基本上没有被破坏，一旦病变吸收，可以不留痕迹。

2. 增殖性病灶

增殖性病变是慢性炎症的一种表现，其病理基础为肺组织内肉芽组织增生。机体的抵抗力增强,多形核白细胞及巨噬细胞包围、吞噬结核分枝杆菌,巨噬细胞形成上皮样细胞,其中巨细胞、淋巴细胞等形成结核结节。病变常从一个腺泡内开始,然后侵入邻近的腺泡,周围环绕正常肺泡。影像多表现为粟粒状或小结节状阴影,边缘清晰,密度均匀,一般无融合,若有融合或大量病灶聚集,病灶之间的边缘仍清楚,通常被称为"硬性阴影"。其转归可形成纤维化,也可发生干酪样坏死而形成空洞,或形成纤维包裹而逐渐钙化。

3. 干酪性病灶

干酪性病灶是结核病变进一步恶化进展的表现,在病理上属于变质性病变,表现为病变组织坏死,形成淡黄色的干酪样物质。其胸片表现多为片状或大片状浓密阴影,边缘欠清楚。有时在其内部可见多个局限性低密度区,即无壁空洞。但有时亦可表现为结节样病变,周围被纤维组织包裹,通常被称为"结核球"(直径 >2.0 cm)。此外,干酪性病灶液化坏死物质极易经支气管引流到其他肺组织,形成播散性结核病变。

4. 纤维化病灶

纤维化为肺结核病变临床愈合的一种表现。少数渗出性病变和绝大多数增殖性病变在愈合过程中为纤维组织所替代,最后形成纤维瘢痕。其形态可有微结节、结节、星芒状或小斑片状、索条状和大片状。影像表现如下。

(1)因为较大微结节病灶中心多有微小干酪样改变,所以多为直径 3～4 mm 的颗粒状致密影,轮廓清楚,可光整或稍不整齐。

(2)结节状纤维化病灶为边缘锐利、密度较大的圆形或类圆形影,直径在 1.0 cm 左右,边缘可见不规则收缩牵拉现象。

(3)有的纤维化病灶表现为带有多个尖突的星形致密影或小斑片状不规则致密影。

(4)索条状纤维改变可分为实质性改变和间质性改变。实质性改变的影像表现为索条状阴影,一般较短,走向不一。间质性改变则表现为粗乱的索条状或网状影,比肺纹理粗而致密,走行无分枝,并且大多向肺门聚拢。

(5)当肺组织主要被纤维组织所替代(即肺硬变)时,病变组织明显萎缩,其机械性收缩牵引作用与肺不张相似,故影像表现与肺不张相同,呈段性或大叶性影或累及相邻肺段的大片状影。

5. 钙化

钙化为慢性炎症愈合的一种表现,多见于肺结核干酪性病灶的愈合过程。在影像学表现上钙化病灶的形态多种多样,但密度极大,其特点是边缘不规则、境界清楚。

6. 空洞

(1)肺组织发生坏死、溃烂或液化后经支气管排出,空气进入腔内而形成空洞。按病理解剖的变化空洞又可分为 3 种:多发性空洞、薄壁空洞、厚壁空洞。① 多发性空洞:即在大片软性阴影中,由于肺组织坏死,出现数个形态不一、大小不等、无明显洞壁的透光区,故又称"无壁空洞"或"虫蚀样空洞",主要见于结核病干酪性肺炎阶段。② 薄壁空洞:洞壁厚度一般不超过 3 mm,为纤维组织围绕破坏区而形成。由于周围肺组织的弹性牵拉,空洞多呈圆形或椭圆形,内壁和外壁均光滑。影像学表现为境界清晰、内壁光滑的透光区。③ 厚壁空洞:洞壁较厚,大于 3 mm,大小不一,内壁不规则,呈凹凸不平现象,洞内有时可见液平面。厚壁空洞除见于肺结核外,也见于肺脓肿和肺癌。

（2）在肺结核病变中除上述 3 种空洞外,还可见纤维空洞和硬壁空洞：① 纤维空洞是指空洞形成的时间较久,多达一年或数年,洞壁的纤维性改变较为明显,周围亦可见多量的纤维化病灶及粘连。纤维空洞的影像表现多为圆形、类圆形或不规则厚壁透亮区,空洞外壁与部分纤维索条影粘连。② 当慢性纤维空洞进一步发展时,空洞壁的纤维化改变显著,周围有大量的纤维化病灶及广泛粘连,空洞长时间(往往数年)无变化,即成为硬壁空洞。硬壁空洞则主要表现为不规则厚壁透亮区,洞壁密度较高,并与周围大量的纤维化病灶广泛粘连,邻近胸膜增厚显著等。

与空洞表现相似的空腔为肺部正常腔隙异常扩大所构成,如局限肺气肿、肺大疱、肺气囊。空腔的壁比一般空洞的壁更薄,周围一般无实变。空腔的特征为其内多无液体。要注意鉴别空腔与肺结核空洞。

7. 肿块

（1）肿块在影像上表现为密度较均匀、边缘清楚的圆形、类圆形或不规则状的阴影。病变大小不一,单发或多发。起源于肺的肿块可分为两大类：① 炎症,如肺结核、未液化的肺脓肿、机化性肺炎及血管炎。② 肿瘤,如肺癌、转移性肺癌、错构瘤。一般良性肿瘤的边缘锐利,恶性肿瘤的边缘可见毛刺、分叶和 / 或切迹征等。

（2）在肺结核病变中,表现为肿块者主要为结核球、结核性肉芽肿结节和合并干酪样坏死的肉芽肿病变。2.0 cm 以上的纤维包裹的干酪性病变称为"结核球"（亦有将大于1.0 cm 者称为"结核球"的）。而较大的不规则结核病灶往往以结核性增生性肉芽肿为主,并与不同程度的干酪样坏死并存,周围无明显纤维组织包裹,应区别其与肺癌肿块。

（二）肺结核 CT 征象

1. "树芽征" 及分枝线影

"树芽征"（tree-in-bud）是指炎性渗出物或分泌物阻塞细支气管,在 CT 影像上表现为小叶中心分枝状影和与其相连的细支气管横断面结节影,其为细支气管扩张与阻塞的特征性影像之一。在高分辨 CT 上表现最为典型,多呈肺外围支气管的末梢 2～4 mm 的结节与分枝状影。

2. 腺泡结节征与小叶中心性阴影

肺腺泡为直径约 7 mm 的肺实质单位,是构成影像的最小单位。当肺腺泡内的气体被病变取代时,则显示为边缘比较清楚、略不规则的小结节影。此征象主要见于肺结核支气管播散性病灶,典型表现为沿支气管分布的多发性小结节影,也可为束状或梅花瓣状。因其大小接近腺泡,又称为"腺泡结节"。

3. 密集粟粒结节影

密集粟粒结节是指肺结核病变 CT 影像表现为 1～3 mm 的粟粒状微结节影,边缘清楚,呈密集状或簇集状分布,局限于一个肺段或两肺多叶多段分布,也有研究者将其称为"簇状微结节"。CT 引导下穿刺活检及胸腔镜活检病理证实,这种粟粒状微结节影的病理基础为分布于细支气管黏膜下及肺间质内的结核性肉芽肿形成,抗酸染色常可见到结核分枝杆菌,而小叶细支气管腔内正常。

有研究者将局限性分布的粟粒结节表现描述为"银河系征",并认为它是活动性肺结核的一种表现形式,但值得注意的是,极少数不典型的结节病患者,也以肺部局限密集状分布的粟粒结节影为最初表现,继而出现肺门及纵隔淋巴结逐渐肿大,与上述肺结核的肺内表现极其近似,应高度关注。

4. 反晕征

反晕征(reversed halo sign)是指肺内病灶边缘围绕环状或半环状实变影,中心有磨玻璃密度影的一种表现,与通常病灶中心实变周围磨玻璃密度影围绕的"晕征"相反,往往为多发性,并且于两肺散在分布。反晕征主要见于出血性疾病、真菌感染、肺结核、肉芽肿性病变(肉芽肿性血管炎)及肿瘤浸润等。1996 年,Voloudaki 最早报道在隐源性机化性肺炎中出现反晕征这种征象,之后反晕征一度被认为是隐源性机化性肺炎的特异性征象,后来被发现与多种疾病有关。反晕征可见于真菌感染中的曲菌和隐球菌炎症、机化性肺炎、非特异性间质性肺炎和结节病,也可见于少数肿瘤中,直至 2010 年才有研究者报道其也可见于肺结核病变。值得强调的是反晕征见于肺结核时,病灶中心部位并非完全是磨玻璃密度斑片状影,而是粟粒结节与磨玻璃密度影合并存在,病灶边缘的实变环也多为粟粒结节融合实变形成,并与其他部位的密集状粟粒结节、斑片及片状影同时存在。

CT 引导下穿刺活检证实,肺结核反晕征的晕影病理基础为小叶间隔和肺泡间隔内多发性结核性肉芽肿与渗出性炎症并存,而反晕征的晕环为增生性肉芽肿病变与局限干酪样坏死并存。因此,正确认识肺结核反晕征的 CT 影像特点对肺结核的诊断具有重要价值。

5. 随机结节与淋巴管周围结节

(1)随机结节是病变随血行进入肺部,在肺泡间隔、小叶间隔、叶间裂和胸膜下随机分布,无特定分布部位的一种结节样表现。随机结节主要见于血行转移癌和血行播散性肺结核,血行转移癌的随机结节与血行播散性肺结核的随机结节的大小和分布明显不同。粟粒型肺结核的粟粒病灶可以出现融合性改变。

(2)淋巴管周围结节是指结节沿淋巴管及其周围分布的一种表现,主要见于淋巴性转移癌、尘肺病和结节病等。其 CT 影像特点是结节沿支气管血管束及小叶间隔分布,并出现小叶间隔增厚等表现。肺转移癌还可以经淋巴血行至肺部而表现为随机结节、淋巴管周围结节和小叶间隔增厚等征象并存。

(3)值得强调的是部分结节病Ⅱ期也可表现为弥漫细小粟粒影,其与粟粒型肺结核的表现极其相似,若同时合并小叶间隔增厚,或出现网织结节以及双侧肺门淋巴结对称性肿大等,则应首先考虑为结节病。

6. 磨玻璃密度影和磨玻璃密度结节

(1)磨玻璃密度影(ground-glass opacity, GGO)是指病灶密度略高于肺组织但不掩盖局部肺血管结构,边缘清楚或模糊的阴影,主要见于炎症性病变和局限肺间质纤维化的小叶内间质增生等。磨玻璃密度结节(ground-glass nodule, GGN)的边缘清晰,其主要见于非典型腺瘤样增生、原位腺癌和微浸润腺癌,还可以见于炎症性病变等。

(2)少数肺结核病变的影像表现亦可类似于局限 GGO 或 GGN,抗感染或抗结核试验治疗动态观察有助于其诊断,并有助于与肺癌的鉴别。

(3)值得强调的是在动态观察过程中,应重点观察磨玻璃密度病灶的密度是增大还是减小,病灶内有无局限血管结构,尤其是血管结构有无局限增粗;其次观察 GGN 的边缘有无分叶征,是否合并胸膜凹陷征等。当磨玻璃密度结节密度增大和病灶内血管结构增粗时,首先考虑为肺癌,而仅表现为局限磨玻璃密度影应考虑为炎症性病变,肺结核表现为单发 GGN 者少见。

7. 胸膜凹陷征

胸膜凹陷征是指脏层胸膜或叶间胸膜向病灶内凹入或伴有凹入部位局限积液的一种影像表现。

(1)肺结核球或结核结节也可以出现类似胸膜凹陷征的表现。由于结核球的包膜主要为增生的纤维组织形成,其邻近的胸膜也易被炎症波及而出现反应性改变。与胸膜之间粘连、牵拉的纤维索条影往往较为僵硬,或表现为与胸膜之间的一枝或多枝索条影,因此被称为"不典型胸膜凹陷征",其与典型的胸膜凹陷征不同,应注意鉴别。但值得注意的是少部分结核球有时也可以表现为较典型的胸膜凹陷征,其与肺腺癌的胸膜凹陷征极其近似,其形成机制尚待进一步研究。

(2)胸膜凹陷征主要见于肺腺癌,其病理基础为肿瘤病灶内肺组织原有的弹力纤维结构在腺癌细胞的作用下胶原纤维化生,由胶原纤维的收缩、牵拉而形成,一般仅约 30% 的脏层胸膜伴有癌细胞局限侵犯。在影像上典型者可表现为"V"字形或双"V"字形等形态,也曾被称为"尾巴征""兔耳征"等。被牵拉凹入的脏层胸膜多柔软而自然。此外,胸膜凹陷征被牵拉凹入的深度依腺癌细胞的分化程度而不同,中高分化者多表现为典型的凹陷征象,低分化腺癌往往表现为浅凹陷,然而,鉴别诊断时应结合病灶形态等多种征象综合分析。

8. 单发性空洞及多发性空洞

当结核分枝杆菌的毒力较强或者机体抵抗力减弱时,肺结核病变易呈变质性改变,液化坏死及空洞形成。在影像诊断与鉴别时,评价空洞内外壁的状况具有重要价值。

(1)单发的肺结核空洞的外壁通常为结缔组织所包绕,多光滑、清晰,少有分叶及毛刺征象,空洞内壁为结核性坏死组织,可以规则或不规则,但随着坏死内容物的排出,而逐渐变为相对光滑,此时空洞壁也由厚变薄。肺结核空洞的这种动态表现不仅为逐渐好转的一种表现,还能够作为与肺癌等区别的重要征象。

(2)多发性空洞可以为多个病灶各自形成空洞,也可以为干酪样坏死内的多个无壁空洞;前者的单个空洞都有洞壁的表现,后者一般没有洞壁,有干酪样坏死病灶不规则缺损的表现,往往形态不规则,大小不一,肺内其他部位的支气管播散性病灶较为典型。

(3)部分炎症性球形病灶内可出现小囊状空泡征象。其病理基础为末梢细支气管的炎性狭窄远端空气潴留,例如,隐球菌炎症的结节病灶常可见支气管气相和小囊状空泡征象,明显不同于肺结核球的溶解空洞,抗感染及抗真菌试验治疗时,病灶内支气管气相和小囊状空泡征象可发生改变。

(三)典型肺结核的影像表现

1. 原发性肺结核

原发性肺结核多见于儿童,也可以发生于免疫力低下的成人。肺内炎症浸润合并肺门、纵隔淋巴结增大是原发性肺结核的基本特征。原发性肺结核包括原发综合征和胸内淋巴结结核。

（1）原发综合征如下。

原发病灶：结核分枝杆菌侵入肺部后在细支气管和肺泡内产生的渗出性炎症可在任何肺段中出现，多见于上叶后段及下叶背段肺的边缘部。原发病灶多为单发，呈斑点状、结节状、斑片状影，大小为 5～20 mm，边缘模糊，中央区密度较大，边缘部密度较小。原发病灶也可表现为肺段或肺叶范围的片状及大片状密度增大影，边缘模糊，呈浸润状。

淋巴管炎：结核分枝杆菌在原发病灶内易通过淋巴管向肺门方向蔓延，并在途经区域导致淋巴管炎。影像上的表现为由原发病灶内侧向肺门方向引流形成粗索条状或条带状阴影，边缘不甚清晰。

肺门及纵隔淋巴结增大：结核分枝杆菌经淋巴管到达肺门及纵隔淋巴结内，即引起肺门及纵隔淋巴结炎。影像学表现为肺内原发病灶、淋巴管炎和肺门及纵隔淋巴结增大同时存在，即组成典型的"哑铃状"阴影。

（2）胸内淋巴结结核：大多数原发性肺结核有自然愈合趋向，或通过治疗好转、吸收，最后痊愈。原发性肺结核的原发病灶、淋巴管炎和肺门纵隔淋巴结的演变过程大多是不一致的，因为大多数原发病灶较小，其中的结核分枝杆菌又沿着淋巴回流至肺门及纵隔淋巴结内，多不留下任何痕迹，少部分留下局部少许纤维索条或钙化点。然而，肺门及纵隔淋巴结结核的愈合速度相对较慢，甚至有相当部分的淋巴结病变，发生干酪性变，而不见吸收缩小，反而表现出阶段性增大。影像学上将肺内原发病灶及淋巴管炎已经吸收，见不到肺野内原发病灶和淋巴管炎，仅肺门及纵隔淋巴结结核继续存在，或者由原发结核病变直接感染淋巴结而形成肺门及纵隔淋巴结核，主要表现为肺门及隔淋巴结增大的肺结核病称为"胸内淋巴结结核"。

常见的两种肺门淋巴结结核类型是炎症型和肿块型。炎症型表现为肺门增大，边缘模糊；肿块型中，增大的肺门边界清晰。

2. 血行播散性肺结核

（1）急性血行播散型肺结核如下。

发病早期时仅显示两侧肺野透亮度降低，肺纹理增强及显影模糊，在 HRCT 图像中隐约可见呈细砂状改变，小叶间隔轻微增厚。

典型表现（起病两周左右）：有从肺尖至肺底均匀分布、大小及密度基本相同的粟粒状阴影，直径 2 mm 左右，边缘清晰。常表现为粟粒状阴影大小均匀、分布均匀、密度均匀（"三均匀"）。当病灶周围有渗出时，其边缘较模糊。绝大多数病变为两肺对称。

密集的粟粒状小点状阴影常可遮盖肺纹理，在 X 线胸片上表现为肺纹理稀少。

对急性血行播散型肺结核早期诊断和治疗不及时，后期粟粒状阴影可增大、融合，病灶密度明显增大，边缘模糊。

急性血行播散型肺结核在 HRCT 通常有以下 5 种表现。

一是肺间质粟状结节，表现为两肺弥漫分布于肺间质的粟粒结节，直径 1～3 mm。结节的密度、大小一致，分布均匀。大部分结节边缘清楚，少部分结节边缘模糊。未及时治疗时部分病灶可增大至 5 mm 左右，结节的形态可规则，可以融合成局灶性肺小叶实变影。

二是磨玻璃阴影,表现为粟粒结节合并局限性磨玻璃阴影,密度小,边缘模糊。

三是小叶间隔增厚及小叶内网状影。它是由急性期肺泡间隔充血水肿形成的影像,多合并磨玻璃阴影。多数患者治疗后小叶间隔增厚及小叶内网状影可消失,少数患者治疗后小叶间隔增厚及小叶内网状影形成不可逆的网状纤维化改变。

四是簇集性分布的薄壁囊腔影,为可逆性改变。少数患者可在病变进展期出现薄壁囊腔影。

五是小叶中心分支影及"树芽征"。对急性血行播散型肺结核未及时治疗或治疗不当时病变进展。结核病灶形成的干酪性物质累及肺泡腔并经支气管血管束播散时,可以见到两肺随机分布的微结节间伴局限分布的小叶中心分支影及"树芽征",边缘清楚或模糊。

HRCT 的敏感度显著高于胸部平片,较早地发现肺部直径 2 mm 以下的小结节阴影。观察、分析肺野内小结节病灶的数目、形态、大小、密度、边缘征象及分布特点,可以明显提高肺部较小病灶及肺部弥漫性结节病变的早期发现率和早期诊断准确率。

(2)亚急性及慢性血行播散性肺结核:① 病灶多位于一侧或两侧肺野上部及中部。② 上部肺野病灶可见渗出性、增殖性、甚至干酪性病变并存,表现为斑点状、小结节状、斑片状、斑块状,而中肺野以小结节状及粟粒状影像为多,表现出肺上野病程较长、肺中野病变较新的特征。③ 病灶之间或患肺下部可表现为代偿性肺气肿。

3. 继发性肺结核

继发性肺结核包括浸润性肺结核、干酪性肺炎、结核球、慢性纤维空洞性肺结核和毁损肺等类型。继发性肺结核是肺结核病中的一个主要类型,也是肺结核中最常见的类型。

(1)浸润性肺结核:初染结核分枝杆菌时常表现为以下三种情况。一是肺内见斑点状、结节状高密度的钙化灶;二是常见陈旧高密度病灶周围炎,其表现为中心密度较高,边缘部密度小而模糊的斑片状、小片状阴影;三是肺门及纵隔区常可见到淋巴结钙化灶。

再感染结核分枝杆菌常表现为以下 9 种情况:① 病灶好发上叶尖后段、下叶背段。② 大多数病灶为多发,可在一个肺段或肺叶内,也可分布在一侧或两侧肺野。③ 渗出性病灶表现为云絮状阴影,呈斑片状(可以发展融合成片)、小片状或大片状,病灶边缘模糊,密度可均匀或不均匀。④ 增殖性病灶为斑点状、小结节状、小斑块状影,密度较大,边缘较清晰。⑤ 病变内可出现干酪性溶解,可形成低密度半透明区或出现空洞,显示大小不一、形状各异的透光区。浸润性肺结核在不同病程中,可以出现无壁空洞、薄壁空洞、干酪厚壁空洞、纤维性空洞、张力性空洞及净化空洞等。浸润性肺结核空洞大多具有以下影像学特点:空洞的周围可见同步性斑点状、小结节状阴影,称"卫星病灶"。一侧或两侧中下肺野常可见因空洞播散而发生的"支气管播散灶",沿肺段或沿支气管束走行分布的散在或成串的小斑点状、小结节状影,中央密度大,边缘较清晰。在空洞与肺门方向可见条状或双轨状的"引流支气管",也可称为"结核引流管"。它是由空洞引流的支气管感染结核分枝杆菌后使支气管壁黏膜增生、肥厚而形成的。空洞壁上可见点状或小条状高密度钙化灶。在同一肺段或肺叶内,尤其是在两肺结核好发部位内见到多个大小不等、形状各异的多形态空洞对定性诊断具有重要价值。⑥ 钙化性病灶表现为点状、斑点状、小结节状、线条状或斑片状阴影,密度很大,边缘清楚,形态规整或不规则。⑦ 纤维性病灶表现为密度较大、边缘毛糙的条索状阴影或星芒状阴影。纤维性病灶是人体组织自身保护性修复的表现,具有控制病灶发展扩大的作用,在大部分结核病灶吸收及治愈的后期常可见肺野内遗留纤维性病灶。⑧ 可同时伴有胸腔积液。⑨ 可并发肺部血行播散性肺结核,肺野内除具有浸润性病灶之外,同时可见急性、亚急性或慢性血行播散性肺结核表现;即在上叶尖后段浸润性病灶周围肺野及两侧中下肺野内可见弥漫分布的小点状、粟粒状阴影,边缘不甚清晰。

常可见渗出、增殖、空洞、钙化及纤维化等的两种或多种基本病变同时发生于一位浸润性肺结核患者的肺部。影像学表现为多病灶、多密度、多形态的特点。在两肺上叶尖后段同时可见多病灶、多形态、多密度病变是浸润性肺结核典型的影像学征象。

(2)干酪性肺炎:干酪性肺炎是继发性肺结核中最为严重的一种类型。发病机制为大量结核分枝杆菌在短期内通过支气管侵入人体肺部,由于机体免疫力低下,对结核分枝杆菌抗原超敏感患者的病情迅速进展恶化,引起肺部大叶或小叶性干酪样坏死性肺炎。部分干酪性肺炎是由结核性大叶性肺炎渗出性病变迅速发生干酪样坏死所形成的。

干酪性肺炎有5种影像学特点:① 大叶性干酪性肺炎表现为大片云絮状阴影逐渐演变为中等密度的大片实变影,以肺上叶多见。病灶占据一个肺段或一个肺叶甚至一侧肺部,边缘模糊。② 病灶密度不均匀,表现为大片实变区内见广泛多发的、大小不一的虫蚀状低密度半透明区或透亮区(即虫蚀样空洞),空洞的形态各异,洞壁不光滑。此征象在HRCT上显示得更为精确。如果病情未能得到迅速、有效的控制,病变将继续恶化,多发性大小不一的虫蚀样空洞进一步扩大并互相融合,会导致肺部组织大面积破坏,形成巨大空洞。③ 同侧或对侧肺野可见支气管播散病灶。④ 小叶性干酪性肺炎常可在一侧或两侧肺上中部呈多发性、散在分布的小片状、小结节状、斑点状阴影;小片状阴影可融合成片状阴影。在片状、小片状、结节状病灶内可以见到大小不一、不甚规则的干酪样坏死溶解灶,出现低密度半透明区或透亮区。此征象诊断价值较高,具有特征性。⑤ 中后期肺组织发生广泛或严重破坏引起肺叶体积缩小,相邻胸膜增厚。

(3)肺结核球:结核球是指肺结核干酪性病灶被纤维组织所包围而成的球形病灶。结核球是继发性肺结核中的一种特殊类型。绝大多数结核球起源于继发性肺结核病灶,少数结核球由原发性肺结核病灶发展而来。肺部感染结核分枝杆菌后,渗出性病灶和增殖性病灶进展恶化均可以发生干酪样坏死。因为机体具有一定的抵抗力,随着病程延续,一部分结核干酪病灶的周围逐渐发生纤维组织增生,将干酪病灶包围以阻止病灶扩大及向周围继续侵犯蔓延。肺结核球主要是干酪病灶被纤维组织包围而形成的球形病灶,还可因空洞的引流支气管阻塞,空洞被干酪物质或结核肉芽组织充填形成。

肺结核球在影像学上具有以下特点。① 部位:好发于上叶尖后段和下叶背段,因为绝大多数结核球是由继发性肺结核病灶演变形成的,所以,结核球的好发部位应与继发性肺结核的好发部位相一致。② 病灶数目:多为单发,少数可多发。③ 形态:为圆形或椭圆形,直径小于2 cm的称为"纤维干酪病灶",直径在2 cm以上的称为"结核球"。④ 边缘:结核球轮廓清晰,整齐、光滑,切迹及分叶少见。⑤ 密度:可为均匀性,也可见内部溶解半透明区,其溶解区多位于球影偏向肺门侧,也可见空洞,部分可见钙化。⑥ 周围:球形病灶附近的肺野内多见散在增殖性或纤维性病灶,表现为斑点状、小结节状及条索状阴影,常称为"卫星灶"。⑦ 近侧:在结核球与肺门之间有时可见条索状阴影,为空洞形成的结核球遗留的引流支气管。⑧ 钙化:在结核球的内部或边缘处可以发生钙化,典型表现为成层的环形钙化阴影或散在斑点状钙化灶。⑨ 增强:增强 CT 检查时结核球不强化或仅轻度强化,典型者可有包膜薄环形强化。⑩ PET-CT:肺结核球对 ^{18}F-FDG 的摄取程度随病灶内软组织比例的增大而升高。大部分结核球为低葡萄糖代谢,其中局部放射性缺损具有一定特异性。

（4）慢性纤维空洞性肺结核:慢性纤维空洞性肺结核是指肺结核发展到晚期阶段,结核病程较长,在病程中病变恶化与好转交替出现,肺组织局部或大部破坏较重。同时病灶周围广泛性纤维组织增生修复,即出现了纤维性空洞。慢性纤维空洞性肺结核多由浸润性肺结核演变而来。肺结核病被发现得较晚或没有得到积极的规范化治疗,或没有能够坚持全程用药,或某些原因引起机体抵抗力明显低下,最终造成病情反复,好转与恶化交替出现,肺部产生一个或数个空洞,长期不能闭合。病变反复活动进展,患者排菌的同时反复发生支气管播散。肺组织长期较严重的破坏与较广泛的纤维组织增生会引起支气管牵拉、扭曲、变形,导致支气管扩张、肺大疱以及肺不张等。伴有局部肺容积缩小,同侧及对侧肺野常见较广泛的支气管播散灶,同侧中下肺野或对侧肺野出现代偿性肺气肿。

其影像学特点如下:① 在上叶尖后段或下叶背段可见形状不规则的纤维性空洞,周围有广泛的纤维条索影,局部肺部容积缩小,使患侧肺门上提,肺纹理呈垂柳状;气管、纵隔向患侧移位。② 同侧或对侧上、中肺野常见新旧不一的结核病变,即渗出性、增殖性、干酪性、空洞性、纤维性及钙化性病灶同时存在于一位患者的肺部。空洞可单发,经常可见数个大小不一、形状各异的透亮区。病灶内可见斑点状、索条状或小斑片状钙化灶。空洞壁上经常可见点状或线条状钙化灶。③ 患侧中、下肺及对侧肺野常见支气管播散病灶。④ 未被侵及的肺野见代偿性肺气肿和肺大疱。CT 可发现胸片观察不到的肺大疱,表现为病灶边缘处的肺大疱壁非常薄的无肺纹理区。⑤ 患侧局部胸膜长时间受侵,胸膜增厚粘连,形成胸膜纤维板,引起局部肋间隙变窄,胸廓塌陷。同时肺部容积缩小和胸膜增厚粘连,产生牵拉作用,导致纵隔及气管明显向患侧移位。

4. 气管、支气管结核

气管、支气管结核是气管黏膜、支气管黏膜、黏膜下层、环状软骨和外层结缔组织等从腔内至腔外构成的气管、支气管壁的全层结核病变的总称。气管、支气管结核主要是由痰液中结核分枝杆菌的直接侵犯,也可为结核性淋巴结炎破溃而直接侵犯气道黏膜,或结核分枝杆菌经支气管周围的淋巴道播散所致。病变好发于主支气管、两肺上叶、右肺中叶及左肺舌叶气管。主要病理表现为气管或支气管壁不规则增厚、管腔狭窄或阻塞,狭窄支气管远端肺组织可出现继发性不张或实变、支气管扩张及并发黏液栓嵌塞和其他部位支气管播散病灶等。其影像学特点如下。

（1）支气管内膜结核:病变管壁增厚,表现为支气管内壁小结节状突起,也可表现为局部一小段支气管壁增厚。

（2）支气管腔狭窄:部分病例可见肺门或纵隔内增大淋巴结直接侵及相邻支气管或气管,引起管腔变窄、扭曲、变形或移位。

（3）一侧或两侧中下肺野可见斑点状、树芽状、小斑片状支气管播散病灶。

（4）支气管扩张:病变区内支气管出现串珠样或蜂窝状支气管扩张,支气管腔呈不同程度的扩大,支气管壁增厚及支气管内壁不光滑,有时呈锯齿状改变。

（5）局限性肺气肿：支气管壁增殖、干酪性病灶引起支气管腔狭窄。其远端肺野可见肺段性或一个肺叶局限性肺透亮度增强。

（6）肺段性或肺叶性肺不张：病变引起支气管狭窄、阻塞，导致肺段或肺叶的肺容积缩小，密度增大。

（7）支气管壁可显示斑点状、线条状钙化影。

（8）肺野内可见多形态的结核病灶。

HRCT 扫描结合多种图像后处理技术，可以有效地提高支气管结核的诊断率。HRCT 可以在矢状位、冠状位和沿病变支气管腔进行多层面影像重建。还可应用 CT 仿真内镜重建技术，对支气管腔、支气管壁（包括支气管壁的内、外边缘）进行细节征象的观察分析。HRCT 可以清晰地显示气管、左主支气管、右主支气管、肺叶及肺支气管病灶向腔内或腔外壁侵犯、累及的部位、范围、形态和程度，显示支气管壁增厚及管腔狭窄的影像特征；部分病例可以发现支气管壁的钙化，结合肺结核的多形态、多密度的病灶及支气管播散病灶，即可明确支气管结核及肺不张的性质。HRCT 及增强扫描对于纵隔淋巴结增大、增大淋巴结是否发生干酪样坏死及液化、增大淋巴结是否侵犯相邻支气管而引起支气管结核及支气管胸膜瘘等都能清晰地显示。

5. 结核性胸膜炎

结核性胸膜炎是由结核分枝杆菌及其代谢产物进入胸膜腔引起的胸膜炎症。其发病机制为邻近胸膜的肺内结核病灶直接蔓延，胸内淋巴结内的结核分枝杆菌经淋巴管逆流到胸膜。该病也可以是弥散至胸膜的结核分枝杆菌菌体蛋白引起的过敏反应。临床上将结核性胸膜炎分为结核性干性胸膜炎和结核性渗出性胸膜炎。

（1）结核性干性胸膜炎：指胸膜腔不产生明显渗液或仅有少量纤维素渗出的胸膜炎。多数患者继续发展即出现不同程度的胸腔积液。早期胸膜表面仅有少量纤维素渗出时影像学检查可无异常发现。当胸膜腔有一定量纤维素渗出，引起胸膜增厚达到 2～3 mm 时，X 线平片在病变切线位能显示，表现为局部胸膜增厚，边缘不甚清晰；CT 检查可以采用肺窗、中间窗和纵隔窗转换观察，更为敏感地显示出胸膜增厚改变或伴有少量液性密度物质所导致的胸膜向肺野内轻微突出，边缘有模糊的阴影。

胸膜纤维蛋白沉着或肉芽组织增生引起胸膜增厚常伴有胸膜脏层、壁层间的粘连，在胸膜增厚、粘连的基础上可发生钙化。影像表现为沿胸壁内缘的条状或片状软组织密度影或致密钙化影。局限性胸膜增厚被视为胸膜炎愈合后改变，广泛的胸膜增厚、粘连、钙化常引起一系列临床症状。

（2）结核性渗出性胸膜炎：大多数为单侧胸腔发病。发病初期胸腔积液通常为游离状态，随患者体位变化，积液即流到胸膜腔最低处。随着病程延长，在积极规范治疗后，一部分患者的胸腔积液即吸收好转；一部分患者治疗不及时或不规范或机体抵抗力低下，则胸腔积液内大量纤维素沉着，引起胸膜增厚粘连，导致胸腔积液分隔或引起包裹性胸腔积液；部分患者后期还会发生胸膜增厚及钙化。

游离性胸腔积液影像学特点：胸膜腔出现的液体可随体位改变自由移动至胸膜腔的最低处或随胸内压力变化产生上下自由波动的表现。较少量胸腔积液在胸部转体透视、CT、超声检查和 MRI 中均可被发现。

包裹性胸腔积液的影像学特点：胸膜脏层、壁层粘连，导致积液局限于胸膜腔的某些部位称为"包裹性胸腔积液"。经 X 线检查，包裹性胸腔积液多发生于下部胸腔的侧后胸壁内侧缘，在胸片切线位摄影时呈半圆形（或称为"D"字形），自胸壁向肺野突出，边缘清晰、光滑，其上缘、下缘与胸壁的夹角呈钝角。CT、超声、MRI 可以直接显示病灶。

6. 儿童肺结核

儿童肺结核的最初基本病理表现以渗出浸润为主，可伴有不同程度的纤维增生及空洞形成。病变进展可导致干酪性肺炎、支气管结核及其血行播散性肺结核等。病变好转则表现为吸收或钙化。患病年龄不同，病变类型不同。淋巴结增大多见于婴幼儿，小儿肺结核以渗出性改变为主，学龄期和青春期则多表现为结核性胸膜炎和继发性肺结核，这可能与各年龄段患者的免疫状态有关。

儿童急性血行播散型肺结核有时仅表现为磨玻璃样影。婴幼儿粟粒病灶周围渗出明显，边缘模糊，易于融合。

（四）肺结核的不典型影像学表现

部分患者不规范的抗结核治疗引起耐药性增多，或在免疫功能低下时，部分肺结核患者的影像学表现不典型，造成误诊，延误治疗。影像学上肺结核的主要不典型表现是发病部位与分布不典型和病灶形态表现不典型。对此类型肺结核的诊断仍然有较高的误诊率，这是影像诊断的难点之一。

1. 发生部位和分布不典型

原发性及继发性肺结核就其发病部位而言，以两肺上叶尖后段及下叶背段肺边缘部多见。部分患者的肺结核病灶发生于肺下叶基底段或右肺中叶，但病灶仍旧可能具备结核的某些影像学特征。有的病灶虽然发生于上肺，但是紧贴脊柱，并且形成孤立性肿块，周围异常干净，无任何卫星病灶，易被误诊为肺内其他占位性病变。有的结核病变发生于肺上叶前段或左上叶舌段，表现为节段性非特异性炎症表现，难以诊断。

2. 病灶形态表现不典型

（1）以肺叶和段性实变为主：肺结核引起大叶性或肺段性实变通常是以增生性炎症为主的一种表现，CT 影像通常只能确定实变的范围，但不能分辨引起实变的病理学基础。因此，仅发现肺实变仍难以做出影像学诊断与鉴别。鉴于肺结核病变往往具有多种病理改变并存的特点，在分析肺叶或肺段性实变阴影时应考虑以下几方面：① 应该重点分析病灶内有无合并局限性融解和小空洞形成，即评价增生性炎症是否合并变质性改变；② 注意肺实变影周边是否有腺泡结节影等小片状或斑片状边缘模糊影，其他肺叶肺段中是否合并"树芽征"等支气管播散性病灶，或是否合并大小不等的伴随结节；③ 肺结核实变内的支气管走行多为正常，管腔通畅，而浸润性肺腺癌和肺黏膜相关淋巴瘤等所引起的实变内支气管走行往往僵硬，常合并支气管管腔狭窄等。

（2）不规则孤立结节或肿块型肺结核：部分肺结核以增生性肉芽肿为主而表现为孤立结节或团块样阴影，尤其是伴有不规则边缘者可以出现与周围型肺癌类似的分叶、细短毛刺、血管集束及胸膜凹陷等征象，即"异病同影"的肿瘤样改变。由于无明显卫星病灶，病灶又无明显钙化，极易被误诊为周围型癌。应重点分析病灶的形态特点，应准确区分肺结核病灶的不规则边缘和肺癌的分叶征象;选择 60～90 s 的延时 CT 增强扫描,重点分析病灶的强化形式。肺结核病变多表现为不均匀强化伴有局限低密度区,即增生性炎症合并不同程度的变质性改变。而肺癌多表现为较均匀的完全强化。

（3）肺内多发性结节型肺结核:分布大小不等的结节阴影,边缘较清楚。这种多发性结节主要为结核性肉芽肿性炎症。当结节病灶边缘欠锐利,并伴有或多或少的淡薄片状影,则高度提示感染性病变。若抗感染治疗无效,再结合症状、体征及实验室检查结果可考虑为结核病变,可进行抗结核试验治疗,必要时选择经皮肺穿刺活检以进一步明确诊断。

（4）以间质改变为主的继发性肺结核:该类型肺结核为继发性肺结核的特殊类型,在 HRCT 上有其特点,主要表现为按支气管树节段性分布和片状融合分布,小叶内间质异常是肺结核间质改变的主要 HRCT 表现,包括小叶内细网织线影、"树芽征"、微结节、磨玻璃影等征象。病灶分布以上肺叶居多,也可以弥漫分布于两肺,形成"雪花片"样改变。还可以见到以蜂窝样表现为主的间质性肺结核,又称"结核性蜂窝肺"。

（5）以纵隔肺门淋巴结增大为主的肺结核:典型的肺门和纵隔淋巴结结核,通常 CT 增强表现为两种形式,即增大淋巴结边缘环形强化而中心不强化或分隔样强化伴多发性局限低密度区,尤其是短径大于 2.0 mm 者表现更为典型。小部分淋巴结结核主要表现为异常增大的淋巴结,CT 增强扫描除淋巴结表现为均匀强化外,还可见大血管结构的包绕和压迫等,与肺癌的纵隔淋巴结转移和纵隔淋巴瘤的表现近似。对于这种纵隔内较均匀强化的增大淋巴结的诊断,除分析增大淋巴结分布特点外,主要选择支气管镜下的透壁穿刺、EBUS 和纵隔镜等技术获得病理诊断。

（五）非活动性肺结核的影像学分析与评价

非活动性肺结核又称"相对静止性肺结核"。从肺结核基本病变影像特点分析可知,钙化病灶代表病变的完全愈合,纤维性病灶代表病变的临床愈合,所以分析肺结核病变的非活动性重点在于分析病灶的密度、形态、边缘锐利度、清晰度,进一步确认病灶的钙化程度以及病灶纤维化的演变状态等。

（1）综合多种文献观点,编者认为见到以下影像学表现,可以考虑为非活动性肺结核:① 肺结核病灶内大部分或部分钙化是陈旧性病灶的特征性表现。② 有局限性星芒状、细条状或粗条状影,边缘清楚者,可被认为是纤维性病灶,是临床愈合的一种表现。③ 边缘清楚的结节的形态不规则,可被认为是纤维性结节病灶,亦可以是相对静止的结核病变。④ 有薄壁空洞,壁厚 2 mm 以下,内壁光滑、锐利,洞内无液体或坏死物,空洞周围无病灶或有数量不等的纤维性病灶并且长时间无变化,可认为这类薄壁空洞是净化空洞愈合形式。⑤ 肺硬变(属于纤维化范畴)是继发性肺结核的基本愈合阶段。在 CT 影像上结核性肺硬变表现为边界相对清楚的亚段性、段性或大叶性软组织密度影,密度高于或略高于肌肉组织,病变内无空洞,亦无局限液化坏死区,肺部其他部位无病灶,或呈纤维性改变及硬结性改变,并且较长时间无变化。若病变内可见不同程度的钙化病灶,呈点状、条状、片状或多发结节状散在分布,即可确诊为非活动性。

（2）关于胸膜、淋巴结及支气管结核病变是否为活动性,少有相关文献报道,但是综合临床对相关病变的观察及经验,通常医师认为胸膜、淋巴结及支气管结核病变符合以下条件即为非活动性：① 局限胸膜增厚，尤其是伴有不同形态的钙化，连续观察无变化而又无症状，可被认为符合非活动性结核病变。② 淋巴结结核的完全钙化可以被认为是非活动性结核病变，淋巴结结核的部分钙化若长时间无变化，也可被认为符合非活动性结核病变。③支气管结核经规范的抗结核药物治疗，仅表现为光滑的支气管狭窄，肺内阻塞性改变、吸收消散或硬化改变，播散性病灶吸收或纤维性改变，并无明确肿大淋巴结或伴淋巴结钙化，符合结核病的非活动性。

值得提出的是，上述对于结核病变处于非活动性的评价属于经验性诊断，由于缺乏数据的支持，尚待进一步探讨。

四、诊断

根据我国最新的结核病分类标准，将肺结核分为原发性肺结核、血行播散性肺结核、继发性肺结核、气管支气管结核和结核性胸膜炎。

(一) 诊断依据

1. 临床表现

（1）症状：① 全身症状为盗汗、疲乏、间断或持续午后低热、食欲不振、体重减轻等，女性患者可伴有月经失调或闭经。② 呼吸道症状为咳嗽、咳痰不少于 2 周，或痰中带血或咯血。

（2）体征：早期肺部体征不明显，当病变累及范围较大时，局部叩诊呈浊音，听诊可闻及管状呼吸音，合并感染或合并支气管扩张时，可闻及湿啰音。病变累及气管、支气管，引起局部狭窄时，听诊可闻及固定、局限性的哮鸣音。当引起肺不张时，可表现为气管向患侧移位，患侧胸廓塌陷，肋间隙变窄，叩诊为浊音或实音，听诊呼吸音减弱或消失。

2. 流行病学史

患者有肺结核患者接触史。

3. 辅助检查

（1）结核菌素皮肤试验呈中度阳性或强阳性。

（2）γ-干扰素释放试验呈阳性。

（3）结核分枝杆菌抗体呈阳性。

(二) 原发性肺结核的诊断要点

1. 疑似病例

（1）影像学表现：原发性肺结核的主要表现为肺内原发病灶及胸内淋巴结肿大，或单纯胸内淋巴结肿大。儿童原发性肺结核也可表现为空洞、干酪性肺炎以及由支气管淋巴瘘导致的支气管结核。

（2）临床表现：① 出现全身症状和呼吸道症状。② 出现相应的体征。

（3）查流行病学史。

（4）做辅助检查，结果支持该病的诊断。

成人：符合"（1）"可诊断原发性肺结核疑似病例。

5 岁以下儿童:符合"(2)"+"(3)"或"(4)",可诊断原发性肺结核疑似病例。

2. 临床诊断病例

(1)影像学表现:符合原发性肺结核的影像学特点。

(2)临床表现:① 出现全身症状和呼吸道症状。② 出现相应的体征。

(3)做辅助检查,结果支持该病的诊断。

(4)病理:肺外组织病理表现为典型的结核病病理学特征。

成人:符合"(1)"+"(2)"或"(3)"或符合"(4)",可临床诊断原发性肺结核。

儿童:符合"(1)"+"(2)"或"(3)",可临床诊断原发性肺结核。

3. 确诊病例

(1)痰涂片阳性原发性肺结核:① 2 份痰标本涂片抗酸染色检查呈阳性。② 1 份痰标本涂片抗酸染色检查呈阳性,同时具有符合原发性肺结核特点的影像学表现。③ 1 份痰标本涂片抗酸染色检查呈阳性,并且 1 份痰标本分枝杆菌培养呈阳性,鉴定为结核分枝杆菌复合群。

符合"①"或"②"或"③",可诊断为痰涂片阳性原发性肺结核。

(2)仅分枝杆菌分离培养呈阳性原发性肺结核诊断:① 影像学表现:符合原发性肺结核的影像学特点。② 2 份痰标本涂片抗酸染色呈阴性。③ 1 份痰标本分枝杆菌培养呈阳性,鉴定为结核分枝杆菌复合群。

符合"①"+"②"+"③",可诊断为仅分枝杆菌分离培养阳性原发性肺结核。

(3)分子生物学检查阳性原发性肺结核诊断:① 符合原发性肺结核的影像学特点。② 结核分枝杆菌核酸检测呈阳性。

符合"①"+"②"可诊断为分子生物学检查阳性原发性肺结核。

(4)肺组织病理学检查阳性原发性肺结核诊断:具备肺组织病理表现为典型的结核病病理特征,同时具有原发性肺结核的影像学特点,可诊断为肺组织病理学检查阳性原发性肺结核。

(三)血行播散性肺结核的诊断要点

1. 疑似病例

(1)影像学表现:急性血行播散型肺结核表现为两肺均匀分布的大小、密度一致的粟粒阴影;亚急性或慢性血行播散性肺结核的弥漫病灶多分布于两肺的上中部,大小不一,密度不等,可有融合。儿童急性血行播散型肺结核有时仅表现为磨玻璃样影、婴幼儿粟粒病灶周围渗出明显,边缘模糊,易于融合。

(2)临床表现:① 出现全身症状和呼吸道症状。② 出现相应的体征。

(3)查流行病学史。

(4)做辅助检查,结果支持该病的诊断。

成人:符合"(2)"可诊断为血行播散性肺结核疑似病例。

5 岁以下儿童:符合"(2)"+"(3)"或"(4)",可诊断为血行播散性肺结核疑似病例。

2. 临床诊断病例

(1)影像学表现:符合血行播散性肺结核的影像学特点。

（2）临床表现：① 症状：出现全身症状和呼吸道症状。② 出现相应的体征。

（3）做辅助检查,结果支持该病的诊断。

（4）病理：肺外组织病理表现为典型的结核病病理特征。

成人符合"（1）"+"（2）"或"（3）"或"（4）",可临床诊断血行播散性肺结核。

儿童符合"（1）"+"（2）"+"（3）",可临床诊断血行播散性肺结核。

3. 确诊病例

（1）痰涂片阳性血行播散性肺结核：① 2 份痰标本涂片抗酸染色检查阳性。② 1 份痰标本涂片抗酸染色检查阳性,同时具备血行播散性肺结核的影像学特点。③ 1 份痰标本涂片抗酸染色检查阳性,并且 1 份痰标本分枝杆菌培养阳性鉴定为结核分枝杆菌复合群。

符合"①"或"②"或"③",可诊断为痰涂片阳性血行播散性肺结核。

（2）仅分枝杆菌分离培养阳性血行播散性肺结核诊断：① 影像学表现：符合血行播散性肺结核的影像学特点。② 2 份痰标本涂片抗酸染色阴性。③ 1 份痰标本分枝杆菌培养阳性鉴定为结核分枝杆菌复合群。

符合"①"+"②"+"③",可诊断为仅分枝杆菌分离培养阳性血行播散性肺结核。

（3）分子生物学检查阳性血性播散性肺结核诊断：① 符合血行播散性肺结核影像学特点。② 结核分枝杆菌核酸检测阳性。

符合"①"+"②",可诊断为分子生物学检查阳性血行播散性肺结核。

（4）肺组织病理学检查阳性血行播散性肺结核诊断：具备肺组织病理表现为典型的结核病病理特征,同时具有血行播散性肺结核影像学特点,可诊断为肺组织病理学检查阳性血行播散性肺结核。

（四）继发性肺结核的诊断要点

1. 疑似病例

（1）影像学表现：继发性肺结核患者的胸部影像表现多样。轻者主要表现为斑片、结节及索条影,或表现为结核球或孤立空洞,重者可表现为大叶性浸润、干酪性肺炎、多发空洞形成和支气管播散等。反复迁延进展者可出现肺损毁,损毁肺组织体积缩小,其内多发纤维厚壁空洞、继发性支气管扩张,或伴有多发钙化等,邻近肺门和纵隔结构牵拉、移位,胸廓塌陷,胸膜增厚、粘连,其他肺组织出现代偿性肺气肿和新旧不一的支气管播散病灶等。

（2）临床表现：① 出现全身症状和呼吸道症状。② 出现相应的体征。

（3）做辅助检查,结果支持该病的诊断。

成人符合"（1）",可诊断为继发性肺结核疑似病例。

5 岁以下儿童符合"（2）"+"（3）",可诊断为继发性肺结核疑似病例。

2. 临床诊断病例

（1）影像学表现：符合继发性肺结核影像学特点。

（2）临床表现：① 出现全身症状和呼吸道症状。② 出现相应的体征。

（3）做辅助检查,结果支持该病的诊断。

（4）病理：肺外组织病理表现为典型的结核病病理学特征。

成人符合"（1）"+"（2）"或"（3）"或符合"（4）"，可临床诊断继发性肺结核。

儿童符合"（1）"+"（2）"或"（3）"，可临床诊断为继发性肺结核。

3. 确诊病例

（1）痰涂片阳性继发性肺结核：① 2 份痰标本涂片抗酸染色检查呈阳性。② 1 份痰标本涂片抗酸染色检查呈阳性，同时符合继发性肺结核的影像学特点。③ 1 份痰标本涂片抗酸染色检查呈阳性，并且 1 份痰标本分枝杆菌培养呈阳性，鉴定为结核分枝杆菌复合群。

符合"①"或"②"或"③"，可诊断为痰涂片阳性继发性肺结核。

（2）仅分枝杆菌分离培养阳性继发性肺结核诊断：① 影像学表现符合继发性肺结核的影像学特点。② 2 份痰标本涂片抗酸染色呈阴性。③ 1 份痰标本分枝杆菌培养呈阳性，鉴定为结核分枝杆菌复合群。

符合"①"+"②"+"③"，可诊断为仅分枝杆菌分离培养阳性继发性肺结核。

（3）分子生物学检查阳性继发性肺结核诊断：① 影像学表现符合继发性肺结核的胸部影像学特点。② 结核分枝杆菌核酸检测呈阳性。

符合"①"+"②"，可诊断为分子生物学检查阳性继发性肺结核。

（4）肺组织病理学检查阳性继发性肺结核诊断：具备肺组织病理表现为典型的结核病病理特征，同时影像学表现符合继发性肺结核的胸部影像学特点，可诊断为肺组织病理学检查阳性继发性肺结核。

（五）气管及支气管结核

1. 疑似病例

（1）影像学表现：气管及支气管结核主要表现为气管或支气管壁不规则增厚、管腔狭窄或阻塞，狭窄支气管远端肺组织可出现继发性不张或实变、支气管扩张及其他部位支气管播散病灶等。

（2）临床表现：① 出现全身症状和呼吸道症状。② 出现相应的体征。

（3）流行病学史：有肺结核患者接触史。

（4）做辅助检查，结果支持该病的诊断。

成人符合"（1）"，可诊断为气管及支气管结核疑似病例。

5 岁以下儿童符合"（2）"+"（3）"或"（4）"，可诊断为气管及支气管结核疑似病例。

2. 临床诊断病例

（1）影像学表现：符合气管及支气管结核的影像学特点。

（2）支气管镜检查：可直接观察到符合气管和支气管结核特点的病变。

符合"（1）"+"（2）"，可临床诊断为气管及支气管结核。

3. 确诊病例

（1）支气管镜检查：可直接观察到符合气管和支气管结核特点的病变。

（2）气管、支气管病理学检查：符合典型的结核病病理特征。

（3）气管、支气管分泌物病原学检查：① 抗酸染色涂片呈阳性。② 分枝杆菌培养呈阳性，菌种鉴定为结核分枝杆菌复合群。③ 结核分枝杆菌核酸检测呈阳性。

符合"（1）"+"（2）"或"（3）"，可确诊为气管及支气管结核。

(六) 结核性胸膜炎的诊断要点

1. 疑似病例

(1)胸部影像表现:胸膜腔游离积液、局部包裹积液或胸膜增厚。

(2)结核的全身中毒症状:如发热、乏力、盗汗,或伴有呼吸道症状,如刺激性咳嗽、胸痛和呼吸困难。

(3)接触史:有肺结核患者接触史。

(4)结核菌素皮肤试验:中度阳性或强阳性。

(5)γ-干扰素释放试验:阳性。

成人及 5 岁以上儿童符合"(1)",可诊断为结核性胸膜炎疑似病例。

5 岁以下儿童符合"(1)"+"(2)"以及符合"(3)""(4)""(5)"中的任何一条,可诊断为结核性胸膜炎疑似病例。

2. 临床诊断病例

(1)胸部影像表现:胸膜腔游离积液、局部包裹积液或胸膜增厚。

(2)胸腔积液性质:有渗出液,ADA 水平不低于 45 U/L 或胸腔积液 ADA 水平与血清 ADA 水平之比大于 1。

(3)结核全身中毒症状:如发热、乏力、盗汗,或伴有呼吸道症状,如刺激性咳嗽、胸痛和呼吸困难。

(4)结核菌素皮肤试验:中度阳性或强阳性。

(5)γ-干扰素释放试验:阳性。

(6)结核分枝杆菌抗体:阳性。

成人符合"(1)"+"(2)"以及符合"(4)""(5)""(6)"中的任何一条,可诊断为结核性胸膜炎临床诊断病例。

儿童符合"(1)"+"(2)"+"(3)"以及符合"(4)""(5)""(6)"中的任何一条,可诊断为结核性胸膜炎临床诊断病例。

3. 确诊病例

(1)胸部影像学表现:胸膜腔游离积液、局部包裹积液或胸膜增厚。

(2)胸膜组织病理表现:为典型的结核病病理特征。

(3)胸腔积液培养:阳性,菌种鉴定为结核分枝杆菌复合群。

(4)胸腔积液结核分枝杆菌核酸检测:阳性。

符合"(1)"+"(2)",可诊断为结核性胸膜炎确诊病例。

符合"(1)"+"(3)"或"(1)"+"(4)",可诊断为结核性胸膜炎确诊病例。

(七) 活动性肺结核和非活动性肺结核

1. 活动性肺结核

具有肺结核病相关的临床症状和体征,结核分枝杆菌病原学、病理学、影像学等检查有活动性结核的证据。

2. 非活动性肺结核病

无活动性结核相关临床症状和体征,细菌学检查呈阴性,影像学检查符合以下一项或多项表现,并排除其他原因所致的肺部影像改变,可诊断为非活动性肺结核。

(1)有钙化病灶(孤立性或多发性)。

(2)有索条状病灶(边缘清晰)。

(3)有硬结性病灶。

(4)有净化空洞。

(5)胸膜增厚、粘连或伴钙化。

五、鉴别诊断

(一)肺癌

中央型肺癌常有痰中带血,肺门附近有阴影,与肺门淋巴结结核相似。周围型肺癌可呈球状、分叶状块影,需要鉴别周围型肺癌与结核球。肺癌多见于 40 岁以上嗜烟男性,常无明显结核中毒症状,多有刺激性咳嗽、胸痛及进行性消瘦。在 X 线胸片上结核球周围可有卫星灶、钙化,而肺癌病灶边缘常有切迹、毛刺。胸部 CT 扫描对鉴别诊断常有帮助。结合痰结核分枝杆菌检查、脱落细胞检查及通过支气管镜检查与活检等,常能及时鉴别。肺癌与肺结核可以并存,也需要注意筛查和鉴别。

(二)肺炎

原发综合征的肺门淋巴结结核不明显或原发灶周围存在大片渗出,如果病变波及整个肺叶并将肺门掩盖,以及继发性肺结核主要表现为渗出性病变或干酪性肺炎,就需要鉴别原发综合征的肺门淋巴结结核与肺炎(特别是肺炎链球菌肺炎)。细菌性肺炎起病急骤,有高热,打寒战,胸痛伴气急,X 线胸片上病变常局限于一个肺叶或肺段,血白细胞总数及中性粒细胞增多,抗菌药物治疗有效,可资鉴别;尚需注意鉴别肺结核与其他病原体引起的肺炎,关键是病原学检测有阳性证据。

(三)肺脓肿

肺脓肿空洞多见于肺下叶。脓肿周围的炎症浸润较严重,空洞内常有液平面。肺结核空洞则多发生在肺上叶,空洞壁较薄,洞内很少有液平面或仅见浅液平。此外肺脓肿起病较急,有高热、大量脓痰,痰中无结核分枝杆菌,但有多种其他细菌,血白细胞总数及中性粒细胞增多。抗生素治疗有效。慢性纤维空洞合并感染时易与慢性肺脓肿混淆,后者痰结核分枝杆菌呈阴性。

(四)支气管扩张

患者有慢性咳嗽、咳脓痰及反复咯血史,需鉴别支气管扩张与继发型肺结核。X 线胸片多无异常发现或仅见局部肺纹理增粗或卷发状阴影,CT 有助于确诊。应当警惕的是化脓性支气管扩张症可以并发结核感染,在细菌学检测时应顾及。

(五)慢性支气管炎

慢性支气管炎的症状酷似继发性肺结核的症状。近年来老年人中肺结核的发病率升高,其高发年龄与慢性支气管炎的高发年龄趋近,需要及时行 X 线检查和痰检,认真鉴别。

(六) 非结核分枝杆菌肺病(NTM 肺病)

非结核分枝杆菌是指结核和麻风分枝杆菌以外的所有分枝杆菌,可引起各组织、器官病变。NTM 肺病的临床表现和 X 线检查表现与肺结核类似。鉴别诊断主要依据菌种鉴定。

(七) 结节病

需要鉴别 Ⅰ 期结节病与纵隔淋巴结结核。结节病患者的结核菌素试验呈阴性,肺门淋巴结肿大常呈对称性,状如土豆。Ⅱ 期和 Ⅲ 期结节病患者肺内可出现弥散性小结节,需要与血行播散性肺结核区别;表现为两肺斑片状阴影,需与继发性肺结核区别。结节病患者往往症状轻微或无症状,血清 ACE 水平升高,有高钙血症或尿钙水平升高,确诊需要组织活检病理诊断。

(八) 其他

伤寒、败血症、白血病、纵隔淋巴瘤等与结核病有诸多相似之处。伤寒有高热、血白细胞计数减少及肝和脾大等临床表现,易与急性血行播散型肺结核混淆。但伤寒热型常呈稽留热,有相对缓脉、皮肤玫瑰疹,血清肥达试验呈阳性,血、粪便培养有伤寒杆菌生长。败血症起病急,有寒战及弛张热型,白细胞及中性粒细胞增多,患者常有近期皮肤感染史、疖疮挤压史或尿路、胆道等感染史,皮肤常见瘀点。病程中出现迁徙病灶或感染性休克,血或骨髓培养可发现致病菌。结核病偶见血象呈类白血病反应或单核细胞异常增多,需与白血病区别。白血病多有明显出血倾向,骨髓涂片及动态 X 线胸片随访有助于确诊。

六、治疗与预后

(一) 治疗

我国国家卫健委推荐的化疗方案如下。

1. 针对初治菌阳肺结核(含初治菌阴空洞肺结核或血行播散性肺结核)

(1) 2HRZE(S)/4HR。

(2) 2HRZE(S)/4H$_3$R$_3$。

(3) 2H$_3$R$_3$Z$_3$(S$_3$)/4H$_3$R$_3$。

下标 3 代表每周用药 3 次。

如果第二个月末痰菌仍为阳性,则延长 1 个月强化期,相应地缩短 1 个月巩固期。

2. 针对初治菌阴肺结核(除有空洞、血行播散性肺结核外)

(1) 2HRZ/4HR。

(2) 2HRZ/4H$_3$R$_3$。

(3) 2H$_3$R$_3$Z$_3$/4H$_3$R$_3$

下标 3 代表每周用药 3 次。

其他方法详见第二章第一节中治疗部分。

(二) 预后

90% 以上初治敏感肺结核可以临床治愈,耐药肺结核病的治愈率较低。目前 WHO

统计全球耐药肺结核病的治愈率只有 56%,随着贝达喹啉等药物在临床的广泛使用,耐药结核病的治愈率也逐渐提高,有文献报道,可达 70% 以上。

张正冬　曲雅楠　耿鲁光　陈　静

第三节　淋巴结结核

一、概述

(一)定义

当结核分枝杆菌被引流区域的淋巴结巨噬细胞吞噬或随着淋巴管和血液播散至全身各个部位的淋巴结时,引起淋巴结的慢性结核感染性疾病,为淋巴结结核。

(二)流行病学

人体暴露于结核分枝杆菌后,少量结核分枝杆菌就可以通过黏膜或者肺泡入侵机体并导致感染。肺脏是最常易被侵犯的器官,肺外许多器官也可被侵及,肺外结核约占全部结核病的 20%,其中淋巴结结核居肺外结核之首。体表淋巴结结核居全身淋巴结结核发病率的首位,占整个淋巴系统结核的 80% ~ 90%。颈部淋巴结最为常见,其次出现于颌下、腋下、腹股沟等处。深部的淋巴结结核较为常见,如纵隔肺门淋巴结结核、腹腔淋巴结结核。全身各个部位的淋巴结均可发生淋巴结结核。

人类淋巴结结核已有 3 000 多年的历史。我国东汉张仲景所著的《金匮要略》中就有"马刀挟瘿"(淋巴结结核)的记载。1676 年,Wiseman 才对淋巴结结核有详细描述。该病属于于中医"瘰病""痰核""流注""寒性脓疡"等范畴,俗称"疬子颈"或"老鼠疮"。颈淋巴结结核常肿大如"串珠"状,因此,中医称颈淋巴结结核为"瘰病""鼠瘘"等;而中医称腋下淋巴结结核为"马刀挟瘿"。

二、临床表现

(一)全身症状

大部分体表淋巴结结核患者的全身症状相对较轻,主要有午后低热、全身乏力、盗汗、体重下降等,临床上也有相当一部分淋巴结结核患者没有任何症状,完全是无意中发现或体检时发现的;也有少部分患者的全身症状较重。当患病的淋巴结较多、较大、破溃合并感染时,和 / 或体表及深部淋巴结同时感染时可持续高热、消瘦等。

(二)病变局部症状

根据淋巴结病变不同的部位和时期,在临床上病变局部症状也有一定的差异。

1. 浅表淋巴结结核

患者初期可表现为体表 1 ~ 2 个渐进性无痛的肿块,质稍硬,可活动;随着病情的不断进展,肿大的淋巴结可形成淋巴结周围炎,从而多个淋巴结肿大且粘连成串珠状;随着淋巴结的不断肿大,其周围粘连进一步加重,表面可有成团现象并显著高出皮肤表面,患者可自觉局部疼痛与压痛加重;病情进一步发展,则可出现成团的淋巴结肿块逐渐软化,表面有波动感,可形成寒性脓肿,继发感染时可疼痛剧烈,表皮潮红;脓肿自行破溃,如不能及时、有效地治疗,则可出现窦道或溃疡,长期不愈。

2. 纵隔肺门淋巴结结核

患者一般起病缓慢。部分患者可有低热、乏力、盗汗等全身症状。最常见的临床局部症状是由肿大淋巴结对邻近的支气管、食管等的压迫所致,常见的症状有胸闷、憋气、气短、长期慢性咳嗽、进食受阻等,特别是活动后上述症状可明显加剧。部分患者由于肿大的淋巴结压迫喉返神经,可出现同侧的声带麻痹、声音嘶哑。

3. 腹盆腔淋巴结结核

患者临床上无特征性表现,除可出现程度不等的营养不良、低热、消瘦外,常见的临床症状有腹胀、腹痛、腹部肿块等,可伴有不同程度的腹盆腔积液,有的患者还可以出现急性或慢性肠梗阻症状,有的患者还有腹泻症状。较为严重的是患者的腹腔淋巴结结核出现脓肿,且脓肿破溃,形成急性或慢性肠穿孔,需要外科急症处理。

三、诊断

诊断及鉴别淋巴结结核时可以按不同的部位进行分类,如体表淋巴结结核、纵隔肺门淋巴结结核、腹盆腔淋巴结结核。其中,体表淋巴结结核在临床最为常见。

(一) 诊断淋巴结结核的主要依据

(1)患者有结核病史或结核病密切接触史。

(2)患者有全身结核中毒症状——发热,特别是有午后低热。

(3)PPD 皮肤试验新近转为阳性或强阳性,血沉快。

(4)慢性淋巴结周围炎:有单个或多个质稍硬、并成串、与周围组织粘连的肿大淋巴结,淋巴结缓慢肿大、疼痛轻微,或已有波动,表面皮肤发红或脓肿破溃,流脓并形成窦道。

(5)胸部 X 线显示肺部结核病灶或纵隔、肺门有肿大的淋巴结或钙化灶。

(6)口腔、咽喉部位有结核病变。

(7)浅表淋巴结超声图像主要表现为多个淋巴结呈串珠状排列,边界模糊,形态呈类圆形,较常无回声及出现钙化,淋巴结中央无回声伴边缘环状低回声。淋巴结可发生融合,伴淋巴结周围皮下脓肿和窦道形成。

(8)颈部 CT 扫描特别是增强扫描检查对颈部较深部位淋巴结结核的发现帮助非常大。通常情况下病灶呈现“三多”的特点,即病灶数目多、融合成团多、侵犯区域多。平扫表现为肿大的淋巴结中央密度减小,边缘大多清晰,强化扫描时常呈薄壁环形强化或分隔样环形强化。

(9)给淋巴结穿刺抽脓,找抗酸杆菌,其涂片阳性率约为 30%,培养的阳性率为 23%～75%。对单个或成串的肿大淋巴结,可行经皮肤淋巴结穿刺术,取针尖上和针芯的内容物分别进行涂片、染色、细胞学检查,方法简单易行,其准确率为 79% 左右。

(10)对难以明确诊断者,可给予试验性或诊断性抗结核治疗,动态观察其疗效,以协助诊断。

（11）确诊需要组织病理学检查。干酪性淋巴结结核可表现为中央区干酪样坏死,周围有上皮样细胞、淋巴细胞和巨噬细胞;增殖性淋巴结结核表现为无干酪样坏死,有网状内皮增生、上皮样细胞和排列不规则的朗格汉斯细胞。

（12）对于纵隔肺门淋巴结结核的诊断,除影像学检查外,支气管镜检查,特别是EBUS-TBNA 显得尤为重要,它为诊断纵隔肺门淋巴结结核提供了一个简单、直接、快速、方便、准确的方法。

（13）对于腹盆腔淋巴结结核的诊断,影像学检查,尤其是增强 CT 的检查特别重要。典型的表现为中心低密度的液化坏死,周边环形强化,文献报道其发生率为 40％～93％。B 超检查在临床上较为常用,对治疗过程中动态观察疗效有帮助。最为可靠还是腹盆腔镜检查及病变部位的活检,这是确诊的最有价值的检查手段。

（14）近年来分子生物技术进展迅速,荧光定量 PCR 技术、高分辨熔解曲线法、Xpert MTB/RIF 技术均可应用于淋巴结结核的快速诊断,如能与传统的罗氏培养和 BACTEC MGIT 960 自动化培养系统培养等相结合,则能更进一步提高其诊断的敏感性与特异性。

（二）纵隔淋巴结结核的诊断要点

（1）具有结核中毒症状。

（2）同时伴有肺内或肺外结核病变。

（3）CT 强化扫描纵隔淋巴结呈环状强化,中央区密度减低。可有钙化。

（4）PPD 试验强阳性或阳性,或 γ-干扰素释放试验呈阳性,或 T-SPOT.TB 呈阳性。

（5）经支气管针吸活检为结核病理改变。

（6）可伴有脓胸或胸骨、剑突下皮肤慢性窦道,有干酪样物质排出。

四、鉴别诊断

（一）需鉴别浅表淋巴结结核与以下疾病

1. 慢性非特异性局限性淋巴结肿大

慢性非特异性局限性淋巴结肿大多为邻近器官的感染传播所致,有时又称"慢性淋巴结炎"。例如,头部病灶可传及耳后和乳突淋巴结,口腔、咽部病变可使颌下、颊下淋巴结肿大。受累的淋巴结通常体积较小,数量较少,并且较坚实、无压痛,合并急性感染时抗感染治疗通常有效。

2. 非结核分枝杆菌淋巴结炎

主要致病菌有鸟胞内分枝杆菌复合群、瘰疬分枝杆菌。非结核分枝杆菌淋巴结炎以颈部淋巴结肿大、特别是颌下部及上颌附近的淋巴结受累最为常见,亦可累及耳部、腋下淋巴结。确诊有赖于病原学证据。

3. 结节病

结节病是一种全身性肉芽肿病,可累及全身所有器官,是一种慢性非干酪性肉芽肿性疾病。病变常可累及多处淋巴结,但以双侧肺门淋巴结更多见。结节病多见于 20～40 岁青壮年,多见于女性。淋巴结中度肿大,最大约 2 cm,肺门淋巴结肿大者可呈巨块状。淋巴结不与周围组织粘连,病理表现与结核结节相似,但结节病的结节内一般无干酪样坏死,类上皮细胞增生显著,巨细胞数目多,但细胞核不呈马蹄形或花环状排列,巨细胞内有星状或同心圆状钙化灶。该病与无干酪样坏死的上皮样结核几乎无法区别,抗酸染色,寻找抗酸杆菌可帮助鉴别。该病很少累及肠道和肠系膜淋巴结。

4. 恶性肿瘤转移性淋巴结肿大

患者通常有原发性恶性肿瘤的病史。局限性淋巴结肿大除常由引流区域组织或器官的非特异性炎症引起外,亦可由淋巴结引流部位的恶性肿瘤淋巴道转移而来。颈淋巴结肿大常由甲状腺癌或鼻咽癌转移而来。左锁骨上窝淋巴结肿大常由胃癌转移而来。右锁骨上窝或腋窝淋巴结肿大常由肺癌转移而来。腋窝淋巴结肿大可由乳腺癌转移而来。腹股沟淋巴结肿大可由阴茎、睾丸肿瘤或下肢肿瘤转移而来。淋巴结坚硬、无痛、进展快、可粘连,局部淋巴结经活检可确诊,发现原发肿瘤病变有助于诊断。

5. 白血病

各类白血病常伴有全身性或局部浅表的淋巴结肿大,62.2%的急性淋巴细胞性白血病(acute lymphoblastic leukemia, ALL)和41%的急性粒细胞白血病(acute myelogenous leukemia, AML)有淋巴结肿大,常为浅表淋巴结肿大,多光滑,无压痛,不粘连,不化脓,质地较硬,常伴发热、胸骨压痛、肝肿大、脾肿大、出血、贫血、白细胞显著增多或不增多。确诊需要骨髓穿刺检查,骨髓象中可见原始细胞和幼稚细胞大量增生。

6. 恶性淋巴瘤

恶性淋巴瘤以浅表淋巴结无痛性、进行性肿大为特征,全身淋巴结均可累及,但以颈部淋巴结肿大为多见。该病病程发展快,常有发热、消瘦、盗汗、皮肤瘙痒、肝和脾肿大、黄疸,伴有纵隔及腹腔内淋巴结肿大。淋巴结活检、淋巴结穿刺抽液涂片和淋巴结印片对该病的诊断很有价值。霍奇金病(组织细胞为主型)和淋巴上皮样细胞淋巴瘤的淋巴结正常结构被破坏,有镜影细胞或单一的淋巴细胞增生。

7. 组织胞浆菌病

组织胞浆菌病多发生于同时伴有局限性呼吸道感染的肺门淋巴结,也可因皮肤感染而引起浅表淋巴结肿大。镜下表现与无坏死的结核结节相似,修复后可发生钙化。如伴有明显的坏死,组织胞浆菌病则与干酪样坏死相似。病变中常有组织细胞增生,体积增大。组织胞浆菌病与结核病最重要的区别点是组织胞浆菌病患者的细胞质内吞噬许多呈圆形或卵圆形的孢子体,其直径为 $1\sim5\ \mu m$,过碘酸希夫反应和六胺银染色可显示菌体。

8. 接种卡介苗引起的淋巴结炎

接种卡介苗后,注入体内的卡介苗必须经过淋巴到达全身,因此接种处附近(常为腋窝)的淋巴结有一定程度的组织反应,表现为轻微肿胀,这是正常现象。一般淋巴结肿大不超过1 cm。经过1~2个月消退。但在卡介苗的接种过程中,由于菌种活力较强、接种对象年龄偏小、注射超量、注射过深或注入皮下、接种方法不当等,可有少数儿童在接种后1~2周出现症状为发热、出皮疹、淋巴结肿大超过1 cm的局部淋巴结炎。根据卡介苗的接种史、病史等可区别接种卡介苗引起的淋巴结炎与淋巴结结核。

9. 弓形虫病

该病由鼠弓形虫感染所致,通常在畜牧区较为多见,是一种人畜共患的传染病,临床上多见于青年女性,可引起淋巴结、眼、脑、心等组织、器官的病变,其中以淋巴结炎最为常见。病变多累及颌下及耳后淋巴结,常单侧发生,单个或成群。肿大的淋巴结可有轻度压痛,患者可有全身不适或低热,也可无任何症状。

10. 传染性单核细胞增多症

该病通常由 EB 病毒感染所致。常见颈部淋巴结肿大,尤其是左颈后组的淋巴结肿大,其肿大的淋巴结硬度中等,不粘连,不化脓。患者可伴有发热、咽峡炎、皮疹,淋巴结穿刺涂片检查淋巴细胞可达 $50\% \sim 90\%$,并可见异型淋巴细胞,嗜异性凝集试验的阳性率可达 $80\% \sim 90\%$。

11. 艾滋病

艾滋病为 HIV 感染引起。该病前期可出现浅表淋巴结肿大,多见于头颈部,最多的是胸锁乳突肌后缘淋巴结肿大。其特点:① 患者有多个性伴侣史,或输血和输入血制品史,或静脉吸毒史。② 患者多为青壮年男性。③ 患者有长达数月的低热、疲倦、乏力、消瘦、盗汗等。④ 周围血中淋巴细胞减少,$CD4^+$ 与 $CD8^+$ 数量之比小于 1。⑤ 抗 HIV 抗体呈阳性。

12. 猫抓病(猫抓病性淋巴结炎)

该病是由汉赛巴尔通体感染引起的自限性淋巴结炎,为一种自限性疾病。该病是由猫或狗抓、咬伤等所引起的以皮肤原发病变及局部淋巴结肿大为特征的感染性疾病。受伤后 $1 \sim 4$ 周,局部皮肤出现丘疹、水疱或脓疱,继而结痂。经 $2 \sim 3$ 个月,局部淋巴结肿大,并伴轻微疼痛,全身症状不明显。受累淋巴结依次为一侧腋下、颈部及腹股沟处,也可以是其他部位淋巴结。淋巴结中等肿大,质软,切面可见皮质、髓质内散布大小和形状不一的灰黄色病灶。镜下主要特征为肉芽肿性小脓肿形成。脓肿常位于中央,其外周的类上皮细胞呈栅栏状排列,类上皮间有少量多核巨细胞。典型的猫抓病从病理上不难诊断,但往往临床上易被误诊为淋巴结结核、恶性淋巴瘤。

(二)需鉴别纵隔淋巴结结核与以下疾病

1. 性淋巴瘤

性淋巴瘤好于前中纵隔,常有不规则发热,浅表淋巴结呈无痛性进行性增大。CT检查可见纵隔肿块呈双侧性,融合成团块,边缘直或僵硬,呈花环状,肿块密度均匀,无密度减小或钙化,强化扫描多为均一性增强,轻度强化。PPD 试验、γ-干扰素释放试验常为阴性,常伴有肝、脾肿大。骨髓检查及浅表淋巴结活检可明确诊断。

2. 肺癌纵隔淋巴结转移

肺癌纵隔淋巴结转移在影像学上可表现为肺门阴影增大及纵隔增宽,多为单侧,以肺门淋巴结肿大为主,肺内可见原发病灶,肿大的淋巴结多有强化。PPD 试验多为阴性或弱阳性,痰脱落细胞学检查可发现癌细胞。经支气管镜检查(TBNA、TBLB)可明确诊断。

3. 胸内结节病

结节病是原因不明的多器官系统的肉芽肿性疾病,分为全身多器官结节病和胸内结节病。胸内结节病 I、II 期的 X 线典型表现为双侧肺门淋巴结肿大,呈马铃薯样肿块,边界清楚,常同时伴有右气管旁淋巴结和左主动脉弓下淋巴结肿大。CT 增强扫描肿大的淋巴结强化明显,CT 值可增加 100HU 左右。可伴有肺内网状、结节状阴影。实验室检测可有血清血管紧张素转化酶活性增大、高血钙、高尿钙、Kveim-Siltzbach 皮肤试验呈阳性、PPD 试验呈阴性。浅表淋巴结活检、支气管镜或纵隔镜活检可明确诊断。

4. 纵隔良性肿瘤

纵隔良性肿瘤有神经纤维瘤、胸腺瘤、畸胎瘤、胸内甲状腺肿等。纵隔良性肿瘤多分布于前、后纵隔,病情发展缓慢,肿块边界清楚,密度均匀,强化扫描增强不明显,无纵隔淋巴结肿大。PPD 试验和 γ-干扰素释放试验多为阴性。

五、治疗与预后

(一) 治疗

1. 全身治疗

淋巴结结核的治疗与其他部位结核病的治疗一样,需要全身抗结核治疗。常用的药物有异烟肼、利福平、吡嗪酰胺、乙胺丁醇等。因淋巴结结核易反复及部分病灶会破溃,故在抗结核治疗时其强化期通常不少于 3 个月,巩固期不少于 9 个月,对淋巴结结核不适合用短程化疗。对耐药淋巴结结核需按照耐药结核病方案治疗。化疗的原则仍是早期、联合、规律、适量和全程治疗。对于无合并症的肺外结核病,我国推荐的是采用初治涂阳肺结核化疗方案。同时需要采用直接面视下短程督导化疗(directly observed treatment + short-course, DOTS)策略。

中药在淋巴结结核治疗中可发挥重要作用,因其可以清热解毒、软坚散结、化积消瘰、拔毒敛疮、祛腐生肌等。有些中药还有提高免疫力的作用,可促使破溃的淋巴结伤口早日愈合。

2. 浅表淋巴结结核的局部治疗

在治疗体表淋巴结的过程中,如脓肿形成,可行局部穿刺抽脓术,脓液被完全抽吸后可局部注射异烟肼注射液、硫酸阿米卡星注射液,这有利于病变组织的吸收,促进病情的好转。

3. 手术治疗

(1) 浅表淋巴结结核的手术治疗如下。

结节型、炎症型淋巴结结核:对于经过化疗后其淋巴结病灶仍不缩小,或反而增大或增多者,特别是淋巴结肿大(大于 2 cm),经抗结核治疗 2 个月,肿块无明显变化或继续增大者,或肿块大于 3 cm 者,或已形成化脓病灶者,可考虑行手术以摘除淋巴结。

脓肿型淋巴结结核:淋巴结肿大,有波动感,皮色红或暗紫时,应及早地切开引流。对早期破溃脓肿亦可行引流术,应彻底刮净病灶内干酪样坏死物,然后放入无菌纱条或含异烟肼溶液的纱条引流。

溃疡瘘管型淋巴结结核：对溃疡型可行病灶清除术。对脓肿破溃或手术后形成的窦道、局部换药不愈合的窦道、愈合后又复发的窦道，应做窦道切除手术，并将窦道附近的淋巴结全部切除。

（2）纵隔淋巴结结核的手术治疗如下。

重度气管、支气管压迫症：肿大的淋巴结压迫气管或支气管造成呼吸困难，经内科治疗 3 个月无效，应考虑手术，尤其是儿童形成淋巴气管瘘后，随时有发生窒息的危险，应急诊手术。

食管压迫症肿大的淋巴结：压迫食管引起吞咽困难，经抗结核治疗 3 个月无好转，应考虑手术治疗。

纵隔淋巴结结核形成的结核性脓肿穿破胸膜，形成脓胸，或穿破皮肤，形成慢性窦道。对经引流及换药处理无效者，应考虑手术清除病灶。

4. 体表淋巴结结核疗效判断标准

（1）治愈：肿大淋巴结消散，溃疡和瘘管完全愈合。

（2）有效：肿大淋巴结缩小 10% 以上为有效，肿大淋巴结缩小 90% 以上为显效。

（3）无效：溃疡或瘘管未愈合，肿大淋巴结缩小 10% 以下。

（4）复发：溃疡或瘘管复开，或治愈的肿大淋巴结又开始肿大，或在原治愈的肿大淋巴结之外又出现新的结核性肿大淋巴结。

（二）预后

淋巴结结核如能得到早期诊断和及时、规范的抗结核治疗，预后良好。少数患者为耐药结核分枝杆菌感染，易合并其他并发症，如耐药肺结核、脓胸、胸壁结核，预后较差。

周　然　刘宗海　宋颖懿　袁　媛

第四节　皮肤结核

一、概述

（一）定义

皮肤结核（cutaneous tuberculosis，CTB）是由结核分枝杆菌复合群引起的一种慢性感染性皮肤病。皮肤结核大多是由人型结核分枝杆菌、牛型结核分枝杆菌、卡介苗引起的。

（二）流行病学

皮肤结核病例占肺外结核病例的 1%～2%，但由于漏诊和误诊较多、缺乏病例上报系统，实际发生率可能更高。合并其他脏器结核的皮肤结核病例在我国约占所有皮肤结核病例的 1/3。

结核分枝杆菌通过以下几种途径引起皮肤感染：① 结核分枝杆菌经血液循环或淋巴循环传播到皮肤组织。② 肺部、肠道、生殖泌尿系统内结核病变中的结核分枝杆菌随排泄物排出，感染皮肤。③ 外源性结核分枝杆菌直接接种。④ 邻近结核病灶扩散，如淋巴结、关节、骨结核病灶破溃后扩散到上层皮肤。各种类型皮肤结核的病理检查均可见上皮样细胞肉芽肿,可伴或不伴特征性干酪样坏死和抗酸杆菌,与宿主的免疫反应不同有关。该病病程缓慢,无有效治疗可迁延数十年不愈。

二、临床表现

皮肤结核早期一般无症状,起病隐袭,进展缓慢。皮肤结核因结核分枝杆菌的毒性、数量、侵入途径和机体免疫力不同表现为不同的临床类型。皮肤结核可以表现为结节、溃疡、瘢痕、疣状斑块、丘疹、坏死等,并且其表现与有些皮肤病的表现相似,易造成误诊。典型皮肤结核包括寻常狼疮、瘰疬性皮肤结核、疣状皮肤结核、腔口部皮肤结核。结核疹中常见的 3 种类型是硬红斑、丘疹坏死性结核疹和瘰疬性苔藓。

(一)寻常狼疮

结核分枝杆菌可通过自身血行传播、淋巴传播,也可由接种卡介苗引起,也可继发于瘰疬性皮肤结核。损害易发生于暴露部位,如面部、颈部、头部,可向深部发展,造成鼻翼消失、耳部缺损、眼睑外翻等并发症。有报道称寻常狼疮是发生在感染过结核,并已致敏者身上的一种继发性皮肤结核。通常有苹果酱样结节破溃与愈合反复出现,最终形成瘢痕。

(二)瘰疬性皮肤结核

瘰疬性皮肤结核多见于青年女性,皮损部位以颈部两侧及胸上部多见,其次为腋下及腹股沟等处,四肢和面部等也偶有发生。瘰疬性皮肤结核是皮肤结核中常见的一种类型,为淋巴结、骨骼或关节等的结核病灶直接扩散或经淋巴管蔓延致皮肤而发病。初为暗紫红色或正常肤色质硬结节,逐渐变软后中央干酪样坏死,自行破溃,形成窦道,可伴冷脓肿和皮肤溃疡,愈后成条索状瘢痕是其特征表现。

(三)疣状皮肤结核

疣状皮肤结核是由结核分枝杆菌侵入已感染过结核分枝杆菌且免疫力较强患者的破损皮肤内所致,多在手指、手背等暴露部位发病。开始为丘疹,后逐渐向周围扩大,出现破溃,愈合后局部形成瘢痕,在瘢痕的基础上再生结节,并发生破溃。疣状皮肤结核具有一边破坏一边愈合的特点。

(四)腔口部皮肤结核

腔口部皮肤结核又称"溃疡性皮肤结核",常发生于鼻、口、肛门、尿道口和阴道皮肤黏膜交界处、口腔与舌黏膜。腔口部皮肤结核多由体内器官或组织已存在的结核病灶经血行、淋巴系统或直接扩散到皮肤而致病。皮损表现初起为淡红色丘疹,逐渐破溃而形成溃疡,边界不规则,基底不平,边缘呈潜行性,有少量脓液,周围有红晕。腔口部皮肤结核常伴有其他细菌感染,溃疡面可伴瘙痒、疼痛。

(五)硬红斑

硬红斑又称为"硬结性皮肤结核",占皮肤结核的 35.8%,好发于青年女性,冬季易发病。硬红斑患者的身体其他部位通常有活动性结核病灶,皮损常发生于小腿,出现豌豆大小到指头大小的硬结,为单个或数个,逐渐增大为结节、斑块,可自行消退,也可软化破溃,形成溃疡。

(六) 丘疹坏死性结核疹

丘疹坏死性结核疹为结核分枝杆菌血行播散至皮肤,并在皮肤迅速被消灭所致,一般见于年轻人。损害初期为红褐色或紫红色粟粒大小至绿豆大小的丘疹,常发生于毛囊处,后期可发展为丘疱疹或脓疱,中心坏死,形成溃疡和瘢痕。皮疹分批出现,丘疹、结痂、溃疡、瘢痕可同时存在,病程迁延,长期不愈。该病好发于四肢伸侧,多见于肘、膝关节附近,也可发生于躯干。损害对称分布,散发或群集。PPD 试验常呈强阳性,但皮损局部很少能检测到结核分枝杆菌。

(七) 瘰疬性苔藓

瘰疬性苔藓又称"苔藓样皮肤结核",为播散性毛囊性皮肤结核或腺性结核,属于皮肤结核疹中的一种较为少见的类型。早期皮肤表现多样,如粟粒大小丘疹、环状或盘状的斑块、苔藓样损害、环状肉芽肿样或银屑病样损害。瘰疬性苔藓通常表现为针头大小至粟粒大小的毛囊性小丘疹,多呈簇状分布,为正常皮肤颜色或略带淡红,亦可淡黄色至红褐色的变化,表面略尖或扁平,有时有角质小棘,常有少许糠状鳞屑。皮损往往对称性地分布于躯干或四肢伸侧,尤以肩部、腰部、臀部较为多见。患者常无任何自觉症状,偶有轻微瘙痒,其中躯干是最常受累的部位。其他皮肤表现包括地衣样、银屑病样和环状肉芽肿样改变。

(八) 接种卡介苗引起的皮肤结核

接种卡介苗除可以引起接种部位的脓肿和溃疡,还可以并发结核疹(硬皮病红斑、阴囊苔藓和结核丘疹坏死等),多发生于接种后 10 天至 2 个月。接种卡介苗并发皮肤损伤的种类很多,其临床表现不尽相同。接种卡介苗引起的皮肤结核损害的特点为:① 散在性分布,可见于头皮、颜面、四肢、躯干和臀部各处;② 结节数目不多,同一时间最多 7 个,一般为 3～5 个,分批出现;③ 初起时为与肤色相同的稻米粒大小,而后变红,逐渐变红、增大至黄豆大小,结节为圆形,颜色转为暗红;④ 不痛不痒,稍突出于表皮,与深部组织有粘连,扪之较硬,而后变软,但其无破溃;⑤ 皮下结节随治疗逐渐变小,表皮变白。

如果接种时注射卡介苗的剂量过大或误注入皮下或肌肉,容易形成局部脓肿,引起皮肤结核,严重的会导致全身播散性结核感染。

三、诊断与鉴别诊断

(一) 诊断

(1)皮肤结核的确诊缺乏统一标准,目前需要综合病史尤其是结核病史或接触史、皮损特征、组织病理检查、病原学检测结果等进行诊断。随着分子生物学技术的进步,分泌物及皮损组织中结核分枝杆菌 DNA 的检测可以大大提高皮肤结核的正确诊断率。

(2)皮肤结核的临床表现呈多样化改变,当出现慢性、非对称分布的皮损时,需怀疑皮肤结核。

(二) 鉴别诊断

各种类型皮肤结核的病理检查均可见上皮样细胞肉芽肿,可伴或不伴特征性干酪样坏死和抗酸杆菌,与宿主的免疫反应不同有关。急性期还可见中性粒细胞浸润。需要鉴别皮肤结核与结节病、其他分枝杆菌感染、真菌感染、寄生虫感染、异物反应等肉芽肿性疾病。此外要注意皮肤结核也可以出现其他病理模式,如结节病样肉芽肿、栅栏状肉芽肿、非特异性慢性炎症和脂膜炎。结核疹中,瘰疬性苔藓可见真皮浅层或毛囊周围的结核样结节,而丘疹坏死性结核疹较常见的为血管炎性改变,硬红斑常呈小叶性脂膜炎模式。

1. 寻常狼疮

应鉴别寻常狼疮与结节病、结节性梅毒疹、盘状红斑狼疮、深部真菌病、结核样型麻风、湿疹、淋巴瘤等。

(1)结节病:结节病的结节具有浸润感,结核菌素试验呈阴性。

(2)结节性梅毒疹:它是三期梅毒的症状,多发生于梅毒感染后3～4年。损害好发于头部、肩部、背部及四肢伸侧。患者无自觉症状。新旧皮疹此起彼伏,可迁延数年。梅毒螺旋体试验呈阳性,病理改变为大量淋巴细胞和浆细胞浸润及血管炎。

(3)盘状红斑狼疮:常对称分布于鼻及面颊部,红斑上存在鳞屑,底面附着毛囊质栓。

(4)深部真菌病:结节常破溃,组织病理学可查到病原菌。

(5)结核样型麻风:以患处感觉障碍为其特点,有周围神经及肢体麻木畸形,可出现营养性溃疡。

(6)淋巴瘤:皮损通常表现为肉色、红色或特征性草莓状红色丘疹或结节,触之有橡皮感。皮疹大小不一,排列不规则,可在结节基础上发生溃疡。

2. 瘰疬性皮肤结核

需鉴别瘰疬性皮肤结核与化脓性细菌感染、非典型分枝杆菌感染、梅毒性树胶肿、孢子丝菌病(通常沿肢端淋巴分布)、放线菌病以及球孢子菌病等。

3. 疣状皮肤结核

需注意鉴别疣状皮肤结核与以下疾病。

(1)着色真菌病:组织病理为混合性化脓性肉芽肿性反应,巨细胞内或细胞外的脓疡中可见混合性化脓性肉芽肿性反应,巨细胞内或细胞外的脓疡中可见零散或聚集的棕黄色卵圆形或球形厚壁孢子(硬核体)。

(2)蕈样肉芽肿:早期临床表现及组织病理为非特异性,常表现为长期性复发性伴有剧痒的慢性皮肤病;在肿瘤期真皮内有多种形态的细胞浸润,见大量蕈样肉芽肿细胞,免疫组化可以帮助诊断。

(3)其他与疣状皮肤结核的临床表现类似的疾病如增殖性天疱疮、银屑病、疣状扁平苔藓、疣状汗孔角化、三期梅毒,需要鉴别。

4.腔口部皮肤结核

需要鉴别腔口部皮肤结核与细菌或真菌皮肤感染、肛周脓肿、湿疹、痔疮、白塞综合征、鲍温病等。若腔口部皮肤结核发生在肛周、臀部皮肤,需鉴别其与压疮。若腔口部皮肤结核发生在下肢皮肤,需鉴别其与静脉性溃疡和皮肤癌。典型的腔口部皮肤结核组织病理改变是真皮内结核结节,50%的患者的皮损中央出现干酪样坏死。

5. 硬红斑

常需要鉴别硬红斑与结节性红斑、红绀病、结节性血管炎、梅毒性树胶肿等疾病。但结节性红斑是血管变态性迟发性反应,真皮汗腺及血管周围炎性细胞浸润,典型病理改变为间隔脂膜炎,小灶性浸润,无干酪样坏死,很少见结核样浸润。硬红斑患者的皮下组织内常有广泛增生性炎性细胞浸润,浸润灶中可找到结核样肉芽肿。

6. 丘疹坏死性结核疹

需鉴别丘疹坏死性结核疹与以下疾病。

(1)变应性皮肤血管炎:好发于下肢及踝部。皮损可呈丘疹、紫癜,有溃疡、多形性改变,可伴有疼痛,PPD 试验呈阴性。组织病理为特征性的白细胞破坏性脉管炎(leukocytoclastic vasculitis, LCV)改变。

(2)急性痘疮样苔藓样糠疹:皮损为丘疹、丘疱疹或脓疱,并可见坏死和结痂,PPD 试验呈阴性。皮肤病理为真皮浅层毛细血管内皮增生、管腔闭塞、血管及周围以单核细胞炎性细胞浸润为主,有红细胞渗出;表皮水肿,反应剧烈时可出现坏死。

(3)坏死性毛囊炎:脓液培养可有致病菌生长。

7. 瘰疬性苔藓

需要与其鉴别的疾病包括朗格汉斯细胞组织细胞增生症、光泽苔藓、小棘苔藓、毛周角化、二期梅毒、结节病、毛发红糠疹和毛囊炎等。

8. 非结核分枝杆菌皮肤病

对分枝杆菌培养呈阳性、抗酸染色呈阳性的病例,还需要与非结核分枝杆菌感染区别。可借助分子生物学方法进行鉴别诊断。

四、治疗与预后

(一) 治疗

1. 全身治疗

(1)WHO 推荐的标准的结核病治疗方案包括 2 个月的强化治疗和 4 个月的维持治疗。强化治疗为用四联药物(乙胺丁醇、异烟肼、利福平、吡嗪酰胺)治疗,维持治疗为用二联药物(异烟肼和利福平)治疗;对于皮损泛发、合并骨结核等内脏结核和 HIV 阳性的患者,维持治疗时间需延长。

(2)如标准抗结核方案疗效欠佳或皮损进行性加重,需要根据药敏试验结果调整治疗方案。

(3)对利福平耐药或耐多药皮肤结核,首选贝达喹啉、莫西沙星、利奈唑胺等药物。此外新的有效抗结核药物 PA-824 已在南非进行Ⅲ期临床试验,效果显著,未来可期。

2. 局部治疗

(1)外用药物治疗:外用药在皮肤病的治疗中占非常重要的地位。将各种抗结核药物配制成含量不同的软膏、乳膏,涂于皮损部位,有抗炎、杀菌、抑菌、促进病变组织吸收及愈合创面的作用。例如,对溃疡性皮肤结核可局部使用 1% 的链霉素、15% 的对氨基水杨酸、5% 的异烟肼等配成的软膏;对寻常狼疮要先行刮除术,再使用有局部腐蚀作用的 10% 的次没食子酸铋或将 5% 的异烟肼软膏涂于皮损处。

(2)局部病灶注射:国内有报道用局部封闭疗法治愈病程 35 年的寻常狼疮。具体方法是用 20 mL 针管抽取 10 mL 浓度为 0.25% 的普鲁卡因、0.1 g(10 mL)异烟肼注射液、1 g 链霉素(稀释后加入),常规给皮肤消毒后,沿皮损外缘做环形皮下封闭,每日或隔日 1 次,共治疗 39 次。有学者应用新型双相免疫调节剂——斯奇康注射液进行局部封闭来治疗皮肤结核,达到缩短病程、提高治愈率的目的。有文献报道对于皮肤结核,采用穴位注射复方倍他米松(得保松)联合口服阿维 A 及抗结核药物治疗,取得满意疗效。

(3)外科手术切除:皮肤结核早期损害很少,可应用外科手术将损害处完全切除。对寻常狼疮、溃疡性皮肤结核、瘰疬性皮肤结核受累的淋巴结及瘘管也可手术切除,但必须注意,一定要在损害外 0.5 mm 的正常皮肤处切开,并且足够深,以免复发。

(4)物理疗法:包括采用 X 线或紫外线、冷冻、电凝、激光疗法等,适用于早期皮肤结核患者。采用 CO_2 激光能迅速、准确地将结核结节气化或碳化而去除,并可杀灭 MTB,又有时间短、出血少、痛苦小、不感染、不需要缝合及病灶能彻底清除、避免复发等优点。氦氖激光治疗硬红斑的疗效显著,无任何副作用,是治疗该病的有效方法。

(二)预后

皮肤结核的确诊时间直接影响着患者的预后。大部分皮肤结核因延误诊断,确诊时间较晚,致皮肤疤痕形成。

李同霞　李金星　成　杰

第五节　眼部结核

一、概述

除晶状体外的眼部组织都有感染结核的报道。结核分枝杆菌可通过呼吸道、消化道、皮肤、黏膜损伤处等侵入易感部位。葡萄膜组织血管丰富,血流相对缓慢,有利于细菌停留,因此葡萄膜组织的结核感染相对多见。眼结核组织病理有类上皮细胞、淋巴细胞和郎格罕细胞构成的肉芽肿,并出现特征性的干酪样坏死;在虹膜、睫状体和脉络膜的组织有弥漫的淋巴细胞、浆细胞、多核巨细胞和类上皮细胞浸润,形成小的细胞巢或结核瘤。不典型的眼结核病变无干酪样坏死。眼部结核的发病率较低,占 0.1% ～ 1.5%,多与肺结核同时存在。

二、临床表现

眼结核患者的首诊症状多为视力下降。结核分枝杆菌可存在于眼部多个组织,表现为眼睑脓肿、泪腺浸润、角膜溃疡、慢性结膜炎、脉络膜结节以及脉络膜视网膜炎等。也可因机体免疫反应而表现为巩膜炎、角膜炎、葡萄膜炎以及视网膜血管炎。

（一）结核性葡萄膜炎

结核性葡萄膜炎按病变部位分为结核性前葡萄膜炎、结核性中间葡萄膜炎、结核性后葡萄膜炎、结核性全葡萄膜炎，其中，结核性后葡萄膜炎最常见。结核性葡萄膜炎仅占全部葡萄膜炎的 0.7%。

1. 结核性前葡萄膜炎

结核性前葡萄膜炎为肉芽肿性炎症反应，常伴虹膜或前房角肉芽肿，羊脂状角膜后沉着物和虹膜后粘连。随疾病时间延长，可出现色素沉着、虹膜结节和虹膜萎缩。与非结核相关的葡萄膜炎患者相比，结核性前葡萄膜炎患者更易出现广泛后粘连，导致闭角型青光眼。

2. 结核性中间葡萄膜炎

患者可出现轻度慢性葡萄膜炎、玻璃体炎、雪球样混浊、雪堤样外观、血管周围白鞘以及周边视网膜脉络膜肉芽肿。已有文献报道，通过荧光素血管造影可以发现在邻近虹膜根部的睫状体带有多发的小白色病灶，表现为早期高荧光。

3. 结核性后葡萄膜炎

临床表现呈多样化，主要表现为脉络膜结节、脉络膜结核瘤、多灶性脉络膜炎及匐行性脉络膜炎等。

（1）脉络膜结节：是脉络膜结核最常见的眼底表现，单眼或双眼发病，一般不伴有眼前节或玻璃体的改变。眼底特征非常典型，呈多发性境界不清的灰白色或黄色小结节，直径一般小于 1/4 PD，可伴有浆液性视网膜脱离。散在分布的多发性小结节常见于血行播散性结核患者。随着炎症消退，结节部位萎缩，边缘逐渐清晰，中央变为黄白色，周边伴有色素环样改变。

（2）脉络膜结核瘤：结核瘤可位于黄斑区、后极部或视盘旁，为较大的孤立性淡黄色团块。表面可有视网膜出血、皱褶，病灶周围和黄斑区可见渗出，严重者可引起浆液性视网膜脱离。

（3）多灶性脉络膜炎和匐行性脉络膜炎：这两型与其他病因导致的多灶性脉络膜炎及匐行性脉络膜炎的临床表现类似。多灶性脉络膜炎为早期改变，为眼底后极部多个相对独立的炎性病灶，随病情进展，可逐渐扩散融合，表现为匐行性脉络膜炎。自身免疫性疾病引起的这两型脉络膜炎，应用糖皮质激素和免疫抑制剂治疗效果好。

4. 结核性全葡萄膜炎

结核性全葡萄膜炎是累及整个葡萄膜的炎症，常常伴有玻璃体和视网膜的炎症，是葡萄膜炎中致盲性最强的一种类型。

（二）结核相关性视网膜血管炎

结核感染相关的视网膜血管炎较为常见，通常表现为视网膜静脉周围炎，很少涉及小动脉，常伴有玻璃体炎。结核性视网膜静脉周围炎可导致视网膜分支静脉阻塞、广泛性周围毛细血管无灌注区及视网膜或视盘新生血管。晚期并发症包括玻璃体出血、牵拉性视网膜脱离、虹膜新生血管和新生血管性青光眼等。

(三) 结核相关性视神经视网膜炎和视神经病变

结核相关性视神经视网膜炎和视神经病变常继发于脉络膜结核的蔓延,神经受累还可继发于其他组织的血行播散或结核感染后的超敏反应。结核相关性视神经病变的表现包括视盘炎、视神经结节、视盘水肿、视神经炎、球后视神经炎等。

(四) 眼睑结核

眼睑结核易发生于营养不良的儿童,初期常表现为眼睑小水疱,此为机体对结核分枝杆菌抗原局部的超敏反应,晚期眼睑局部结核结节类似于睑板腺囊肿。患者常表现为严重的畏光、流泪、眼睑痉挛、有刺激感等。病变呈局限性隆起的灰红色结节,中央柔软,伴有血管,有无痛性溃疡等。水疱可引起颈部淋巴结增大,几周后病变可以自发愈合,形成纤维化改变。小水疱对局部应用类固醇反应迅速。

(五) 角膜结核

角膜结核可以引起基质性角膜炎,发生实质的浸润,可以伴发巩膜炎和葡萄膜炎,也可单独发生。伴发巩膜炎时可见角膜周边三角形的实质性炎症。可能会伴随畏光、流泪和睑痉挛。

(六) 结核性结膜炎

患者表现为单侧慢性结膜炎。确诊依赖于结膜活检和结核分枝杆菌检测。抗结核治疗有效。结核性结膜炎非常少见。

(七) 眼眶结核

眼眶结核较为少见。患者有眼痛、流泪、眼球突出等症状。常表现为球结膜水肿,眶骨壁上缘、下缘隆起,晚期易形成冷脓肿并有瘘管和死骨形成。在儿童和青年患者中结核性眶骨膜炎较常见。

(八) 眼内炎和全眼球炎

发生此类病变的患者通常起病急、进展快、眼组织破坏严重。由于发生严重的前房反应,患者可出现前房积脓,前房甚至会布满脓液。而在眼后节,严重的脉络膜炎症可导致较大的视网膜下脓肿形成,从而破坏其上的 Bruch 膜,并进一步累及视网膜和玻璃体。如果治疗不及时,病灶坏死后细菌大量繁殖并进入玻璃体腔可造成眼内炎或全眼球炎。而全眼球炎患者的巩膜也会因为眼球穿孔而受累。

三、眼部特殊检查

(一) 光学相干断层扫描(optical coherence tomography, OCT)

黄斑水肿是导致结核性葡萄膜炎患者视力损伤的主要因素,OCT 是诊断和监测治疗黄斑水肿效果的影像学方法。OCT 可用于监测黄斑水肿患者的治疗效果。增强深度成像光学相干断层扫描(enhanced depth imaging, EDI-OCT)可清晰地观测脉络膜组织形态的变化并测量其厚度。视力好坏、病变是静止还是活跃与脉络膜的厚度有关。脉络膜增厚可能是肉芽肿性葡萄膜炎活跃的特征。Salman 等报道,OCT 图像在结核瘤病变的上方视网膜色素上皮-脉络膜毛细血管和神经视网膜之间可观察到一个边界清晰的"黏附部位"（接触征），它的形成与周围视网膜下液和深层炎性反应浸润有关。此特征性的表现有助于脉络膜结核瘤的诊断。

（二）荧光素眼底血管造影（fundus fluorescein angiography, FFA）和吲哚青绿血管造影（indocyanine green angiography, ICGA）

FFA、ICGA 可发现结核性葡萄膜炎的部分指向性临床表现。例如，在 FFA 图像中，脉络膜结核结节或弥漫性匐行性脉络膜结核早期为低荧光，后期表现为强荧光，在静止期表现为透见荧光；视网膜血管炎表现为荧光素渗漏、血管壁染色等。

（三）超广角眼底荧光血管造影（ultra wide-field fluorescein angiography, UWFA）

一次成像即可观察 200° 范围图像，可清晰地显示眼底周边的病变特征。与 9 个方位普通眼底血管造影相比，UWFA 可以同时展示葡萄膜炎患者外周和后极部的视网膜血管病变，如视网膜血管炎、视网膜缺血和脉络膜炎的病变程度。

四、诊断

眼部结核诊断的"金标准"是在眼部液体或组织病变中检测到结核分枝杆菌（或结核分枝杆菌 DNA），或培养出结核分枝杆菌，或眼部病变符合结核病理学特征。

从眼内获取活检标本进行确诊存在一定风险，而且较难取得。临床上更多的是依赖于肺部或其他器官的结核表现，根据临床表现、结核菌素试验阳性（或 γ-干扰素释放试验阳性、T-SPOT.TB 阳性）、胸部影像学特点、抗酸杆菌涂片阳性、痰液结核分枝杆菌培养阳性等可以做出肺结核等其他部位结核的诊断，在这种情况下结合眼部的结核病变，可以进行眼部结核的假设诊断。随着分子生物学技术的进步，可大大提高标本中结核分枝杆菌 DNA 的检测诊断准确率。

（一）眼部结核的诊断标准

Oréfice 等建议眼部结核的诊断采用下列标准（1987 年）。

（1）在眼部液体或组织中检测到结核分枝杆菌。

（2）有身体其他部位结核病史或既往结核病史，眼部病变符合结核的表现。

（3）眼部病变符合结核表现，结核菌素试验呈阳性。

（4）有身体其他部位结核病史或既往结核病史，眼部炎症反应符合结核菌素引起的超敏反应。

（5）眼部病变符合结核病变，临床或实验室检查排除其他可能的诊断，通过短期的少于 6 个月的抗结核药物治疗有效。

符合其中一项即可诊断为眼结核。

（二）结核性葡萄膜炎诊断标准

对结核性葡萄膜炎的诊断尚缺乏统一的标准，需要医师综合以下多种因素进行分析判断。

（1）排除其他类型的葡萄膜炎。

（2）了解患者的病史，如应用激素和免疫抑制剂疗效欠佳。

（3）了解与结核有关的既往史、接触史、病史等，如患者有其他部位结核感染症状或体征，既往患肺结核或其他部位的结核，患者家庭中其他密切接触成员有结核病史，患者曾在结核高发地区居住。

（4）了解特征性临床表现，如视网膜血管炎、匐行性脉络膜炎、多灶性脉络膜炎。

（5）做实验室检查，如 PPD 试验、γ-干扰素释放试验呈阳性，胸片检查发现既往疑似结核感染病灶。

（6）眼内液或眼组织涂片、培养和 PCR 检测发现结核分枝杆菌。

（7）抗结核疗法（antituberculosis therapy，ATT）结果有效。

Tognon 等提出的诊断标准为如果满足眼内组织或眼内液的涂片、培养或 PCR 检测发现结核分枝杆菌，则可以诊断为结核性葡萄膜炎。但由于在实际临床工作中这些检查的阳性率较低，多数情况下还需要综合上述多种标准进行拟诊。

（三）脉络膜结核的诊断标准

2007 年，Gupta 等关于脉络膜结核的诊断标准如下。

（1）脉络膜阳性体征：包括各型脉络膜结核的临床表现。

（2）眼部检查：眼内液体抗酸染色呈阳性或培养出结核分枝杆菌或 PCR-TB 检测呈阳性。

（3）实验室及影像学检查：PPD 试验呈阳性，细菌培养或者显微镜检查证实结核分枝杆菌的存在，X 线或者 CT 检查发现活动性或者静止性肺结核或肺外结核病灶等。

（4）排除梅毒、弓形体病或者组织胞浆菌等引起的葡萄膜炎。

（5）诊断性抗结核治疗有效。

若患者符合"（1）"+"（2）"则可确诊为脉络膜结核；若患者符合"（1）"+"（3）"或者"（4）"+"（5）"，则可诊断为可疑脉络膜结核，应咨询结核专科医师后开始规范的全程抗结核治疗。

五、鉴别诊断

（一）脉络膜结核瘤

对于婴幼儿患者，易混淆脉络膜结核瘤与视网膜母细胞瘤。对于成年患者，易混淆脉络膜结核瘤与脉络膜黑色素瘤及脉络膜其他肿瘤。

（1）视网膜母细胞瘤：多发生于婴幼儿，随着年龄的增长逐渐减少。内生型视网膜母细胞瘤早期多呈圆形，为白色或黄白色，表面有新生血管，这一点与脉络膜结核瘤不同。由于肿瘤组织坏死脱落，可进入玻璃体、甚至前房，导致玻璃体混浊，眼压升高，出现"猫眼"征。此时已看不清眼底，易混淆视网膜母细胞瘤和脉络膜结核瘤。如果此时应用 B 超和 CT 检查，发现瘤体内钙化点，对鉴别诊断很有价值。尿液化验：尿液中香草基苦杏仁酸和高香草酸的排出量增加，结果为阳性有助于诊断，但结果为阴性不能排除视网膜母细胞瘤。在血-房水屏障完整时，房水中乳酸脱氢酶浓度高于血清中乳酸脱氢酶浓度。当二者的比值大于 1.5 时，提示视网膜母细胞瘤存在的可能。

（2）脉络膜黑色素瘤：多发生于成年人，在眼底后极部出现拱形、球形或蘑菇形的肿块，颜色根据黑色素多少而不同，有棕黑色、暗灰色或灰黄色，表面光滑，多为单侧发病。FFA：早期病灶出现斑驳状荧光，晚期呈弥漫性荧光，其中夹杂由色素团块形成的遮蔽荧光。如能看到"多湖状"荧光斑，有助于诊断。用彩色超声多普勒检查时，瘤体基底部见到明显的静脉血流信号，多表现为"蘑菇状"或半球形隆起，边界较清，常有典型的脉络膜凹陷征。脉络膜黑色素瘤含有顺磁性物质——黑色素，因此 MRI 检查可表现为特征性的 T1W1 高或极高信号，T2W1 中低信号。但无色素性脉络膜黑色素瘤则无此特征性信号。

（3）脉络膜转移癌：详细询问病史和进行全身检查应找到原发性肿瘤（常见的有乳腺癌和肺癌），发展很快。脉络膜转移癌多发生在眼底后极部，呈扁平状，隆起不明显，为灰色或浅红色，边不清，有时可见多个肿块。影像学检查呈现厚薄不一的扁平隆起，底面较宽，隆起度不高，瘤体一般回声较多，强弱分布不均。由于原发瘤不同，FFA 所得影像也不一样。因为瘤体以细胞为主间质和血管较少，所以早期瘤体常呈无脉络膜背景荧光的暗区，之后出现针尖和斑点状荧光，晚期出现渗漏而有斑驳状荧光。

（二）结核性葡萄膜炎

需鉴别结核性葡萄膜炎与梅毒、弓形体、真菌等其他感染性疾病以及结节病引起的葡萄膜炎。一方面通过患者的全身体格检查发现相关体征，另一方面应该进行相关血清学检查，进行鉴别诊断。

（1）结核性匐行性脉络膜炎与典型性匐行性脉络膜炎相比，临床表现各具有特殊性。结核性匐行性脉络膜炎通常为单眼发病，后极部及周边部可见多个不规则匐行性病灶，玻璃体通常有炎性细胞；而典型性匐行性脉络膜炎多为双眼发病，很少有多发病灶，病灶大多位于视盘周围并逐渐向黄斑部扩展，玻璃体一般无炎性反应。这些细微的差异为鉴别诊断不同病因所致的匐行性脉络膜炎提供了客观信息。

（2）与非结核相关的葡萄膜炎患者相比，结核性前葡萄膜炎更易出现广泛后粘连，导致闭角型青光眼。

六、治疗与预后

（一）治疗

1. 全身治疗

（1）采用四联抗结核药物方案，方案为用四联药物（异烟肼、利福平、吡嗪酰胺和乙胺丁醇）治疗 2 个月，之后采用二联药物（异烟肼和利福平）治疗维持 4～7 个月。

（2）对存在耐药和眼内结核恢复缓慢情况，应选择敏感药物治疗，依据病情延长抗结核治疗的疗程。

2. 手术治疗

前部玻璃体切除或联合眼球厚壁切除可用于治疗结核性肉芽肿。如患者需行白内障手术，则在确保眼内炎症控制至少 3 个月之后进行。

3. 糖皮质激素

糖皮质激素是治疗葡萄膜炎的常用药物，但对于结核性葡萄膜炎，在出现严重眼内炎症反应和黄斑水肿时可酌情使用,并且一定要在使用有效抗结核药物的基础上使用,以避免全身活动或潜在结核分枝杆菌增殖和扩散。

4. 其他治疗

当出现视网膜新生血管时,单纯抗结核药物则无法控制病变的进展,此时应当积极行视网膜激光光凝,以封闭视网膜无灌注区和减少新生血管的形成。

对无虹膜前粘连或后粘连的患者视病情局部可加用抗新生血管药物。

(二) 预后

眼结核的治疗方案与肺结核的治疗方案相似,需要更长的治疗时间。一般情况下,抗结核药物治疗数月后眼内结核多可治愈。2 个月后活动病灶减小,出现色素环绕,黄斑水肿消退。脉络膜的病灶趋于稳定或完全消失,部分病灶留下永久的组织损害,形成瘢痕。个别粟粒状脉络膜结核病灶吸收后,黄斑部视网膜下新生血管形成,最终形成盘状黄斑病变。

仍有相当比例的患者由于延误或误诊,眼部疾病加重甚至视力丧失。

张正冬　朱松峰　刘　敏

第六节　肾结核

一、概述

(一) 定义

肾结核(renal tuberculosis)是指结核分枝杆菌感染肾脏后导致肾脏组织发生慢性、进行性、破坏性病变。肾结核可以由血行传播,也可以由直接传播而来。当蔓延至膀胱时出现典型的临床症状:尿频、尿急、血尿或脓尿并可伴有低热、体质量减轻、乏力和贫血等全身症状。

(二) 流行病学

肾结核作为全身结核的一部分,是肺外结核最常见的部位,占肺外结核的20%～25%。肾结核占泌尿系统结核的60%以上。肾结核好发于 20～40 岁青壮年,男性患者多于女性患者。近年女性患者及老年患者有增多趋势。临床表现多趋于不典型,易造成误诊,从而导致患肾功能丧失。

(三) 病理

泌尿系统结核多由肺结核血行播散而来,1%～4%的肺结核患者会发生泌尿系统结核。泌尿系统结核最先感染的往往是肾脏。肾结核的主要病理改变为肾脏实质干酪样坏死、伴有纤维增生及肾盂肾盏积水。结核分枝杆菌首先会在肾小球周围的毛细血管中增殖,肾结核先以增殖病灶为主,继而发生干酪样坏死,坏死液化并破溃后,形成空洞,大多数空洞为干酪空洞或溃疡空洞。肾实质破坏形成的空洞多位于肾髓质锥体内,有时可破入肾盏,肾盏根部缩窄形成肾盏脓腔及增生的纤维组织。由于纤维组织存在,空洞呈向心性聚拢,因此断面可呈现出"花瓣"状。输尿管和膀胱结核多继发于肾结核,输尿管结核病理改变是黏膜、黏膜下层或全输尿管壁发生溃疡或纤维化,导致管腔不同程度的狭窄。膀胱结核是从输尿管口周围组织开始累及,引起膀胱黏膜充血、水肿,形成结核结节,逐渐蔓延到整个三角区,然后累及整个膀胱。

肾内空洞一旦形成,多不能自行愈合且逐渐扩大,最后形成多个空洞或肾积脓,使整个肾脏破坏。如输尿管同时被结核分枝杆菌侵蚀,发生纤维化,导致完全闭塞,全肾在肾积液或积脓基础上广泛纤维化、钙化,失去功能,导致肾自截。肾自截作为肾结核的晚期表现,仅见于极少数患者。其病理多表现为肾脏缩小,被膜完整、坚硬,表面凸凹不平,肾内组织呈囊性,囊内为灰黄色或灰白色坏死灶或大量干酪样黏稠物质,这是肾自截特有的大体病理表现;肾实质广泛纤维化、钙化、坏死、玻璃样变性等,是肾自截特有的镜下病理表现。

Kulchavenya 团队将肾结核分为 4 级。1 级:肾实质未见明显破坏。2 级:肾脏轻度破坏,如结核性肾乳突炎。3 级:肾脏可见 1～2 个空洞性破坏。4 级:肾脏广泛破坏,形成 2 个以上空洞。将尿路结核(输尿管结核、膀胱结核、尿道结核)和狭窄、瘘管形成及肾衰竭列为肾结核的并发症。肾结核在病理上可分为硬化型、干酪空洞型、钙化型,以干酪空洞型多见,临床上这几种类型常常同时存在。

二、临床表现

肾结核的常见临床症状有尿频、尿痛、尿急、血尿、尿液混浊、腰痛及全身中毒症状(如发热)。

(一) 尿频、尿痛、尿急等膀胱刺激征

尿频、尿痛、尿急等膀胱刺激征是由含有脓液和结核分枝杆菌的尿液对膀胱刺激所致。最初症状为尿频、尿急和尿道烧灼感,夜间明显,晚期由于输尿管狭窄、膀胱挛缩和尿道狭窄,出现尿痛,同时排尿次数增多,可达数十次甚至无法计数,呈尿失禁。当患侧肾脏出现肾自截,含菌脓尿不再进入膀胱,膀胱黏膜病变有所好转,则尿频、尿急、尿痛症状改善。如果尿道破坏严重或尿道出现严重瘢痕狭窄,会出现不同程度的尿潴留,严重者膀胱胀痛明显,需要导尿管引导排尿或行膀胱造瘘术以缓解尿潴留引起的症状。

(二) 血尿、脓尿

血尿、脓尿也是肾结核的重要症状,几乎所有肾结核患者的尿常规均有红细胞和白细胞。而肉眼血尿多数由结核性膀胱炎在膀胱收缩时溃疡出血所致,发生在尿频、尿急、尿痛症状出现后,为终末血尿。部分患者仅有肾脏损害,其血尿不伴膀胱刺激症状,表现为无痛性全程血尿,有时可因血凝块通过输尿管引起肾绞痛。肾结核患者均有不同程度的脓尿,显微镜下可见人量脓细胞,严重者呈米汤样,也可混有血液而呈脓血尿。

(三) 肾区疼痛和肿块

90%左右的肾结核患者无明显肾区疼痛和肿块。但当结核病变影响到肾包膜或继发感染时,或输尿管被血块、干酪样物堵塞时可出现腰部钝痛或绞痛。发展成结核性肾积脓、输尿管狭窄或阻塞造成重度肾积水时,可有患侧肾区压痛、叩击痛,并可触及肿块,肾周寒

性脓肿可引起皮肤破溃而形成窦道。

(四) 全身感染中毒症状

肾结核的全身症状多不明显。在肾脏破坏严重,肾脏积脓并发其他脏器结核病的进展期,或合并泌尿系统感染时可出现发热、乏力、盗汗、食欲减退、贫血、消瘦等全身症状。

(五) 其他

双肾皮髓质破坏严重、尿路严重梗阻的患者可出现肾功能不全的症状,如贫血、恶心、呕吐、浮肿、少尿甚至无尿,部分患者可伴发高血压症状,如头晕、头痛。肾结核常常与肺结核、腹腔结核、骨结核、其他泌尿生殖器结核合并发生,可出现相关伴发症状。女性肾结核患者合并盆腔生殖器结核时,可出现腹痛、月经失调、不孕不育和下腹部包块。男性肾结核患者合并附睾、输精管或前列腺结核时,相应部位可见硬结、包块、脓肿、窦道形成。

三、辅助检查

(一) 实验室检测

1. 尿液检测

(1) 尿常规:对泌尿系结核的诊断起决定意义的是尿液检查。在结核病的诊断过程中,尿液检查在初步诊断时很有价值,肾结核早期可无任何症状,只在尿液检查时发现异常。对于有慢性膀胱炎症状而尿中又有蛋白、红细胞、白细胞且尿液呈酸性者,即应考虑结核的可能。对于反复发作的泌尿系感染患者,常规药物治疗无效或效果差,尿常规异常而多次尿细菌培养为阴性,高度怀疑肾结核,尤其对于合并肺结核及其他肺外结核的患者,更应注意排除肾结核的可能。

(2) 尿分枝杆菌抗酸染色涂片法:连续 3 次收集 24 h 或清晨第 1 次尿沉渣,收集尿液时应把外阴及尿道口洗净,避免污染。进行直接涂片检查并做抗酸染色,方法简便,对于 50% ～ 70% 的患者可找到抗酸杆菌,需要排除包皮垢杆菌、枯草杆菌的污染。此方法操作简单,对检验条件要求低,基层医院亦可开展,但是其阳性率低,并且特异性差,容易因尿液污染而出现假阳性,不能区分结核分枝杆菌与非结核分枝杆菌,因此在肾结核的诊断中只是一种初筛的检查。

目前液基夹层杯集菌法检测结核分枝杆菌,其阳性率较普通尿沉渣涂片的阳性率高。

(3) 尿结核分枝杆菌培养:是肾结核诊断的"金标准",不但能明确诊断,而且能够明确尿液中的结核分枝杆菌是否耐药,对肾结核的药物治疗也有重要的指导意义。但培养阳性率只有 80% ～ 90%。固体培养基培养耗时长,一般需要 4 ～ 8 周才能获取结果,易延误诊断和治疗。液体培养系统是美国 BD 公司推出的较为理想的快速对结核分枝杆菌培养、鉴定和药物敏感性检测的系统,将检出时间缩短至 7 ～ 14 d,在临床实践中得到了广泛应用。

(4) 结核分枝杆菌核酸检测:结核分枝杆菌核酸检测是一种荧光定量 PCR 检测方法,是对尿沉渣中的结核分枝杆菌 DNA 进行扩增,于数小时内可将目的 DNA 序列扩增 10^5 ～ 10^6,然后进行检测,具有较高的灵敏度和特异度。国外文献报道,PCR 在肾结核中的灵敏度为 25% ～ 93%,特异度为 95% ～ 100%。但是,在发生病理型肾结核时结核分枝杆菌通常没有进入尿液,在发生中晚期肾结核时,输尿管通常发生狭窄闭塞,导致结核分枝杆菌不能排入尿液,进而导致结果为假阴性。临床上需要对患者进行反复多次的尿沉渣检测或取肾盂尿,这样能够提高检出率。潘春勤等分析了 23 例肾结核患者,使用其肾脏活检组织,进行结核分枝杆菌 DNA 定量 PCR 检测,结果表明,实时定量 PCR 检测的灵敏度显著高于结核分枝杆菌尿培养的灵敏度。

(5)利福平耐药实时荧光定量核酸扩增检测(GeneXpert MTB/RIF):此项技术是采用 GeneXpert 检测系统,针对 *rpoB* 基因 81 bp 利福平耐药核心区间(rifampin resistance determining regions, RRDR)设计引物、探针(以探针 A、B、C、D、E 命名),检测其是否发生突变,进而用于诊断患者是否感染结核分枝杆菌以及是否对利福平耐药(*rpoB* 序列存在突变),是一个自动化、全封闭的检验平台。

与尿沉渣涂片及结核分枝杆菌培养相比,实时荧光定量核酸扩增是一种可以快速检测结核分枝杆菌的诊断方法,一般 2 h 可以得知检测的结核分枝杆菌菌株是否对利福平耐药。WHO 统计,对利福平耐药的患者中,约 80% 同时对异烟肼耐药,意味着绝大多数利福平耐药的患者为耐多药的结核病患者。GeneXpert MTB/RIF 可以及早发现耐药患者,为早期合理选用抗结核药物提供指导,对于结核病患者的早期诊断和治疗发挥重要的作用,有效弥补了结核菌培养耗时长、延误诊断及治疗的缺点。GeneXpert MTB/RIF 检测标本多样,可为痰液、气管灌洗液、脑脊液、脓液、病理标本研磨组织、尿液等。目前该检测方法主要用于肺结核患者的诊断,用于泌尿系结核诊断的相关报道较少。吴素方等分析了 89 例疑似泌尿系结核的患者,其中 42 例确诊为泌尿系结核患者的相关实验室检查结果表明:抗酸染色灵敏度为 11.8%,特异度为 95.7%;液体培养灵敏度为 42.8%,特异度为 100%;T-SPOT 的灵敏度为 85.7%,特异度为 74.4%;GeneXpert 的灵敏度为 64.2%,特异度为 100%;T-SPOT + GeneXpert 的灵敏度为 89.4%,特异度为 100%。认为二者联合使用既弥补了 Xpert 的灵敏度不足,也能够弥补 T-SPOT 的特异度不足的缺陷,且用时更短。其缺点是检测费用高,无法大量推广和普及,并且不能够检测 NTM,亦不能区分死菌和活菌,药敏检测只能检测是否对利福平耐药;因此,需要结合结核分枝杆菌的培养结果。

(6)环介导等温扩增(LAMP)技术:LAMP 技术可以在等温条件下高效率、高特异性地扩增 DNA,且可以用肉眼观察到阳性反应。整个操作过程简单,不需要昂贵仪器即可完成,适合在医疗资源配置相对匮乏的地区推广使用。很多学者从循证医学的角度对 LAMP 技术的临床应用价值进行了评价。WHO 在 LAMP 的临床检验报告中表明,对于涂片和培养均为阳性的标本,其灵敏度为 98.2%,对于涂片阴性、培养阳性的样品,其灵敏度为 55.6%,特异度为 93.9%。

(7)实时荧光核酸恒温扩增检测技术(SAT):是以 RNA 为模板进行扩增,因为 RNA 易降解,所以能够特异性地检测活菌,因为扩增产物也为 RNA,所以能够防止扩增产物的污染。国内文献报道,在肺结核患者的诊断中,恒温扩增荧光法的阳性率显著高于传统涂片法和罗氏培养法的阳性率。

2. 免疫学检查

(1)PPD 皮肤试验:PPD 试验阴性也不能完全排除结核的诊断。值得注意的是,营养不良、恶性肿瘤、长期使用激素、免疫抑制剂、艾滋病患者,结核菌素皮肤试验局部反应能力降低,会出现假阴性。结核菌素试验阳性可诊断为结核分枝杆菌感染,但也不能排除非结核分枝杆菌感染,要根据患者临床特点和其他辅助检查具体分析。同时也要排除 PPD 试验假阳性的情况。

（2）结核感染 T 细胞斑点试验（T-SPOT.TB）：T-SPOT.TB 诊断方法具有检测时间短、灵敏度及特异度高、应用范围广泛等优势,不受接种卡介苗的影响。其缺点是只能确认患者感染了结核分枝杆菌,但是无法判断是否为活动性结核及感染部位,无法进行耐药基因检测,无法指导抗结核药物的使用,并会受妊娠、支原体感染、阿尔茨海默病、内毒素污染等影响而导致假阳性。陈柳等分析了 101 例泌尿系结核患者,结果显示:T-SPOT.TB 的灵敏度为 77.23%,特异度为 70.97%;而结核分枝杆菌培养的灵敏度为 27.72%,特异度为 100%;PCR-TB 的灵敏度为 31.68%,特异度为 100%,认为外周血 T-SPOT 技术对泌尿系结核的诊断及鉴别诊断具有较高的灵敏度及特异度,值得临床推广。对于早期肾结核、晚期肾自截的患者,因无结核分枝杆菌自尿液排出,无法取得检验标本,结核感染 T 细胞检测更具有优势。如果患者有肾结核的临床症状,T-SPOT.TB 呈阳性,应高度怀疑肾结核。因此,T-SPOT.TB 目前广泛用于肺结核及肺外结核的诊断,在肾结核的诊断中发挥重要作用。

（3）基于全血的 IGRA：经使用结核分枝杆菌特异性蛋白质的多肽抗原,培养滤液蛋白 10 和 TB7.7 参与全血共同孵育,二者能够刺激感染结核分枝杆菌者的 T 细胞应激发生 IFN-γ 反应,但是绝大多数的非结核分枝杆菌及卡介苗菌株都不含有以上蛋白,故未感染结核分枝杆菌者或接种卡介苗者不会产生免疫应答。所以可应用酶联免疫吸附试验检测 IFN-γ 来判断是否存在结核分枝杆菌特异性细胞免疫反应。但是堪萨斯分枝杆菌、戈登分枝杆菌和斯氏分枝杆菌可出现假阳性。

（二）影像学检查

对于早期泌尿系结核,影像学检查常难以发现异常;对于中期、晚期泌尿系结核,影像学检查能够有所发现,但多数患者肾积水及输尿管梗阻的征象缺乏特异性,需区别泌尿系结核与结石、肿瘤及其他一些疾病。

1. X 线平片

（1）尿路平片检查:对了解肾结核病变的破坏程度、范围及对侧肾脏情况有重要意义。

（2）腹部平片:可见肾脏有无钙化,钙化形状多呈斑点、圆形或不规则影,严重者可见全肾广泛钙化。

（3）尿路平片联合静脉尿路造影（intravenous urography, IVU）:对肾结核早期诊断有较好的应用价值。其影像学表现不仅可以清楚地显示肾影轮廓、肾区钙化影,还可以显示双肾病变的程度及范围、肾小盏形状、边缘是否有明显的虫蚀样变化。部分肾小盏因牵拉影响而发生移位变化,肾大盏呈现不均匀扩张,输尿管有僵硬、狭窄及阶段性粗细不一致表现。其中不均衡性花瓣样或调色板样肾积水是肾结核中晚期的典型 IV U 征象。

静脉尿路造影在中晚期肾结核诊断方面会由于一部分患者的肾功能丧失及输尿管阻塞,影响其诊断的准确率。

（4）逆行尿路造影（retrograde urography, RU）因创伤大,目前开展得较少。

2. CT

（1）多层螺旋 CT：具有曲面重建、多平面重建等扫描功能，可通过不同角度对上尿路的解剖构造及病变程度做直观、立体且不间断的观察，能够判断肾结核空洞与局部肾盏有无相通，对患者的肾结核钙化、空洞、肾实质、肾盂肾盏的形态与构造清晰地显示，具有其他影像学方法无法替代的作用，对于诊断肾结核具有较高的价值。

肾结核的 CT 影像特点如下。① 肾脏外形改变：早期外形可无改变，随着病变进展，出现肾包膜凹凸不平，如果肾盂肾盏积水，肾脏体积增大变形，发展到晚期肾弥漫性钙化，肾自截则肾影缩小。② 肾实质内低密度灶：肾实质内单发或多发囊状低密度区，围绕肾盂呈花瓣状排列，结核性空洞内可见对比剂进入。③ 肾皮质变薄：可局限在受累的肾盏区域或整个髓质均匀性变薄，但仍可有一定程度的强化。④ 钙化：50% 的肾结核可见钙化，钙化形式多种多样，可成不规则点状钙化、弧形钙化，为坏死空洞壁上的钙质沉积所致；叶状分布钙化，为干酪样坏死病灶钙质沉积所致；肾弥漫钙化。

张运涛等认为 CT 诊断的正确率为 89%，并且该项检查方法对患者的肾功能无特殊要求，具有分辨率高、操作简单、检查费用低等优势。近年来 CT 在肾结核的临床诊断中得到了广泛运用。早期肾实质内可见单发或多发略低密度结节，边缘模糊，有虫蚀样改变；进展期肾外形增大或缩小，实质可见多发囊状低密度影，围绕肾盂呈花瓣样排列，肾实质变薄，肾盂肾盏不对称性扩张积水，肾盂输尿管壁增厚，输尿管有僵硬感，病灶边缘可见点线状、蛋壳状及不规则钙化影。结核晚期肾外形明显缩小，肾实质明显萎缩。CT 对诊断早期肾实质结核病灶有重要价值，对晚期病变的观察优于 IVU。此外，CT 对肾结核与肾内病变、肾肿瘤的鉴别具有较大优势。

（2）CT 尿路造影（CT urography，CTU）：应用设备为 64 排螺旋 CT 扫描仪，行全尿路平扫，从肾上极开始扫描直至耻骨及上缘。静脉注入 60～80 mL 非离子型对比剂，快速团注，加注 50 mL 生理盐水，按皮质期、髓质期、排泄期采集图像。将采集到的数据传送至工作站，进行相关图像的后处理，从多方位显示膀胱，输尿管，肾的多平面重建（multiplanar reconstruction，MPR）图像。在 MPR 图像基础上沿尿路走向做 CPR 重建，获取尿路 CPR 图像。在最大密度投影（maximum intensity projection，MIP）图像基础上切割图像，获取全尿路容积重建图像。

与 IVU 技术比较，CTU 技术诊断尿路病变的优势主要表现在：结石检出的阳性率接近 100%；通过平扫、多期扫描可有效地明确肿瘤的位置，并可进行准确定性，通过图像重组可很好地观察到肿瘤的大小、形态、密度及来源；可有效检查尿路感染性病变的情况，能够评价尿路感染性病变与后腹膜周围组织存在的关系；直观观察到尿路组织解剖变异情况及其与周围组织的关系。有研究显示，患者经 CTU 检查后，诊断总符合率及尿路积水诊断的敏感性、特异性和原发病变诊断敏感性均显著高于计算机体层血管成像。

（3）核磁尿路成像（magnetic resonance urography，MRU）检查：MRU 是临床诊断尿路疾病的新方法，不需要对比剂就可以清晰显示肾盂、肾盏及输尿管的结构和形态。对肾脏不显影的疑难病例可进行该项检查。肾结核 MRU 可发现结核特征性改变：肾实质内肾乳头破坏，脓腔形成，肾盏扩张程度不均，排列紊乱，输尿管僵直，边界不光滑或输尿管狭窄等。该检查无创伤，无辐射，不需要注射对比剂，为泌尿系统梗阻的定位诊断提供了一条新的途径。赵耀等研究了 MRU 对肾结核的诊断,指出对于肾结核患者应首选 IVU 检查,对碘过敏、IVU 不显影或显影不良且诊断不明确的患者可应用 MRU 检查来了解上尿路形态,协助诊断和选择治疗方案。也有研究指出 MRU 对中晚期肾结核患者的肾皮质改变、肾实质内脓腔或空洞形成、肾盂和输尿管壁增厚等征象的显示具有明显的特异性,MRU 可作为 IVU 检查的辅助手段,用于肾结核的诊断。

3. 超声检查

超声检查作为一种简单、无创的影像学检查方法,被广泛用于泌尿系结核的筛查及诊断。根据不同肾结核彩色超声声像图的特点,将肾结核超声图像分为 5 型:积水型、无回声型、混合回声型、钙化型、强回声型。不同的声像图代表不同的疾病表现及分期。不同病理阶段可同时存在于同一个肾中。伴有输尿管病变的肾结核一般表现为输尿管僵硬、增粗、壁厚、管腔扩张,伴有不同程度的肾积水,并且肾积水与肾脏病变不成比例,这是结核性积水区别于普通肾积水的临床特点,有助肾结核的早期诊断。

结核性肾脓肿超声显示:肾盂、肾盏界限不清,肾内结构紊乱,在肾髓质部显示较为孤立的无回声区,病灶周围有钙盐沉着,声像图显示不规则的斑点状强回声,后伴声影,部分呈彗星尾状,呈现多个互相贯通或孤立的无回声区,边缘模糊,内有细小光点,皮质薄厚不均。

超声检查在肾结核的诊断中特异性较差,当遇到不典型的肾积水、肾结石、肾肿瘤、肾囊肿时,即所谓的"四不像",应结合临床考虑肾结核的可能。早期肾结核患者的肾脏的破坏不明显,故超声诊断的符合率低,但对中重型肾结核超声检查是有诊断价值的。在患肾丧失功能时,超声检查则有更高的价值。目前有开展肾脏超声造影技术来诊断肾结核的研究。

(三) 腔镜检查

1. 膀胱镜检查

膀胱镜检查安全可靠。当膀胱挛缩至容量小于 50 mL 或有急性膀胱炎症时不应做膀胱镜检查。膀胱镜下可见浅黄色的粟粒结节,散在于输尿管口附近及膀胱三角区,可伴有黏膜充血、水肿、溃疡、结核性肉芽肿及瘢痕等改变。输尿管口常形呈洞穴状,必要时做逆行输尿管插管以收集尿液,检查并造影。Hemal 等的研究中,膀胱黏膜活检的阳性率达到 45%。

2. 输尿管镜检查

当结核病变累及输尿管时,输尿管梗阻导致结核分枝杆菌下排减少或不再继续下排,常规尿液结核分枝杆菌相关检查的阳性率下降。通过输尿管镜留取肾盂尿,做结核分枝杆菌的相关实验室检查将有助于提高检查的阳性率。也可以同时取输尿管壁来活检,增加阳性率,但是动作要轻柔。

四、诊断

(一) 确诊

(1)内镜活检取肾脏组织标本,病理诊断明确为结核。

（2）尿结核分枝杆菌培养呈阳性。

（3）尿结核分枝杆菌 DNA 检测呈阳性。

（4）B 超、CT、IVP 或 MRU 提示挛缩膀胱等典型肾结核改变。

（5）患者具有膀胱刺激征、血尿、腰痛、低热、盗汗等症状中的一项或多项，尿常规检查异常，经过足量抗菌药物治疗 2 周仍无改善，并且排除了其他部位存在活动性结核的可能，按肾结核给予试验性药物治疗 2 周后，临床症状好转、消失或相关实验室检查改善。

符合以上任意一项即可确诊。

（二）疑似肾结核

（1）中年男性有难以解释的下尿路刺激症状，伴腰痛、肾区叩痛，并且尿常规检查异常。

（2）未经治疗的患者的尿路刺激、血尿等症状自然缓解，或缓解后又反复波动。

（3）存在尿路感染，正规抗菌药物治疗 2 周无效或持续加重。

（4）肾钙化。

（5）肾自截。

（6）输尿管口呈陷窝样开口。

（7）有不明原因的肾积水。

（8）膀胱容量减小。

（9）输精管、附睾及睾丸有结核病史。

（10）B 超提示患肾积水，IVU 提示患肾未显影，肾图提示患肾功能受损或无功能。

对于病史中有以上情况者要警惕肾结核，需要进一步检查以明确诊断。

肾结核常向下蔓延，累及输尿管及膀胱。累及输尿管时 CTU 主要表现为输尿管壁增厚、毛糙，输尿管壁僵直及有串珠样改变，周围有少量渗出性改变，可同时合并输尿管扩张积水。

五、鉴别诊断

（一）慢性肾盂肾炎

慢性肾盂肾炎常见于中年女性。患者可有发热、腰痛、腹疼等急性肾盂肾炎发作史。血尿少见，尿频、尿急、尿痛等膀胱刺激症状多呈反复发作，时轻时重，一般无进行性加重，用抗菌药物治疗后症状可改善。血常规显示白细胞、中性粒细胞增多，尿常规可见大量白细胞或脓细胞，中段尿的普通菌培养可找到致病细菌而确诊。由于病程较长，新旧病灶交替，导致肾组织广泛纤维化及钙化。B 超检查显示肾影增大，肾内密度不均匀改变。晚期肾脏的正常结构消失，肾区见大片弧形钙化伴后方声影，类似降落伞样图形，与肾自截的声像图相似。

（二）肾结石

肾结石静止时仅有肾区疼痛，发作时可引起肾绞痛。血尿的出现多与结石移动相关，出现在活动后或肾绞痛之后。结合腹部 X 线、CT 和 B 超检查，可做出鉴别。当肾结核冷脓肿含钙化内容物时，超声声像图上不呈现无回声区，而为强回声团，后方伴声影，其周围的皮质或肾盂、肾盏有明显的炎性改变。肾结石多为窦区出现强回声团，后方伴声影，其周围为透声良好的无回声区。X线腹部平片和腹部CT可见高密度阴影，对肾结石的诊断有特异性。肾结石致肾盂扩张积水时肾盂、肾盏的形态饱满，液体清亮。

（三）多囊肾

肾囊肿和多囊肾一般没有症状，常常伴有多个脏器囊肿，有家族遗传性，只有在体检或合并感染时才被发现。B超检查显示双侧肾明显增大，双肾内多发大小不一的囊肿，囊肿间有正常的肾组织，肾囊肿的液体清亮，而大部分肾结核多发低密度影内的液体稍混浊。结合病史较易鉴别多囊肾与结核性冷脓肿。

（四）肾脓肿

肾脓肿多是其他部位化脓性感染经血行播散所引起的。患者症状典型，急性发病，常伴有高热、寒热、腰痛、肾区明显叩击痛，抗感染治疗有效。B超可见肾实质内多发低密度回声影像。CT检查肾脓肿多单发于肾的一侧，致肾轮廓局部膨隆，平扫呈类圆形较低密度影，增强后可见呈环状的空洞厚壁，周围有较低密度的炎性水肿带，与肾实质分界清晰。尿常规可见大量脓细胞，培养时比较容易找到致病细菌。需要鉴别肾脓肿与肾结核引起的肾积水和多发结核性冷脓肿。

（五）肾癌

肾癌占成人恶性肿瘤的2%～3%，男性患者多于女性患者，男、女患者的比例约为2：1，高发年龄为50～70岁。大多数肾癌患者是健康查体时被发现的，无症状。有症状的肾癌患者表现为间歇性无痛性肉眼血尿，有时早期肾结核亦出现此症状，少数患者因腰痛、腹部包块就诊。影像学诊断肾癌的符合率高达90%以上，腹部CT显示肾癌肿块密度较高且多不均匀，呈现外生性生长的压迫迹象，缺乏炎性病变与周围组织的广泛浸润与粘连。囊性肾癌与邻近肾实质分界不清，囊壁厚薄不均，可有壁结节及囊内分隔，均有明显强化。肾癌累及肾周的特征CT征象为多发结节和赘状突起，这与肾结核的CT影像特点有明显区别。对肾癌可通过超声或CT引导下穿刺活检来确诊。

（六）非特异性膀胱炎

非特异性膀胱炎多见于女性。患者常突然起病，可反复发作，病情时轻时重；血尿常与膀胱刺激征同时出现，而结核性血尿在膀胱刺激征出现一段时间后出现。非特异性膀胱炎患者的尿中可培养出致病菌，抗菌药物治疗有效。

（七）黄色肉芽肿肾盂肾炎

黄色肉芽肿肾盂肾炎好发于中年女性。临床常有持续发热、血白细胞计数增多等感染征象。黄色肉芽肿肾盂肾炎为肾结石梗阻引起的慢性泌尿系统感染，形成炎性肉芽肿，表现为肾实质内局灶性或多发囊状肿块，钙化少见，肾皮质无变薄，肾盏、肾盂壁较厚，输尿管壁无增厚。

（八）海绵肾

海绵肾为先天性疾病，患者有家族史。该病多因肾乳头先天发育异常，乳头管和集合管梗阻出现小囊状扩张。该病可并发感染、出血或小结石。超声声像图表现为双侧肾脏肾窦边缘可见呈放射状排列的小结石,多不伴声影。需要鉴别海绵肾与结核自截肾。

六、治疗

(一) 治疗原则

(1) 对早期肾结核给予抗结核药物治疗,无须外科治疗。

(2) 对于中晚期肾结核,外科手术是治疗的主要手段,尤其是对于结核性肾脓肿、伴持续腰痛的重度肾积水以及无功能肾患者。手术方式有全肾切除术、部分肾脏切除术、肾整形手术、输尿管支架术等。但术前应给予抗结核药物治疗 2～3 周。

(二) 营养支持治疗

肾结核患者多长期慢性消耗,营养不良,有低蛋白血症,贫血,免疫功能低下,全身情况较差。因此,肾结核患者要适当休息,加强营养和支持治疗。

(三) 抗结核药物治疗

(1) 在 20 世纪 40 年代以后,链霉素、对氨基水杨酸问世,很多临床肾结核病例单用药物治疗可以痊愈。20 世纪 50 年代以后,异烟肼问世,采用联合用药,几乎可以治愈全部早期肾结核病变。20 世纪 60 年代,利福平被应用于临床,不仅缩短了疗程,治疗效果也有了较大提高。对于确诊的肾结核的患者,无论其病变程度如何,无论是否需行外科手术,抗结核药物的应用必须遵照早期、适量、全程、联合、规律的原则。

目前以药物治疗为主、手术治疗为辅的肾结核的治疗模式为广大医师所认同。肾结核局部病变的范围和破坏的程度有很大差别,因此强调个体化治疗。如果有可能进行 24 h 尿沉渣结核分枝杆菌培养和药物敏感性试验(包括表型药敏和基因型药敏),选择敏感药物进行个体化治疗,疗效更为理想。

(2) 对于耐药肾结核患者,应参照中华医学会《结核病治疗分册》中肺外结核的治疗原则和中国防痨协会《耐药结核病化学治疗指南(2021 年版)》,选择合理、有效的治疗方案。

(3) 目前对肾结核的标准治疗方案和疗程仍存在争议,部分学者认为应采用短程化疗,而另外一部分学者认为应根据患者不同的病情采用长程化疗。李展谋分析了 120 例肾结核患者的化疗疗程对治疗效果的影响,将 120 例患者按化疗疗程分组,化疗 12 个月、18 个月、24 个月后停药 1 年内复发率分别为 30.0%、10.0%、0,显著低于化疗 9 个月后停药 1 年内的复发率(63.33%),差异均具有统计学意义($P < 0.05$)。将 120 例患者按不同强化期分组,强化期 4 个月、6 个月 24 h 尿结核分枝杆菌阴转率(36.67%、56.67%)显著优于强化期 2 个月的 24 h 尿结核分枝杆菌阴转率(3.33%),差异均具有统计学意义($P < 0.05$)。适当延长化疗疗程与强化期,能够有效地增加尿结核分枝杆菌阴转率,降低停药 1 年内复发率。Kulchavenya 也认为,泌尿生殖器结核的治疗与其他结核病的治疗不同,疗程应适当延长至 12 个月。国内医师也一致认为肾结核的化疗疗程不能少于 12 个月。

(四) 手术治疗

手术治疗的一般原则是无泌尿生殖器以外的活动性结核病灶,手术前须进行 3～6 个月抗结核治疗;在内科抗结核治疗有效的前提下,在血常规白细胞及中性粒细胞正常,血红蛋白含量不低于 10 g/L,血沉不高于 20 mm/h,患者的营养状况尚可的情况下择期手术。特殊情况下术前也应常规抗结核药物治疗 2～3 周。术前常规行肾脏 CT 和超声检查以了解肾周情况,如果肾周粘连严重,手术应慎重。术后仍需要继续完成术前制订的抗结核治疗方案,避免复发。手术治疗包括全肾切除、部分肾切除或整形手术、肾病灶清除等几种术式。需要视病变的范围、破坏程度和药物治疗的疗效而定。

1. 全肾切除术

(1)国内学者经研究认为,对于中晚期肾结核,手术切除是主要的治疗方法,可以清除病灶,防止瘘的形成。对于肾周组织粘连紧密而无法分离的患者,可以采取包膜下肾切除,要特别慎重地处理肾静脉粘连,否则容易引起大出血,而且不易止血。因中晚期肾结核多有肾周粘连,故分离积液和脓腔时注意不要使患肾破裂导致脓液流出,使感染扩散。分离肾周粘连时注意止血,尽量全部切除病变的输尿管以减少病灶残留。

甘发连等探讨抗结核化疗联合外科手术治疗无功能肾结核的临床效果,采用腰腹部斜切口,依据患者的病变情况选择手术切除范围,术后继续抗结核治疗 12 个月,随访1.5～6 年,所有患者的症状均于 1 年内缓解,无一例结核复发。近年来随着腹腔镜技术不断发展和经验积累,一度被认为是腹腔镜相对禁忌证的后腹腔镜结核肾切除术,已逐渐在一些医院开展。也有学者采用后腹腔镜肾输尿管全长切除联合经尿道膀胱袖状切除术成功治疗无功能肾结核,这种手术方式能有效地减少对腹腔内脏器的干扰,同时避免结核分枝杆菌在腹腔内播散。但要注意适应证的选择,对于有脓肿破溃风险的患者应选择开放手术。

(2)全肾切除术适应证:① 一侧肾已广泛破坏或已无功能,而对侧肾功能正常。② 结核性肾脓肿经内科治疗或脓液引流后无效。③ 有双侧肾结核、中晚期肾结核,一侧肾破坏严重,肾实质破坏 2/3 或两个以上肾大盏破坏,而另一侧肾结核病变极轻。④ 肾结核合并大出血,或由肾结核广泛破坏造成顽固性高血压。⑤ 无功能肾已钙化。

2. 部分肾切除术

(1)适应证:① 对于局限在肾脏一极的 1～2 个小肾盏的破坏性病变,长期的抗结核药物治疗未能奏效。② 1～2 个小肾盏漏斗部有狭窄,引流不畅。③ 肾实质中存在局限性结核空洞。如果唯一的有功能肾需要做部分肾切除手术,则至少宜保留 2/3 的肾组织,以免术后引起肾功能不全。

(2)部分肾切除术前、后抗结核药的应用:抗结核药治疗往往可以收到良好的效果,因此部分肾切除术较少进行,对于适合此项手术的患者应在较长时间的抗结核药应用后才能进行手术。手术后因余留部分泌尿系统器官的结核,故仍需继续使用抗结核药至少 12个月,巩固治疗以防结核播散。

3. 肾病灶清除术

肾病灶清除术是药物治疗的补充,适合肾脏远端的闭合性结核性脓肿(与肾盂、肾盏不相通),有无钙化者均可手术。可在 B 超引导下行肾结核脓肿穿刺抽脓并同时留置导管,注入抗结核药物 1～2 周,每日灌注抗结核药物,如左氧氟沙星、异烟肼,提高闭合性肾脓肿中药物浓度,杀灭脓肿内结核分枝杆菌。肾病灶清除术创伤小,效果良好。

4.输尿管支架术

对于治疗结核性输尿管狭窄引起的肾盂积水或肾盂、肾盏积脓,国内外学者多有报道。对结核性输尿管狭窄,在抗结核药物治疗的同时置入"双J管",治疗结核性肾盂积水、积脓伴输尿管狭窄,可保留4～6周,最少可放置6个月,并可反复放置,解除肾积水,减少再狭窄。这有利于保留患肾的结构和功能,降低了患肾手术切除率。

(五) 治愈标准

满足以下条件即视为肾结核治愈:① 全身情况明显改善,血沉正常,体温正常。② 排尿症状完全消失。③ 反复多次尿液常规检查正常(≥3 个月)。④ 24 h 尿浓缩查抗酸杆菌,长期多次检查皆为阴性(≥3 个月)。⑤ 尿结核分枝杆菌培养无生长。⑥ X 线泌尿系造影检查显示病灶稳定或已愈合。⑦ 全身检查无其他部位活动结核病灶。

七、预后

(1) 在过去无抗结核药物的时代,如果对肾结核患者不给予药物、不做手术,从出现临床症状起,生存 5 年者不足 30%,能生存 10 年者不足 10%;而经肾切除治疗的患者有55%～60%的病例可望治愈。在应用抗结核药物治疗后死亡率已低于4%。

(2) 影响预后的因素如下。① 全身情况和泌尿系统外的结核病状况:如果全身情况良好,泌尿系统外结核病轻而稳定,则肾结核的治疗效果较好。若全身情况不好,又有严重的其他器官结核,则肾结核的手术后死亡率显著升高。② 膀胱结核的有无和结核病变的严重程度:膀胱结核的严重程度对预后的影响极大。在病灶波及膀胱之前进行病肾切除,或对早期输尿管阻塞的肾结核病例切除病肾,则患者可全部恢复,并不遗留泌尿系统的后遗症或并发症。Himman 指出肾切除术前膀胱未被结核侵犯,则 5 年治愈率达100%;若膀胱被侵犯,则 5 年生存率下降至 60%。复旦大学附属中山医院对 207 例肾结核病例肾切除后做随访,病肾切除前膀胱结核性炎症存在不满 1 年者术后有 68.7%对结果满意,而炎症存在 1～6 年者术后有 53.6%对情况不满意。由此可见,结核性膀胱炎存在的时间与预后亦有很大关系。实际上炎症时间的长短提示炎症深入膀胱壁的深浅,代表着膀胱挛缩的机会。③ 对侧肾有无结核病变和功能情况:切除肾脏的结核病患者对侧肾的情况对预后至关重要。对一组 131 例做肾切除的肾结核病例进行统计,在应用抗结核药前,对侧肾的尿液镜检正常者中,5 年内有 65.2%治愈,20.3%死亡;对侧肾尿结核分枝杆菌动物接种阴性者中,5 年内有 75.2%治愈,13.3%死亡;而对侧肾尿结核分枝杆菌呈阳性者中,5 年内有 21.8%治愈,41.8%死亡。而在应用抗结核药后情况就完全改变了,双侧肾结核病例的 5 年内死亡率从 80%下降到 8%。④ 治疗的时机和正确性:随着抗结核药物的不断发展,肾结核的治疗原则有了显著改变,大多数病例可以通过药物治疗而痊愈。早期诊断和及时、确切地治疗是治疗肾结核的关键。治疗措施必须符合具体情况的要求,才能取得好的效果。

窦 敏 张正冬 陈 静

第三章

肉芽肿性肺疾病

第一节　概述

一、定义

肉芽肿性肺疾病(granulomatous lung disease，GLD)，也称作肺肉芽肿病，是各种致病因子经呼吸道、血液循环或淋巴循环到达肺部引起的肉芽肿性炎性反应，是组织病理学表现为肉芽肿性炎症但病因不同的肺部疾病的总称。

肉芽肿是特殊的慢性增生性炎，由炎症细胞和巨噬细胞及其演化的细胞(如上皮细胞和多核巨细胞)聚集和增生而成，表现为界限清楚的结节状病灶。肉芽肿可伴或者不伴坏死，其中，干酪样坏死是一种类型特殊的凝固性坏死，是指肉芽肿中有嗜酸性、颗粒状和干酪样细胞碎片的坏死区域。干酪样坏死通常被认为是结核病的表现，但它并不是结核病的独有表现，也可见于其他疾病，如真菌感染、血管炎。

GLD 的病因众多，临床上常通过经支气管镜肺活检、经皮肺穿刺活检、经支气管镜针吸活检术、EBUS-TBNA、胸腔镜活检、开胸肺活检等手段获取病理组织而诊断。

二、流行病学

国内外关于 GLD 病因分析的研究显示结核病、结节病和真菌感染所占比例较高，但不同地区的疾病谱有所差异，经多种努力仍有约 24% 的 GLD 患者无法明确病因。故考虑由于地域差异、时间推移、多种诊疗技术快速发展，GLD 的疾病谱可能也在随之发生变化。在我国 GLD 的病因中排在首位的是肺结核病。

王霞分析的 111 例 GLD 患者中，感染性疾病患者为 69 例(62.16%)，非感染性疾病患者为 24 例(21.62%)，诊断不明者为 18 例(16.22%)；其中，结核分枝杆菌感染性肺疾病患者为 61 例(54.95%)，隐球菌感染者为 7 例(6.31%)，真菌感染者为 1 例(0.90%)，结节病患者为 17 例(15.32%),尘肺患者为 3 例(2.70%),肉芽肿性血管炎患者为 2 例(1.80%),恶性肿瘤患者为 1 例(0.90%),亚急性过敏性肺炎患者为 1 例(0.90%)。结核分枝杆菌感染位于感染性病因的首位,结节病位于非感染性病因的首位。

三、病因及疾病谱

GLD 的疾病谱广泛,通常可将 GLD 分为感染性和非感染性两大类。感染性疾病包括分枝杆菌(结核分枝杆菌、非结核分枝杆菌)感染、真菌(曲霉菌、隐球菌、组织胞浆菌、球孢子菌等)感染、梅毒、寄生虫感染等。非感染性疾病包括非感染性炎症(结节病、坏死性结节病性肉芽肿、支气管中心性肉芽肿、炎症性肠病)、环境/毒物暴露(外源性过敏性肺泡炎、药物性肺损伤、热浴盆肺病、铍中毒、异物反应)、血管炎性肉芽肿(肉芽肿性血管炎、嗜酸细胞性肉芽肿性血管炎)、结缔组织病(类风湿结节)、肿瘤(结节样病变、淋巴瘤样肉芽肿)等(表 3-1)。

表 3-1　肉芽肿性肺疾病的常见病因

病因分类	常见疾病
感染性疾病	结核病、非结核分枝杆菌病、组织胞浆菌病、隐球菌病、球孢子病、肺孢子菌病、曲霉病、恶丝虫病、蛔虫病、棘球蚴病
非感染性疾病	结节病、过敏性肺炎、硅沉着病、铍肺、抗中性粒细胞质抗体相关性血管炎、淋巴瘤样肉芽肿病、坏死性结节性肉芽肿病、支气管中心性肉芽肿病、朗格汉斯组织细胞增多症、类风湿性结节、吸入性肺炎

由于不同国家、不同地区疾病的流行病学有差异,对各疾病的诊疗管理有差异等,各地区的疾病谱可能不尽相同,而且随着时间推移,检查手段进步等,GLD 的疾病谱及其分布可能有所变化。

研究发现,在明确诊断的 GLD 患者中常见的病因依次为结节病、分枝杆菌感染、真菌感染。分枝杆菌感染中结核分枝杆菌感染与非结核分枝杆菌感染相当。真菌感染依次为组织胞浆菌感染、球孢子菌感染和隐球菌感染。

阿拉伯的一项回顾性研究发现,在 158 例 GLD 病例中,结核病最常见,结节病为最常见的非感染病因,非结核分枝杆菌感染、真菌感染、过敏性肺炎、药物反应、肉芽肿性血管炎、类风湿结节少见。

美国的一项回顾性研究发现,明确病因诊断的 GLD 患者中,最常见的疾病是感染性疾病,其中,又以分枝杆菌感染最常见,按感染例数从多到少依次为非结核分枝杆菌感染、结核分枝杆菌感染和未分类的分枝杆菌感染;真菌感染较少,按感染例数从多到少依次为球孢子菌感染、隐球菌感染、曲霉菌感染和组织胞浆菌感染。非感染性病因主要为结节病。此外,该研究还表明,肉芽肿的坏死与感染相关。

巴西的一项回顾性研究发现,明确病因诊断的 GLD 中最常见的病因为组织胞浆菌病,其次为肺结核、肿瘤伴肉芽肿性炎,但结节病相对少见,曲霉病、隐球菌病、寄生虫病更为少见。

在我国 GLD 疾病谱分析的研究中分枝杆菌感染、真菌感染和结节病占比较高,肿瘤和抗中性粒细胞质抗体相关性血管炎(antineutrophil cytoplasmic antibody-associated vasculitis，AAV)等次之。

(一) 分枝杆菌感染

分枝杆菌感染是 GLD 最常见的感染性病因。2019 年，全球估计有 1 000 万人罹患结核病，我国是全球结核病高负担国家。

结核病典型的病理表现是肉芽肿伴干酪样坏死，外周有纤维结缔组织和慢性炎症细胞浸润，病灶周围可见朗格汉斯巨细胞，常累及细支气管，很少出现以气道为中心的分布。

组织病理学鉴别诊断结核性和非结核性疾病具有较高的敏感性与准确性。可应用于临床结核病病理学诊断的方法还包括特殊染色及分子病理检测等，这些也是查找结核病病原学证据的主要手段。可通过抗酸染色或荧光染色显示结核分枝杆菌，但抗酸染色的敏感性及特异性较低。PCR 法较传统抗酸染色法检出结核分枝杆菌的敏感性提高了17.97%，PCR 法检出结核分枝杆菌的特异性达到 100%。

非结核分枝杆菌的形态与结核分枝杆菌的形态非常相似，大多数情况下很难鉴别。近年来，在各种因素(气候、环境、检测方法、人口老龄化和免疫抑制宿主数量增加等)的影响下，全球非结核分枝杆菌感染呈快速增多趋势。我国非结核分枝杆菌感染的患病率为6.3%，并且有结核病和慢性阻塞性肺病病史的人群感染非结核分枝杆菌的风险增加。非结核分枝杆菌肺病在影像学方面主要表现为上叶空洞型和结节支气管扩张型，以结节性支气管扩张型为主。非结核分枝杆菌肺病中的空洞往往为靠近胸膜的薄壁空洞，多位于双肺上叶。非结核分枝杆菌肺病的病理形态与结核病的病理形态非常相似，肉芽肿性炎可累及气管及支气管，出现气道狭窄，破坏气道肌层，导致支气管扩张。因此，要明确分枝杆菌的类型，需进行分子病理检测或新鲜组织培养，另外，需要注意与真菌性肉芽肿区别。

(二) 真菌感染

真菌感染的常见病原体因地区不同存在差异，我国以隐球菌、曲霉菌多见。

真菌感染者的早期病理表现为胶样病灶。隐球菌感染者的组织病理中含大量隐球菌，晚期或免疫力正常者表现为非干酪性肉芽肿和纤维结缔组织增生。肉芽肿主要由巨噬细胞、多核巨细胞、淋巴细胞、纤维母细胞组成，巨噬细胞内含隐球菌菌体，可伴小脓肿形成，钙化罕见；苏木精-伊红染色可见多核巨细胞和巨噬细胞胞质内含有大量呈无色或淡粉红色、空泡状的隐球菌孢子，周围肺组织可见中性粒细胞和淋巴细胞浸润。

最常用的识别真菌的染色方法为六胺银染色和过碘酸希夫染色。隐球菌在苏木精-伊红染色中不易被观察和确认，六胺银染色可将隐球菌孢子染成棕黑色，过碘酸希夫染色可将隐球菌胞壁染成红色，可提高临床诊断准确率。曲霉菌感染形成的肉芽肿的病理表现为坏死性肉芽肿、化脓性炎症，可见曲霉菌球形成，苏木精-伊红染色、过碘酸希夫染色或六胺银染色可见曲霉菌丝。

(三) 结节病

结节病是病因及发病机制不明的系统性肉芽肿性疾病，可累及眼部、皮肤、肝、脾、淋巴结、心脏、神经系统等组织和/或器官，以肺和肺门淋巴结受累最为常见。

典型的结节病患者的胸部 CT 纵隔窗表现为对称性的肺门/纵隔淋巴结肿大；肺窗主

要表现为中轴血管束增粗,多发或弥漫性分布直径 2～5 mm 的小结节,沿淋巴管周围分布,边界清晰或模糊。结节病肉芽肿中心区为致密的、非干酪样坏死性上皮样细胞肉芽肿,包涵体(如舒曼小体、星形体、结晶)出现在多核巨细胞内,周边区由排列疏松的淋巴细胞、单核细胞和成纤维细胞组成;肉芽肿结节沿淋巴管周围分布,也可累及气道、血管壁。结节病患者支气管肺泡灌洗液中淋巴细胞数的比例增加,会出现 CD4$^+$ 数量与 CD8$^+$ 数量的比值增大。目前医师普遍认为 CD4$^+$ 数量与 CD8$^+$ 数量的比值大于 3.5 对结节病的诊断具有较好的价值。

EBUS-TBNA 可用于纵隔和肺门淋巴结取材,对患者创伤小,有助于肺癌、肺结核、肺结节病等疾病的鉴别诊断。

(四)肿瘤性疾病

肉芽肿性炎也可作为局部炎性反应出现在部分肿瘤(如霍奇金淋巴瘤/非霍奇金淋巴瘤)患者的原发灶,机制尚不清楚。

经典型霍奇金淋巴瘤的病理为肿瘤背景中有大量反应性炎细胞,而具有诊断性的肿瘤性 R-S 细胞、霍奇金细胞等少见,是误诊的原因。非霍奇金淋巴瘤除可见肉芽肿外,还可见散在分布的较均匀一致的不成熟淋巴细胞,结合细胞学形态、免疫表型、基因重排及流式细胞分析等检测对于明确诊断有重要意义。需与之鉴别的淋巴瘤样肉芽肿病是一种由 EB 病毒引起的结外血管中心性和血管破坏性淋巴组织增生性病变,可进展为 EB 病毒呈阳性的弥漫大 B 细胞淋巴瘤,超过 90% 的患者好发于肺部,无真正的肉芽肿改变,病灶以大量多形性 B 细胞及混合反应性 T 细胞为主,有明显的血管改变,血管的完整性受到破坏,进而出现梗死样坏死及淋巴瘤样肉芽肿。

(五)抗中性粒细胞质抗体相关性血管炎(AAV)

该病又叫 ANCA 相关性血管炎,是一组以血清中能够检测到 ANCA 为特点的系统性小血管炎,主要累及小血管(小动脉、微小动脉、微小静脉和毛细血管)。该病的病理特点为有小血管全层炎症、坏死,伴或不伴肉芽肿形成,可见纤维素样坏死和中性粒细胞、淋巴细胞、嗜酸性粒细胞等多种细胞浸润。该病根据临床特征和病理表现分为显微镜下多血管炎,肉芽肿性血管炎(GPA),嗜酸性肉芽肿性血管炎(eosinophilic granulomatosis with polyangiitis, EGPA)。

在我国,GPA 约占 AAV 的 20%,EGPA 相对少见,组织活检是确诊的"金标准"。

GPA 的病理主要表现包括肺实质坏死、血管炎、肉芽肿性炎。肺实质坏死可以形成地图样不规则坏死和中性粒细胞性微脓肿;血管炎多位于肺结节中,多为小于 0.5 cm 的动脉、静脉、毛细血管受累,可见肺泡出血和间质纤维化,影像学表现常形容为"三多一洞",即多发性、多形性、多变性和空洞。有研究发现,GPA 患者肺部受累的影像学表现包括多发性结节、磨玻璃样变和实变,GPA 常被误诊为肺炎、肿瘤等疾病,指出多发结节和空洞、空洞壁不规则、空洞内零星坏死可作为 GPA 的特异性征象。胞质型 ANCA(cytoplasmic ANCA, c-ANCA)是 GPA 的特异性抗体,活跃期 ANCA 阳性成为 GPA 的实验室检查的标准之一。

国外文献报道,EGPA 的年发病率仅为 0.9/100 万～2.4/100 万,患病率为 10.7/100 万～17.8/100 万。典型病理特征为嗜酸性粒细胞浸润、坏死性血管炎和血管外坏死性肉芽肿,但这几种特征很少同时出现在同一个病例中,血管外肉芽肿可出现在不足1/3的患者中。

四、发病机制

GLD 的发病机制非常复杂,尚未完全明确。由于致病因子的种类、接触量、接触时间、机体的免疫系统功能及某些遗传因素不同,所引起的 GLD 不同,甚至患同一种疾病的不同个体中,肉芽肿的特点也有所不同。

不同疾病的发病机制可能不同,但肉芽肿形成的基本原理是相同的,即抗原呈递、细胞吞噬和加工抗原,释放细胞因子,使淋巴细胞和单核细胞进入该区域。

肉芽肿形成多为外来诱因(如微生物、有机物、无机粉尘)引起的免疫应答所致。肉芽肿可以将抗原与宿主组织隔离开来,增强对抗原的杀灭/失活作用,故研究者认为肉芽肿的形成对机体有利。

典型的肉芽肿是由结核分枝杆菌引起的结核肉芽肿。病原微生物被肺泡巨噬细胞及树突状细胞吞噬,各种受体和分枝杆菌蛋白相互作用,会释放许多细胞因子,如 TNF-α、IL-1 和 IL-12,然后将 Th1 淋巴细胞吸引到病灶部位,接着释放更多的细胞因子。这些细胞因子会使外周血单核细胞到达炎症部位,并使 T 细胞增殖,而聚集的单核细胞分化为巨噬细胞,增殖的淋巴细胞聚集在其周围,进而形成肉芽肿的基本结构。

李同霞　窦　敏　刘铭辉

第二节　病理学特征

GLD 的确诊有赖于病理学检查,但不同病因的肉芽肿的病理特征各不相同。因此,肉芽肿的病理学特征对于鉴别诊断具有重要意义。这些特征主要包括肉芽肿的分布、有无坏死及其他伴随特征等。

一、组织解剖学分布

了解肉芽肿的分布特征能缩小 GLD 的诊断范围,特别是对非感染性肉芽肿更为重要。应当注意,分布特征对外科肺活检标本意义较大,但对经支气管镜获取的标本,因有时只能确定一个或几个肉芽肿,故对肉芽肿的分布和性质特征往往难以评价,指导进一步诊断可能存在困难。通常根据肉芽肿的分布特点分为以下四种类型(表 3-2)。

表 3-2　肉芽肿性肺疾病的组织解剖学分布

组织解剖学分布	常见疾病
支气管中心性分布	过敏性肺炎、肺朗格汉斯组织细胞增多症、吸入性感染疾病
血管中心性分布	肉芽肿性血管炎、变应性血管炎性肉芽肿病、静脉注射性滑石肺、药物诱导的抗中性粒细胞胞质抗体相关性血管炎
淋巴管性分布	结节病、硅沉着病、铍肺、肺淋巴瘤
随机分布	粟粒性感染性疾病(结核、真菌)

(一) 支气管中心性分布(bronchocentric distribution)

支气管中心性分布也称气道中心型分布(airway-centered distribution),肉芽肿分布在肺小叶的轴心区,即主要在支气管、细支气管和肺泡管周围,如慢性过敏性肺炎、朗格汉斯组织细胞增多症。部分吸入的感染性疾病(如分枝杆菌感染和真菌感染)也可表现为支气管中心性分布。

(二) 血管中心性分布(angiocentric distribution)

病变累及肺血管的内膜和中层,可以是动脉、静脉或毛细血管。血管中心性分布主要见于以血管炎为特征的疾病,如肉芽肿性血管炎、变应性血管炎性肉芽肿病、药物诱导的AAV、静脉注射性滑石肺。应当注意 40%～70% 的结节病病例可见肉芽肿累及血管,但通常无血管壁坏死。

(三) 淋巴管性分布(lymphangitic distribution)

淋巴管性分布最常见,大约 75% 的肉芽肿沿淋巴管分布。肉芽肿分布主要沿支气管血管束以及小叶间隔或胸膜下淋巴管,常见疾病如结节病、铍肺、硅沉着病。这种分布特征也是区分结节病与其他肺肉芽肿病非常有帮助的特征之一。

(四) 随机分布(random distribution)

肉芽肿病变可以影响肺叶的任何区域,组织学无任何优势部位和特异性分布。随机分布主要见于粟粒性感染性疾病,如真菌感染。虽然感染性疾病可以呈支气管中心性分布,但是大多数感染性 GLD 为随机分布。

二、伴随特征

当确定为肉芽肿病变时,应当了解其伴随特征,如有无坏死、有无病原体、肉芽肿是否形成良好、有无血管炎,从而进一步指导诊断。

(一) 肉芽肿的坏死

肉芽肿通常分为坏死性和非坏死性两种(表 3-3)。肉芽肿发生坏死的原因可能与细胞因子(主要是 TNF-α)的释放、细胞凋亡和促凝有关。

表 3-3 肉芽肿性肺疾病的坏死状况

有无坏死	常见疾病
有	分枝杆菌感染、真菌感染、肉芽肿性血管炎、淋巴瘤样肉芽肿病、类风湿结节
无	结节病、过敏性肺炎、硅沉着病、铍肺、朗格汉斯组织细胞增多症

存在肉芽肿坏死,应当始终警惕感染的可能,因为大多数坏死性肉芽肿是由感染所致的,如结核病、非结核分枝杆菌感染、球孢子菌病、肺孢子菌病,而且相应的病原体通常在坏死区的中央,但是偶尔也可见于坏死的周边甚至肉芽肿的边缘。

干酪样坏死一般是指坏死区域组织分解比较彻底,无残存的肺实质及炎性细胞,只见一些红染的无结构颗粒物质,是一种特殊的完全凝固性坏死。干酪样坏死是结核病的典型特征,但也可见于组织胞浆菌病、球孢子菌病。

微脓肿样坏死(或称"液化性坏死")为组织坏死后被酶(如中性粒细胞蛋白水解酶)分解成液体状态,并可形成坏死囊腔,多见于化脓性炎症病变。

坏死性肉芽肿偶尔也可见于细菌(如奴卡菌)感染和病毒感染。然而,无坏死并不能排除感染。非坏死性肉芽肿可能是非感染性的,如结节病肉芽肿。虽然结节病肉芽肿通常是非坏死性的,但是近20%的结节样肉芽肿也可有少量中心性纤维素样坏死(病变局部结构消失,形成边界不清的小条或小块状染为深红的、有折光性的无结构物),不过这种情况不应看作坏死性肉芽肿。过敏性肺炎肉芽肿通常是非坏死性的,如有坏死,基本上排除该病的诊断。非感染性肉芽肿也可能出现坏死,主要见于肺血管炎。对于不能用感染解释的坏死性肉芽肿,应当考虑AAV和类风湿结节等,如肉芽肿性血管炎常呈轮廓不规则的化脓性(中性粒细胞性)坏死,坏死性结节病样肉芽肿病常呈梗死样坏死(为一种凝固性坏死,蛋白质变性凝固,因溶酶体酶的水解作用较弱,坏死区还常保持其轮廓残影)。

有研究发现,在69例非坏死性上皮肉芽肿的病因中,结节病占68%,结核病占12%;而在36例伴有坏死的上皮肉芽肿的病因中,结核病占69%,真菌占11%,结节病占8%,肉芽肿性血管炎占6%。这提示最常见的非坏死性上皮肉芽肿的病因为结节病,而最常见的坏死性肉芽肿的病因为结核病。

(二)病原体

对病理组织学检查结果为肉芽肿者,必须做特殊染色来寻找病原体。检查方法包括直接观察、培养、抗酸染色、六胺银染色。对于感染性疾病(如结核分枝杆菌或非结核分枝杆菌感染、真菌感染、寄生虫感染),经过特殊染色往往会见到相应的病原体。

(三)其他伴随特征

除肉芽肿坏死和病原体外,其他伴随特征也对GLD的鉴别诊断有较大帮助。

(1)肉芽肿的形态特性:有些肉芽肿是典型的形成良好的肉芽肿,如结节病、慢性铍肺、结核病、真菌感染的肉芽肿;但有些肉芽肿则为不典型的疏松型,如过敏性肺炎、热浴肺病的肉芽肿。应当注意,免疫抑制患者的肉芽肿常常是疏松型的。

(2)炎性细胞浸润:不同的肉芽肿病伴随的炎性细胞浸润存在差异。例如,结节病的肉芽肿炎症反应较轻,常常仅有少量的淋巴细胞,而且炎症并不延及周围的肺间质,肉芽肿周围环绕丰富的纤维组织,故也称"裸肉芽肿";而过敏性肺炎常有丰富的淋巴细胞和浆细胞浸润;感染相关性肉芽肿内也常有明显的炎性细胞浸润。在变应性血管炎性肉芽肿病、支气管中心性肉芽肿病、嗜酸细胞性肺炎、球孢子菌病等患者的组织中常有嗜酸细胞浸润。过敏性肺炎和尘肺患者体内常可见肺间质或肺泡内巨细胞。

(3)伴随的血管炎特征:肉芽肿性血管炎中的变应性血管炎性肉芽肿病、淋巴瘤样肉芽肿病、坏死性结节性肉芽肿病、支气管中心性肉芽肿容易出现坏死性血管炎。血管炎有时也可见于感染性疾病、结节病等,但这种血管炎主要为血管壁的慢性炎症细胞浸润,而与肉芽肿性血管炎等的常见血管坏死不同。

(4)异物颗粒:尘肺及吸入性肺炎(吸入颗粒性物质所致)患者的肉芽肿中心常可见到异物,周围包绕大量巨噬细胞、异物巨细胞、成纤维细胞和淋巴细胞等,也称"异物肉芽肿"。

（5）胞浆内包涵体：星状体（粉红色蜘蛛样结构）、舒曼小体（嗜碱性同心钙化）、草酸钙结晶等胞浆内包涵体通常被认为是巨噬细胞代谢的内源性产物。胞浆内包涵体虽然最常见于结节病，但是为非特异性改变，也可见于过敏性肺炎、慢性铍肺、结核病等，不能作为鉴别诊断的指标。

窦　敏　张梅信　韩强强

第三节　诊断与鉴别诊断

一、GLD 的主要临床表现

GLD 的主要临床表现为咳嗽、咳痰、胸闷、呼吸困难、乏力、胸痛等，临床表现并无特征性。一般来说，肺结核病、肺曲霉病和肺血管炎等疾病患者常有咯血，变应性血管炎性肉芽肿病、支气管中心性肉芽肿病等可合并哮喘，感染性病变常有发热和脓性痰等。

王霞等研究发现，结核分枝杆菌感染性肺疾病患者中，临床表现以咳嗽（67.21%）、咳痰（47.54%）、发热（29.51%）为著；结节病的临床表现以咳嗽（64.71%）最常见，胸痛（29.41%）占第二位，咳痰、胸闷占第三位，各占 23.53%。肺隐球菌病的临床表现中咳嗽（57.14%）最常见，咳痰、胸闷、胸痛占第二位，各占 42.86%。其中，这三种疾病的胸闷症状存在显著差异（$P < 0.05$），但进一步两两比较显示，结核分枝杆菌感染性肺疾病的胸闷症状与肺隐球菌病的胸闷症状、结核分枝杆菌感染性肺疾病的胸闷症状与结节病的胸闷症状、肺隐球菌病的胸闷症状与结节病的胸闷症状之间均无统计学差异（$P > 0.017$）。

二、影像学表现

不同病因引起的肉芽肿性肺疾病的影像学表现各不相同，同一种疾病在不同患者中或不同时期也存在差异，难以与其他疾病区别。

常见的影像学表现包括结节影、团块影、实变影、磨玻璃影、囊状影和肺门淋巴结肿大等，但以多发性结节影最常见，后期可有纤维化。对影像学表现为多发性结节影者可分析其结节分布特征，为诊断提供线索。

（1）小叶中央性结节：结节仅限于小叶中心部位，无胸膜下及叶间裂结节。部分患者可伴有"树芽征"，见于经气道吸入或受累的病变，如过敏性肺炎、结核分枝杆菌或非结核分枝杆菌支气管内播散、郎格汉斯组织细胞增多症（早期结节阶段）。

（2）淋巴管周围性结节：结节位于肺间质的淋巴管内及其周围，结节沿支气管血管束、小叶间隔和胸膜下分布。淋巴管周围性结节最常见于结节病，也可见于硅沉着病等。

（3）随机分布结节（血行分布）：结节随机分布于次级肺小叶，广泛均匀，一般两侧对称。随机分布结节见于血行播散性肺结核、粟粒性真菌感染、肉芽肿性血管炎等。

三、对 GLD 的诊断思路

GLD 的临床表现和胸部影像学表现均无特征性，确定诊断有赖于病理学检查。获取病变组织的方法包括经支气管镜肺活检、经皮肺穿刺活检和外科活检等，对伴有纵隔肺门淋巴结肿大者行 EBUS-TBNA。

（1）对组织病理显示为肺肉芽肿者，首先必须仔细排除感染因素。但是对于许多病例，即使通过各种染色仍然难以发现病原体，这种情况可能表示病原体已被杀死或被炎症反应消除。因此未发现病原体并不能完全排除感染。

（2）对病理组织显示为非感染性肉芽肿性肺疾病的患者，应当积极寻找病理组织特征，如肉芽肿分布、有无坏死、有无血管炎，做出正确诊断。

（3）对经上述步骤仍然未能做出诊断者，建议做特殊染色、重新评估其染色标本或重新切块和染色，或重新穿刺活检以获取组织，从而最终获得明确的诊断。

四、结节病与结核病的鉴别诊断要点

结节病与结核病都是 GLD 的病因，对其鉴别诊断非常重要。鉴别诊断主要是根据其组织病理学、临床特点和放射学特征综合判断。

（一）流行病学方面

（1）结节病患者中女性多于男性，发病人群以中青年为主，70% 的患者为 25～45 岁，15 岁以下及 70 岁以上发病者罕见。

（2）结核病的发病率随年龄增长呈上升趋势，中青年为发病高峰，70 岁以上为另一个小高峰。男性的总体患病率高于女性的总体患病率。

（二）临床特点方面

（1）结节病患者的呼吸道症状大多较轻，多为干咳，但呼吸困难和胸闷相对多见，发热较结核病患者少，全身多器官同时受累较结核病多见。

（2）肺结核的呼吸道症状较明显，包括咳嗽、咳痰、咯血等，呼吸困难和胸闷症状较结节病少见，发热多见。

（三）影像学表现方面

（1）90% 及以上的结节病患者有胸部 X 线异常表现，其中，肺门淋巴结对称性肿大约占 84%，肺部结节多沿支气管血管束分布。结核病患者中仅少数有肺门淋巴结肿大，并且以单侧为主，肺部结节多呈随机分布或支气管中心性分布，病变常有空洞和钙化。结节病多同时累及两侧肺门淋巴结。这两种疾病患者的淋巴结均可伴有钙化，但结核病患者的淋巴结钙化常为弥漫性，较常见；而结节病患者的淋巴结钙化多为局灶性，较少见。结节病患者的淋巴结增强扫描为中至高度的弥漫性强化，淋巴结结核增强扫描多为环形强化。

（2）结节病的肉芽肿结节大小较一致，分布较均匀，境界清楚；结核病结节的大小差异较大，分布不均，结节互相融合较多见。最常见的结节病的肺内改变是沿支气管血管束分布的结节影，空洞较结核病少见，支气管狭窄少见。肺结核肺内病变多见于上肺，常为多种形态病灶共存，密度不一，空洞、钙化常见，肺不张、胸膜病变较结节病多见。

（四）组织病理学特征方面

（1）结节病肉芽肿大小较一致，分布较均匀，境界清楚，少有融合，肉芽肿很少出现坏死或仅有少量中心性纤维蛋白样坏死；结核病的肉芽肿大小不等，分布不均，境界不清，常

相互融合,结节内常有大小不等的干酪样坏死区。

（2）几乎结节病患者的每个结节都有较完整的网织纤维网络,结节之间有胶原玻璃样变,包涵小体多见;结核病患者中很少见此现象。

（3）结节病患者的组织抗酸染色呈阴性,结核分枝杆菌 DNA 检查常为阴性;而结核病患者的这些检查较常显示阳性。

（五）其他方面

（1）在结核病患者的痰液或组织中可找到抗酸杆菌或 PCR-TB 呈阳性或 GeneXPert MTB 呈阳性。

（2）结节病患者血清中血管紧张素转化酶、血钙、尿钙水平常升高,支气管肺泡灌洗液中淋巴细胞增多,特别是 $CD4^+$ 的数量与 $CD8^+$ 的数量之比大于 3.5 有利于结节病的诊断。

（3）试验性抗结核治疗后,若病灶吸收或症状好转,则考虑为结核病,如无效则需考虑结节病的可能。可在抗结核治疗的保护下试用糖皮质激素,若经 1～2 周疗效显著,则支持结节病的诊断。

五、结核病流行背景下胸内结节病与结核病临床鉴别与处置专家共识

（1）结节病是一种可累及全身多器官的肉芽肿性疾病,当与结核病区别困难时,应积极寻找胸外器官受累证据,提高诊断效率。

（2）应采用高分辨率 CT 和增强 CT 对胸内病变进行系统评价,并结合动态 CT 随访,提出倾向性诊断。

（3）支气管镜检查应常规用于胸内结节病和菌阴肺结核的鉴别,应重视支气管黏膜活检技术的普及和应用。根据病变特点选择经支气管镜肺活检和淋巴结针吸活检,将其用于肺组织和纵隔 / 肺门淋巴结病变的诊断。

（4）支气管肺泡灌洗液结核分枝杆菌分子生物学检测或培养应作为鉴别结节病与结核病的常规手段;支气管肺泡灌洗液中的 $CD4^+T$ 细胞数量与 $CD8^+T$ 细胞数量的比值对二者的鉴别可能具有价值,诊断尚需结合临床表现。

（5）在病理报告中病理科医师对于肉芽肿病变应详细描述肉芽肿的形态、分布特征及伴随病变,并提出倾向性意见。

（6）建议常规做特殊染色以寻找结核分枝杆菌,对需要与结核病区别的活检及手术标本应进行分枝杆菌培养和菌种鉴定。

（7）鉴别结节病与结核病时,建议将分子生物学技术用于组织学标本的结核分枝杆菌检测,但不能替代分枝杆菌培养作为诊断的"金标准",得到阳性结果,需结合临床表现综合考虑。

（8）应采用结核科和呼吸科共同主导的多学科合作模式,开展结节病与结核病的鉴别诊断、处置和随访工作。

（9）经多学科联合会诊或完善相关检查后仍难区分胸内结节病与肺结核时,经权衡利弊和知情同意后,建议选择诊断性抗结核治疗。

（10）应对结节病患者中的结核发病高风险人群进行结核分枝杆菌潜伏感染筛查,包括接受肿瘤坏死因子拮抗剂、长期接受糖皮质激素和 / 或其他免疫抑制剂治疗者,与肺结

核患者密切接触者,HIV 感染者,做血液透析和器官移植的结节病患者。

（11）建议对结节病高风险人群中的结核分枝杆菌潜伏感染者采用异烟肼联合利福喷汀(或利福平)的方案进行预防性抗结核治疗。

六、结节病与结核病易被误诊的原因分析

编者搜索知网、万方、维普数据平台,结核病被误诊为结节病的只有 2 例,而结节病被误诊为结核病者较多。据统计,我国 21.0%～40.4%的肺结节病曾被误诊为肺结核,印度报道结节病被误诊结核病的比例高达 30.7%。因此,找出误诊的原因是减少误诊的关键。

(一) 结节病与结核病被误诊的原因

（1）当所取组织标本较小,病变较局限,切片上的病理特点不典型时,就会造成对两种疾病的误诊。当肉芽肿性炎内有坏死且 PCR-TB 呈阴性时,极易把结节病误诊为结核病。

（2）临床医师对这两种疾病的认识不足,尤其是遇到不典型结节病时诊断思路狭窄,造成误诊。

（3）基层医院缺乏检查手段。

(二) 减少误诊的方法

（1）临床医师和病理科医师都要了解肉芽肿性肺疾病的疾病谱,引起肉芽肿性肺疾病的两大病因可分为感染性疾病和非感染性疾病。

感染性疾病:① 分枝杆菌感染,包括结核分枝杆菌感染、非结核分枝杆菌感染。② 其他菌感染:其他菌包括诺卡菌、放线菌、假鼻疽伯克霍尔德菌、布鲁菌、洋葱伯克霍尔德菌、粪肠球菌、马红球菌等。③ 真菌感染:包括隐球菌、曲霉、毛霉、组织胞浆菌、肺孢子菌、马尔尼菲蓝状菌、球孢子菌、皮炎芽生菌等感染。④ 寄生虫感染:肺吸虫、丝虫、弓形虫、血吸虫、阿米巴原虫感染等。⑤ 病毒感染:带状疱疹病毒、巨细胞病毒、腺病毒等感染。⑥ 支原体、衣原体、梅毒螺旋体等感染;

非感染性疾病:包括结节病、过敏性肺炎、吸入性肺炎、系统性血管炎、坏死性结节病样肉芽肿病、肉芽肿性淋巴细胞性间质性肺炎、结缔组织疾病(如类风湿结节和干燥综合征)、支气管中心性肉芽肿病、用药引起的相关疾病、静脉内滥用药物而引起的疾病、肿瘤伴随的肉芽肿、淋巴细胞性间质性肺炎、肺朗格汉斯细胞组织细胞增生症、炎症性肠病累及肺引起的疾病、某些尘肺。

（2）病理科医师要规范地做出病理诊断。送检的活检标本小,由于标本有局限性,多数情况下只能做出描述性诊断。在描述性诊断中,病理科医师除了提示肉芽肿病变外,还应尽可能地挖掘肉芽肿以外具有鉴别意义的其他病变。根据这些病变,可能不能单独做出某种疾病的诊断,但是需要在描述性诊断中说明这些病变提示某种疾病,以便临床医师参考,如"肉芽肿病变,不伴坏死,特殊染色未见病原菌"。实际工作中,存在以下现象:病理诊断不规范,或只是简单地诊断为"肉芽肿病变",不重视对具有鉴别意义的病理特征的描述;或将肉芽肿等同于结核,看到肉芽肿,就诊断"不排除结核"。

（3）临床医师要充分认识这两种疾病的差异。临床医师要熟悉这两种疾病的临床表现及体征,掌握这两种疾病的胸部影像特点,不仅要掌握典型肺结节病和结核病的影像学

特点,还要熟悉不典型结节病和结核病的胸部影像学表现。

　　(4)严格执行肉芽肿性肺疾病的诊断路径。

　　(5)对以肺外表现首发的患者,要及时行胸部 CT 检查,寻找结节病或结核病的证据。要掌握肺外结核和肺外结节病的鉴别要点。

　　(6)尽量取到较多的组织,行病理学检查。

　　(7)对疑难病例开展多学科诊疗。

李同霞　张正冬　郑　巧

第四章
典型病例介绍

第一节　病例 1

一、临床资料

(一) 简要病史

某患者,男,46 岁,因咳嗽 2 周余于 2020 年 1 月 4 日入院。患者 2 周前受凉后出现咳嗽,咳少量黄痰,伴有胸痛,活动后略有胸闷、气短,无咯血,无发热,无四肢关节疼痛。胸部 CT 显示右肺斑片影,肺门及纵隔淋巴结增大。

患者既往体健,无结核病接触史。

(二) 体格检查

体温 36.1 ℃,脉搏每分钟 76 次,呼吸频率每分钟 19 次,血压 130/75 mmHg。双肺呼吸音清晰,未闻及干啰音、湿啰音。心率每分钟 76 次,律齐,各心脏瓣膜区未闻及病理性杂音。腹部无阳性体征,双下肢无水肿。

(三) 诊疗经过

(1) 2020 年 1 月 6 日,血常规无明显异常,呼吸道病原体九项无异常,肺炎支原体呈弱阳性。2020 年 1 月 10 日,PPD 试验阴性,血 T-SPOT.TB 试验呈阴性,腹部 B 超显示胆囊息肉,颈部及腋窝未见肿大淋巴结。结合甲状腺 B 超结果考虑患者有结节性甲状腺肿。

(2) 应用莫西沙星抗感染治疗 10 天。2020 年 1 月 13 日,复查胸部增强 CT,双肺尖及胸膜下见斑片影、小结节影、右肺上叶结节影、右肺中叶和下叶斑片条索影,双肺门多发肿大淋巴结影,较 2020 年 1 月 3 日 CT 无明显变化(图 4-1～4-7)。

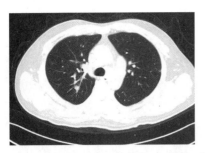

图4-1　2020年1月13日胸部CT图像(肺窗、主肺动脉窗层面)

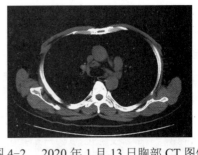

图4-2　2020年1月13日胸部CT图像(纵隔窗、主肺动脉窗层面)

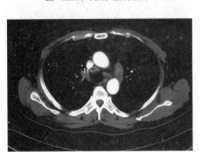

图4-3　2020年1月13日胸部增强CT图像(纵隔窗、主肺动脉窗层面)
注:该图像显示气管前肿大淋巴结,强化不明显。

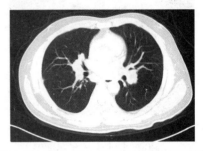

图4-4　2020年1月13日胸部CT图像(肺窗、右心房层面)

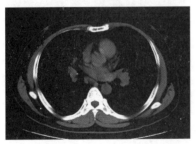

图4-5　2020年1月13日胸部CT图像(纵隔窗、右心房层面)

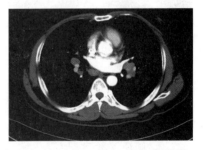

图4-6　2020年1月13日胸部增强CT图像(纵隔窗、右心房层面)
注:该图像显示双肺门较对称肿大的淋巴结。

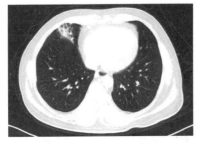

图4-7　2020年1月13日胸部CT图像(肺窗、近心底层面)
注:该图像显示右肺中叶内侧段斑片影。

（3）2020 年 1 月 15 日，行气管镜下右肺中叶 TBLB 及 7 组、11L 组肿大淋巴结 EBUS-TBNA。术后病理结果显示右肺中叶少许肺组织呈慢性肉芽肿性炎，可见类上皮细胞呈多结节状增生及多核巨细胞反应，未见确切坏死，考虑结节病；7 组、11L 组淋巴结：少许淋巴及渗出液内散在分布类上皮结节，考虑结节病。PCR-TB 阴性，灌洗液中未找到抗酸杆菌。

（4）该患者未应用激素等药物治疗。2021 年 7 月 19 日复查胸部 CT，CT 显示肺内阴影及纵隔淋巴结均较之前缩小（图 4-8～4-12）。

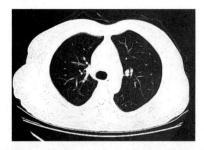

图 4-8　2020 年 7 月 19 日胸部 CT 图像
（肺窗、主肺动脉窗层面）

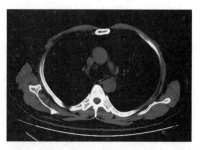

图 4-9　2020 年 7 月 19 日胸部 CT 图像
（纵隔窗、主肺动脉窗层面）

注：该图像显示双肺门无肿大淋巴结，与
图 4-2、图 4-3 相比淋巴结缩小。

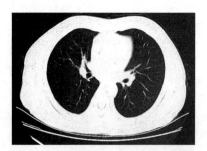

图 4-10　2020 年 7 月 19 日胸部 CT 图像
（肺窗、右心房层面）

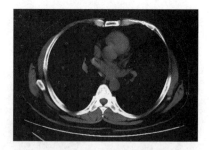

图 4-11　2020 年 7 月 19 日胸部 CT 图像
（纵隔窗、右心房层面）

注：该图像显示双肺门无肿大淋巴结，与
2020 年 1 月 13 日胸部 CT 同层面比较淋
巴结缩小。

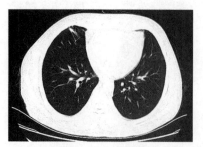

图 4-12　2020 年 7 月 19 日胸部 CT 图像
（肺窗、近心底层面）

注：该图像显示右下肺索条影，与图 4-7 比较吸收明显。

二、病例特点

此病例为一位中年男性患者,其疾病属于Ⅱ期肺结节病,血液炎性指标均在正常范围。半年后复查,患者胸部 CT 显示纵隔淋巴结缩小,肺内病灶基本吸收,仅遗留右下少许索条影。这是一例自愈肺结节病病例。

张正冬　袁　媛

第二节　病例 2

一、临床资料

(一)简要病史

某患者,女,28 岁,因"干咳 8 个月,加重伴活动后憋气 1 月余"于 2017 年 6 月 7 日入住 A 医院。患者 8 个月前出现轻咳,无痰,未诊治。1 个月前出现活动后憋气,休息可缓解,伴乏力,咳嗽加重,无痰,明显影响日常生活和工作,入住 A 医院呼吸科。A 医院做胸部 CT,结果显示"双肺改变,纵隔及肺门肿大淋巴结",考虑"结节病"。

患者既往体健,无结核病接触史。

(二)体格检查

体温 36.5 ℃,脉搏每分钟 108 次,呼吸频率每分钟 23 次,血压 103/74 mmHg。双手可见杵状指。右侧锁骨上可见触及 1 枚 10 mm×10 mm 大小的淋巴结,质软,活动度好,无压痛,无破溃。双肺呼吸音清,未闻及干啰音、湿啰音。心率:每分钟 108 次,律齐,P2＞A2,无心包摩擦音。腹部无阳性体征,双下肢无水肿。

(三)诊疗经过

(1) 2017 年 5 月 17 日,血 T-SPOT.TB 为阴性,ANCA 呈阴性,胸部 CT 显示双肺可见弥漫性分布小结节状磨玻璃影,边界可,纵隔及肺门见多发肿大淋巴结,增强扫描呈明显不均匀强化(图 4-13～4-18)。

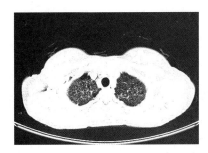 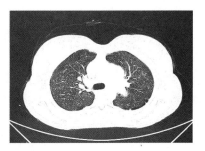

图 4-13　2017 年 5 月 17 日胸部 CT 图像　　图 4-14　2017 年 5 月 17 日胸部 CT 图像
　　　　(肺窗、胸锁关节层面)　　　　　　　　　　(肺窗、隆突上 1 cm 层面)
注:该图像显示双肺尖弥漫小结节影。　　注:该图像显示肺内弥漫小结节影。

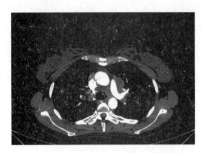

图 4-15　2017 年 5 月 17 日胸部增强 CT
图像（纵隔窗、隆突上 1 cm 层面）
注：该图像显示纵隔内多发肿大淋巴结，
增强扫描不均匀强化。

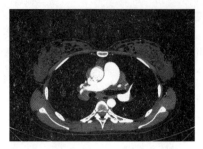

图 4-16　2017 年 5 月 17 日胸部增强 CT
图像（纵隔窗、右肺动脉窗层面）
注：该图像显示双肺门及隆突下多发肿大
淋巴结，增强扫描不均匀强化。

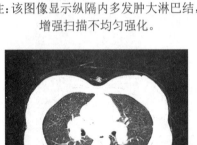

图 4-17　2017 年 5 月 17 日胸部 CT 图像
（肺窗、隆突下 3 cm 层面）

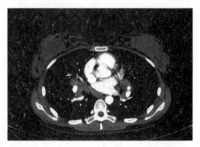

图 4-18　2017 年 5 月 17 日胸部增强 CT
图像（纵隔窗、隆突下 3 cm 层面）
注：该图像显示双肺门淋巴结肿大。

（2）2017 年 6 月 7 日心脏彩超：肺动脉收缩压（pulmonary artery systolic pressure，PASP）为 60 mmHg，右心室（right ventricle，RV）内径 3.5 cm，右心房（right atrium，RA）5.0 cm×4.0 cm，三尖瓣轻度反流，显示肺动脉高压。血气分析（2017 年 6 月 7 日）：pH 7.41，血氧分压（partial pressure of oxygen，PO_2）48 mmHg，二氧化碳分压（partial pressure of carbon dioxide，PCO_2）33 mmHg（未吸氧）。肝、肾功能正常。血常规：白细胞（leukocyte，white blood cell，WBC）$11.6×10^9$/L，中性粒细胞占比 77.2%，淋巴细胞占比 13.5%，嗜酸粒细胞占比为 0.1%，红细胞（erythrocyte，red blood cell，RBC）计数为 $5.26×10^{12}$/L，血红蛋白（hemoglobin，Hb）111 g/L，血腺苷脱氨酶（adenosine deaminase，ADA）19 U/L。

（3）2017 年 6 月 8 日，肺通气显像：显示双肺上叶弥漫性血流灌注和通气受损，不支持肺栓塞。

（4）2017 年 6 月 9 日，行气管镜检查：镜下未见明显异常，超声支气管镜探及 7 组、11 组淋巴结肿大。7 组淋巴结病理结果：纤维组织增生及类上皮细胞形成肉芽肿结构，未见多核巨细胞，PCR-TB 呈阴性。右肺上叶组织病理：少许支气管、肺组织呈慢性肉芽肿性炎，伴间质组织增生，部分区域可见增生的上皮样细胞及多核巨细胞，未见确切坏死，结合病史，考虑结节病的可能性大。左上叶活检的组织病理结果：少许组织呈慢性炎伴多核巨细胞，未见确切坏死，抗酸染色呈阴性。BALF 抗酸杆菌呈阴性。

（5）2017 年 6 月 9 日，给予用法舒地尔降肺动脉压等对症治疗后，咳嗽、胸闷、憋气较之前好转。

（6）2017 年 6 月 16 日,请结核病专家会诊。专家意见:患者表现为胸闷憋气明显,无发热,痰及灌洗液中抗酸杆菌呈阴性,血 T-SPOT.TB 呈阴性,淋巴结及肺组织 PCR-TB 呈阴性,无诊断结核依据。

（7）2017 年 6 月 16 日,开始静脉滴注甲强龙 40 mg,一天一次。治疗 6 天后患者的胸闷憋气明显好转。2017 年 6 月 22 日,复查胸部 CT,结晶显示双肺弥漫性小结节影,纵隔及肺门多发肿大淋巴结,较之前好转。心脏彩超显示:PASP 25 mmHg,心脏结构、血流及功能未见明显异常。2017 年 6 月 30 日复查血气分析:pH 7.47, PO$_2$ 64 mmHg, PCO$_2$ 36 mmHg（未吸氧）。2017 年 6 月 26 日血常规:WBC13.71×10^9/L,中性粒细胞占 76%,淋巴细胞占 15.1%, RBC5.28×10^{12}/L, Hb109 g/L,平均红细胞体积 66.8 fL,平均血红蛋白含量为 20.7 pg,血白蛋白 35.5 g/L,前白蛋白 408.4 mg/L。痰分枝杆菌培养无生长。

（8）2017 年 7 月 18 日,复查胸部 CT,结果显示病灶明显吸收好转（图 4-19 至图 4-21）。之后定期复查 6 次（CT 图像见图 4-22～4-25）,至 2020 年 4 月,胸部 CT 显示病灶稳定。

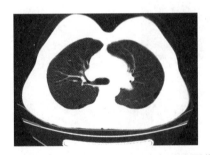

图 4-19　2017 年 7 月 18 日胸部 CT 图像
（肺窗、主肺动脉窗层面）
注:双肺内结节影较图 4-14 明显吸收。

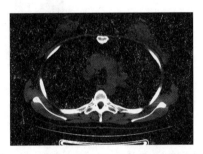

图 4-20　2017 年 7 月 18 日胸部 CT 图像
（纵隔窗、主肺动脉窗层面）
注:该图像显示纵隔淋巴结缩小。

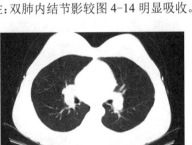

图 4-21　2017 年 7 月 18 日胸部 CT 图像
（肺窗、隆突下 3 cm 层面）
注:该图像显示双肺结节影较图 4-17 明
显吸收。

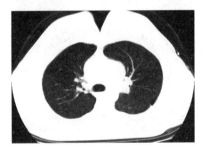

图 4-22　2018 年 2 月 6 日胸部 CT 图像
（肺窗、隆突上 1 cm 层面）
注:该图像显示双肺结节影较图 4-14 明
显吸收。

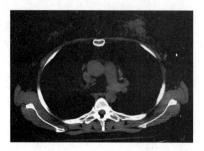

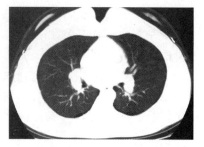

图 4-23　2018 年 2 月 6 日胸部 CT 图像
（纵隔窗、隆突上 1 cm 层面）
注:该图像显示纵隔淋巴结无明显肿大,
较图 4-15 明显缩小。

图 4-24　2018 年 2 月 6 日胸部 CT 图像
（肺窗、近隆突下 3 cm 层面）
注:该图像显示肺内病灶较图 4-17 明显
吸收。

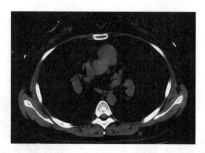

图 4-25　2018 年 2 月 6 日胸部 CT 图像
（纵隔窗、近隆突 3 cm 层面）
注:该图像显示双肺门淋巴结较 4-18 明
显缩小。

（9）2020 年 5 月 5 日胸部 CT 显示双肺弥漫小结节影,纵隔及肺门多发肿大淋巴结较
之前增大（图 4-26～4-28）,再次应用甲强龙治疗。

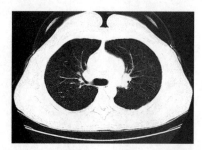

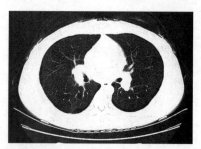

图 4-26　2020 年 5 月 5 日胸部 CT 图像
（肺窗、主肺动脉窗层面）

图 4-27　2020 年 5 月 5 日胸部 CT 图像
（肺窗、隆突下 3 cm 层面）
注:该图像显示双肺小结节影较图 4-21
增多。

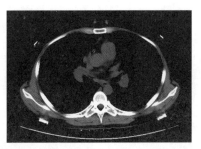

图 4-28 2020 年 5 月 5 日胸部 CT 图像
（纵隔窗、隆突下 3 cm 层面）
注:该图像显示双肺门淋巴结较图 4-25 稍增大。

（10）2020 年 7 月 21 日胸部 CT 显示病灶好转（图 4-29、图 4-30），至 2021 年 3 月病灶稳定。

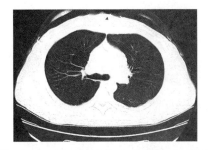 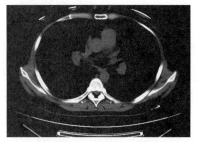

图 4-29 2020 年 7 月 21 日胸部 CT 图像
（肺窗、主肺动脉窗层面）
注:该图像显示双肺内小结节影较图 4-26
减少。

图 4-30 2020 年 7 月 21 日胸部 CT 图像
（纵隔窗、隆突下 3 cm 层面）
注:该图显示双肺门淋巴结较图 4-28
缩小。

（11）2020 年 12 月 1 日心脏彩超显示 PASP 为 34 mmHg，RV 内径为 3.2 cm，RA 为 3.2 cm×4.4 cm。

（12）2021 年 4 月 27 日胸部 CT 显示双肺多发微小结节影，边界清，较 2020 年 12 月 1 日明显增多（图 4-31、图 4-32）。纵隔及肺门见多发肿大淋巴结，部分内见钙化，较前变化不大。2021 年 4 月 27 日，PASP 为 37 mmHg，RV 内径为 2.7 cm，RA 为 3.8 cm×4.9 cm。

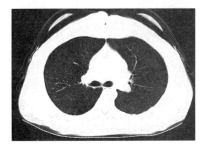 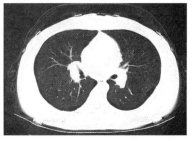

图 4-31 2021 年 4 月 27 日胸部 CT 图像
（肺窗、主肺动脉窗层面）
注:该图像显示肺内小结节影较图 4-29
增多。

图 4-32 2021 年 4 月 27 日胸部 CT 图像
（肺窗、隆突下 3 cm 层面）
注:该图像显示肺内弥漫小结节影。

（13）2022 年 8 月 2 日胸部 CT 与 2021 年 4 月 27 日胸部 CT 相仿。血常规：WBC10.15×10⁹/L，中性粒细胞占 67.60%，淋巴细胞占 22.2%，嗜酸粒细胞占 0.5%，RBC5.10×10⁹/L，平均红细胞体积为 73.8 fL，Hb117 g/L，前白蛋白 316.5 mg/L，白蛋白 45.93 mg/L，血 ADA12 U/L。

二、病例特点

此病例为青年女性，属于肺结节病 Ⅱ 期，无误诊和漏诊，诊断明确，激素治疗有效。但是此病例病情反复，病程迁延，出现肺动脉高压，预示预后较差。

周　然　张　群

第三节　病例 3

一、临床资料

（一）简要病史

某患者，男，23 岁，未婚，以"查体发现肺部阴影 1 月余"于 2020 年 7 月 6 日入住青岛市胸科医院。2020 年 6 月 3 日，该患者单位组织查体，行胸部 X 线检查发现其肺内阴影。患者无发热，无咳嗽、咳痰，无咯血及痰中带血丝，无消瘦、乏力，无夜间盗汗，无胸闷、憋气，无胸痛，无腹痛、腹泻等不适症状。2020 年 6 月 21 日，患者去青岛某三甲医院住院诊治，查血常规正常，C 反应蛋白（C-reactive protein, CRP）水平稍高，血 T-SPOT.TB 呈阴性，以头孢他啶消炎 7 天后肺内病灶未见明显变化，换用莫西沙星进行抗感染治疗。2020 年 6 月 28 日行气管镜下 EBUS，2020 年 6 月 30 胸部强化 CT 显示双肺多发斑片影，纵隔淋巴结多发肿大（图 4-33～4-47）。2020 年 7 月 1 日组织病理提示：左肺上叶后段呈慢性肉芽肿性炎，可见类上皮细胞聚集及少许多核巨细胞反应。临床考虑为肺结核，将该患者转至青岛市胸科医院。青岛市胸科医院门诊考虑"肺内阴影性质待诊，疑诊肺结核"将该患者收住院。

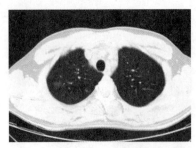

图 4-33　2020 年 6 月 30 日胸部 CT（肺窗、胸锁关节层面）
注：该图像显示右肺尖后段和左上叶斑片影。

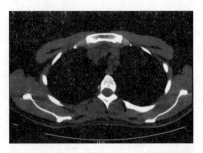

图 4-34　2020 年 6 月 30 日胸部 CT（纵隔窗、胸锁关节层面）

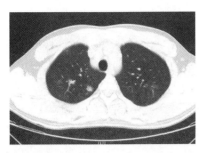

图 4-35　2020 年 6 月 30 日胸部 CT
（肺窗、胸骨角层面）
注：该图像显示右肺尖后段、左上叶散在
　　斑片影，右上叶后段结节影。

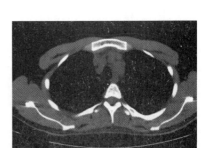

图 4-36　2020 年 6 月 30 日胸部 CT
（纵隔窗、胸骨角层面）

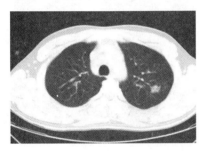

图 4-37　2020 年 6 月 30 日胸部 CT
（肺窗、主动脉弓层面）
注：该图像显示左上叶斑片影。

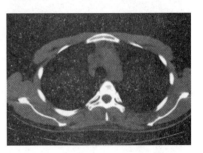

图 4-38　2020 年 6 月 30 日胸部 CT
（纵隔窗、主动脉弓层面）
注：该图像显示气管前肿大淋巴结。

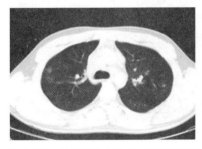

图 4-39　2020 年 6 月 30 日胸部 CT
（肺窗、主动脉弓下层面）
注：该图像显示双肺中野仍散在斑片影。

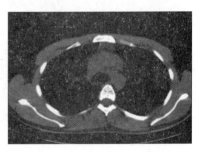

图 4-40　2020 年 6 月 30 日胸部 CT
（纵隔窗、主动脉弓下层面）
注：该图像显示纵隔内多发肿大淋巴结。

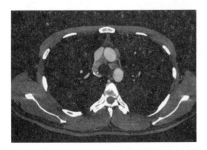

图 4-41　2020 年 6 月 30 日胸部增强 CT
（奇静脉层面）
注：该图像显示纵隔肿大淋巴结轻度强化。

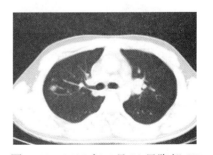

图 4-42　2020 年 6 月 30 日胸部 CT
（肺窗、隆突层面）
注：该图像显示右上叶后段结节影。

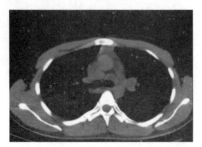

图 4-43　2020 年 6 月 30 日胸部 CT
（纵隔窗、主肺动脉窗层面）

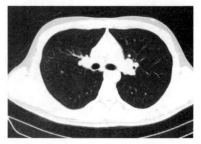

图 4-44　2020 年 6 月 30 日胸部 CT
（肺窗、隆突下 1 cm 层面）

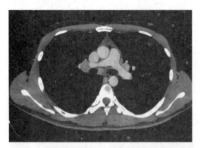

图 4-45　2020 年 6 月 30 日胸部增强 CT
（隆突下 1 cm 层面）
注：该图像显示双肺门及隆突下淋巴结
肿大。

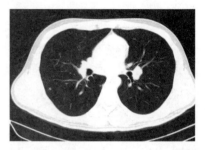

图 4-46　2020 年 6 月 30 日胸部 CT
（肺窗、隆突下 4 cm 层面）
注：该图像显示右肺上叶后段小结节影。

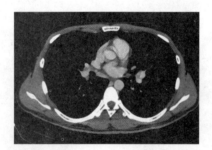

图 4-47　2020 年 6 月 30 日胸部增强 CT
（隆突下 4 cm 层面）

患者既往体健，无特殊病史。吸烟史 9 年，每日约吸烟 10 支，无结核病患者接触史。

（二）体格检查

患者入院时体温 36.5 ℃，脉搏每分钟 82 次，呼吸频率每分钟 19 次，血压 121/69 mmHg。患者神志清楚，精神正常，发育正常。双侧胸廓对称，双肺呼吸动度相同，双侧触觉语颤相同，双肺呼吸音清，右下肺呼吸音略低，双肺未闻及干啰音、湿啰音。未闻及心脏杂音。腹部无阳性体征。双下肢无水肿。

（三）诊疗经过

（1）2020 年 7 月 7 日化验：血小板压积（plateletcrit，PCT）0.072 ng/mL（参考范围 0～0.05 ng/mL），血沉 6 mm/h，血常规正常，肝功能和肾功能正常，血电解质正常，血尿酸正常。2020年7月8日：超声显示15 mm×7 mm的低回声结节，边界清，皮髓质清晰，内见树枝状血流信号；右侧颈部Ⅱ区见多个低回声区，最大的为18 mm×7 mm，边界清，皮髓质清晰。肾脏B超显示双肾多发沙粒样结石。腹部超声显示肝脏无异常，脾稍大。

（2）2020年7月8日，加用INH、RFP、EMB、PZA诊断性抗结核治疗，以硫普罗宁护肝治疗。

（3）2020年7月15日，行支气管镜检查。左肺上叶段嵴增宽，段以上支气管开口正常，管腔无狭窄，黏膜未见充血水肿、糜烂坏死及增生性病变。肺泡灌洗液中未找到抗酸杆菌，GeneXpert MTB呈阴性。

（4）2020年7月21日化验：PCT0.127 ng/mL，γ干扰素释放试验呈阴性。继续治疗。

（5）2020年8月5日，化验肝功能。丙氨酸转氨酶（alanine aminotransferase，ALT）58 U/L，天冬氨酸转氨酶（aspartate aminotransferase，AST）水平正常，加用复方甘草酸单铵S降酶治疗。患者无胃肠道不适症状。

（6）2020年8月17日化验ALT 55 U/L、AST 44 U/L，胆红素水平无异常，继续之前的治疗。2020年8月18日患者出院。

（7）2020年8月22日患者出现食欲不振。2020年8月24日复查肝功能，ALT 125 U/L，AST 81 U/L，患者再次入院。停用所有抗结核药物，调整护肝药物为复方甘草酸单铵S+还原型谷胱甘肽。

（8）2020年8月27日肺泡灌洗液培养无结核分枝杆菌。

（9）2020年9月7日化验ALT 61 U/L，谷氨酰转移酶（glutamyltransferase，GGT）78 U/L，AST水平正常。重新加用抗结核药物INH、RFP、EMB、LFX，同时给予还原性谷胱甘肽、复方甘草酸单铵S联合保肝、降酶治疗。

（10）2020年9月10日，复查胸部CT，结果显示肺内病灶未见吸收好转（图4-48～4-53）。于2020年9月11日再次行EBUS，结合淋巴结组织病理结果考虑为结节病。应用激素治疗后病灶吸收（图4-54～4-57）。

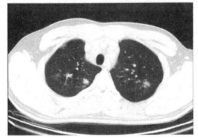

图4-48　2020年9月10日胸部CT
（肺窗、胸骨角层面）
注：该图像显示肺内病变与图4-35比，无变化。

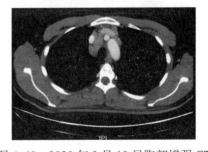

图4-49　2020年9月10日胸部增强CT
（胸骨角层面）
注：该图像显示气管前肿大淋巴结与图4-36比，稍增大。

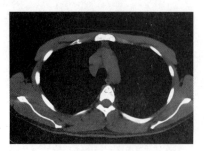

图 4-50　2020 年 9 月 10 日胸部 CT
（纵隔窗、主动脉弓层面）

注:该图像显示纵隔肿大淋巴结与图 4-38
比,稍增大。

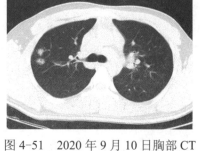

图 4-51　2020 年 9 月 10 日胸部 CT
（肺窗、隆突层面）

注:该图像显示肺内病灶与图 4-42 比,无
明显变化。

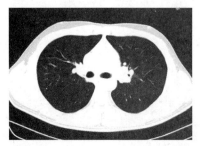

图 4-52　2020 年 9 月 10 日胸部 CT
（肺窗、隆突下 1 cm 层面）

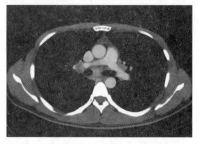

图 4-53　2020 年 9 月 10 日胸部增强 CT
（隆突下 1 cm 层面）

注:该图像显示隆突下肿大淋巴结轻度强
化,与图 4-45 比较,淋巴结无缩小。

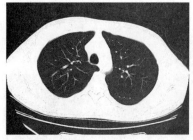

图 4-54　2021 年 8 月 27 日胸部 CT
（肺窗、主动脉弓层面）

注:与图 4-37 比,该图像显示肺内病灶明
显吸收。

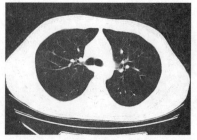

图 4-55　2021 年 8 月 27 日胸部 CT
（肺窗、隆突层面）

注:与图 4-42 比,该图像显示肺内病灶吸
收明显。

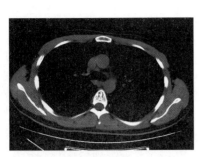

图 4-56 2021 年 8 月 27 日胸部 CT
（纵隔窗、主动脉弓下层面）
注：与图 4-40 比，该图像显示纵隔无肿大
淋巴结，肿大淋巴结已缩小。

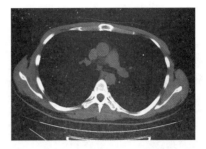

图 4-57 2021 年 8 月 27 日胸部 CT
（纵隔窗、隆突下 1 cm 层面）
注：与图 4-45 比，该图像显示隆突下及肺
门淋巴结明显缩小。

二、病例特点

此病例是一名青年男性，查体发现肺部阴影时无任何自觉不适，未发现全身其他部位组织或脏器病变。行 EBUS 取得纵隔淋巴结组织后，组织病理结果为慢性肉芽肿性炎，未见坏死病变。患者除纵隔淋巴结肿大外，还有双肺上、中、下肺野散布斑片状、磨玻璃片影、磨玻璃结节影，患者的疾病是肺结节病 Ⅱ 期，肺内浸润影与纵隔淋巴结肿大并存。

病理科医师没有给出确切的病理学诊断，加上临床医师对结节病的认识不足，误诊为继发性肺结核伴纵隔淋巴结结核。尽管结核病专科医师没有找到结核病的病原学依据，但是仍然开始诊断性抗结核治疗，这是误诊的主要原因。

李同霞 刘铭辉

第四节 病例 4

一、临床资料

（一）简要病史

某患者，女，60 岁，因"发现肺结节 3 个月，咳嗽 3 周"于 2020 年 1 月 10 日入院。患者 3 个月前查体发现肺结节影，纵隔及肺门淋巴结肿大，血 T-SPOT.TB 呈阴性。患者 3 周前咳嗽，咳少量白黏痰，夜间为著，无胸痛，无发热，无胸闷、喘息。

既往史：患者 17 年前行胆囊切除术，糖尿病病史 10 年，现用优泌乐 25、格华止降糖治疗。患者有 9 年冠心病病史，3 年前行右冠脉支架置入术，现应用氯吡格雷抗血小板治疗；有 3 年高血压病史，现用贝那普利降压治疗。2019 年 9 月 23 日，切除面部肿物，送检皮肤组织病理。病理检查结果：表皮角化过度伴角化不全，真皮网状层见多发结节状病变，可见大量慢性炎细胞浸润并多核巨细胞反应，病变符合慢性肉芽肿性炎；化验血 ACE 正常；胸部 CT 显示：右上肺结节、肺门纵隔淋巴结肿大。未诊断为结节病，按皮肤感染进行处理后，患者好转。患者无结核病接触史。

（二）体格检查

患者入院时体温 36.2 ℃,脉搏每分钟 82 次,呼吸频率每分钟 20 次,血压 130/82 mmHg。神志清,精神正常。右眼内眦见红色疤痕。双肺呼吸音清晰,未闻及干啰音、湿啰音。心率每分钟 74 次,律齐,心脏瓣膜区未闻及病理性杂音。腹部可见陈旧手术疤痕。双下肢无水肿。

（三）诊疗经过

（1）2020 年 1 月 11 日化验:糖化血红蛋白 8.1％,尿常规结果为潜血＋,细菌计数 1 678/μL,女性肿瘤标志物为阴性,抗核抗体 1∶100,呈阳性,可提取性核抗原(extractable nuclear antigen, ENA)酶谱呈阴性,ANCA 无异常。

（2）2020 年 1 月 11 日腹部 B 超显示脂肪肝、胆囊缺如、肾囊肿。甲状腺 B 超显示结节性甲状腺肿。

（3）2020 年 1 月 13 日,血 T-SPOT.TB 呈阴性。

（4）2020 年 1 月 13 日胸部 CT 显示:右肺中叶见结节状密度影,双肺门增大,可见肿大淋巴结,大的淋巴结约 16.5 mm(图 4-58～4-65)。

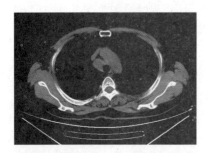

图 4-58　2020 年 1 月 13 日胸部 CT
（纵隔窗、主动脉弓层面）

注:该图像显示气管前淋巴结肿大明显。

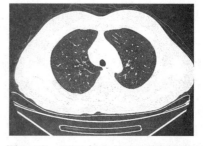

图 4-59　2020 年 1 月 13 日胸部 CT
（肺窗、主动脉弓层面）

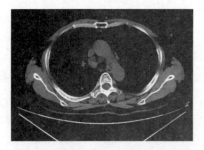

图 4-60　2020 年 1 月 13 日胸部 CT
（纵隔窗、近奇静脉弓层面）

注:该图像显示纵隔内多发肿大淋巴结。

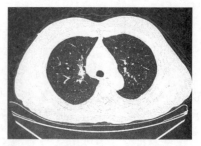

图 4-61　2020 年 1 月 13 日胸部 CT
（肺窗、近奇静脉弓层面）

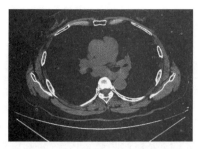

图 4-62　2020 年 1 月 13 日胸部 CT
（纵隔窗、隆突下 2 cm 层面）
注:该图像显示隆突下及肺门淋巴结
　　肿大。

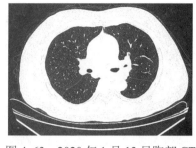

图 4-63　2020 年 1 月 13 日胸部 CT
（肺窗、隆突下 2 cm 层面）

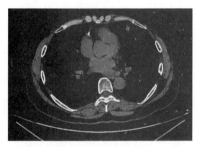

图 4-64　2020 年 1 月 13 日胸部 CT
（纵隔窗、近心底层面）

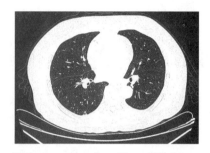

图 4-65　2020 年 1 月 13 日胸部 CT
（肺窗、近心底层面）
注:该图像显示右下近胸膜处斑片影。

（5）停用氯吡格雷 5 天后,2020 年 1 月 16 日行气管镜检查显示:右肺尖段呈锥形狭窄,行 EBUS-GS-TBLB,并在 4R、7 组、12R 组行 EBUS-TBNA,送组织病理检查。右肺上叶尖段组织病理结果:少许纤维组织慢性炎,见少量肉芽组织,未见坏死,考虑为结节病。根据 3 组淋巴结组织病理结果,考虑为慢性肉芽肿性炎,未见坏死,组织抗酸染色呈阴性、PCR-TB 呈阴性,未见恶性肿瘤细胞,考虑为结节病。灌洗液中抗酸杆菌为阴性,结合患者 1 年前面部肿物组织病理情况,肺结节病诊断成立。

（6）2020 年 1 月 19 日血气分析（未吸氧）显示:pH 7.42, PO_2 82 mmHg, PCO_2 39 mmHg。

（7）患者入院 1 周后未再有咳嗽、咳痰,无呼吸困难、咯血等症状;复查血气分析,结果显示基本正常;肺功能显示肺容积及弥散功能正常,小气道气流受限;无眼睛、心脏等器官受累;嘱患者随访观察,暂不用药。

二、病例特点

患者为老年女性,既往有糖尿病病史,1 年前面部肿物手术切除后病理结果为慢性肉芽肿性炎。胸部 CT 显示肺内有结节样病变和肺门纵隔淋巴结肿大,但查血 ACE 正常,组织巨噬细胞内未见典型的结节病包涵体,就排除了结节病,误诊为糖尿病伴发的皮肤感染性疾病。这说明基层医师对结节病的认识严重不足。在此次查体做胸部 CT 时发现肺内结节和肿大的淋巴结仍未消失,进一步检查,取得病理学依据,综合评判,才明确为结节病。

周　然　成　杰

第五节　病例 5

一、临床资料

(一) 简要病史

某患者,女,49 岁,因"胸闷、憋气 1 年"于 2020 年 10 月 26 日入 C 医院。患者 1 年前无明显诱因出现胸闷、憋气,活动后加重,与体位无关,不影响睡眠,伴咳嗽,咳少量白黏痰,无胸痛,无发热。3 个月前,医师行胸部 CT 检查,诊断为"肺炎",抗感染治疗 20 天后患者的症状好转。10 天前上述症状加重,再次抗感染治疗 10 余天,疗效不佳,遂转诊至 A 医院。

患者既往有 5 年糖尿病病史,服用二甲双胍及格列齐特降糖治疗,血糖控制得较好。患者无结核病接触史。

(二) 体格检查

体温 36.9 ℃,脉搏每分钟 100 次,呼吸频率每分钟 22 次,血压 138/76 mmHg。神志清,精神正常。双肺呼吸音清,未闻及干啰音、湿啰音。心率每分钟 100 次,律齐,各心脏瓣膜听诊区未闻及杂音。腹部无阳性体征。双下肢无水肿。

(三) 诊疗经过

(1) 2020 年 10 月 22 日 C 医院胸部强化 CT 显示:双肺可见多发斑片影及分枝状结节影,纵隔内见肿大淋巴结影(图 4-66～4-70)。

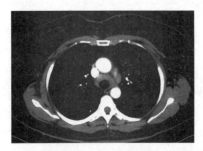

图 4-66　2020 年 10 月 22 日胸部强化 CT
(纵隔窗、奇静脉窗层面)
注:该图像显示纵隔肿大淋巴结轻度强化。

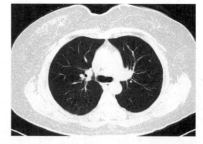

图 4-67　2020 年 10 月 22 日胸部 CT
(肺窗、主肺动脉窗层面)
注:该图像显示右下叶背段多发小结节影。

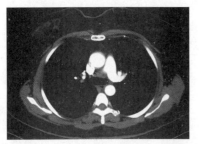

图 4-68　2020 年 10 月 22 日胸部强化 CT
(主肺动脉窗层面)

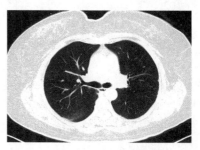

图 4-69　2020 年 10 月 22 日胸部 CT
(肺窗、隆突层面)
注:该图像显示右下叶背段斑片影。

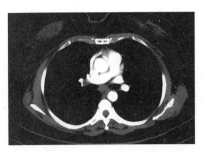

图 4-70 2020 年 10 月 22 日胸部强化 CT
（隆突下 2 cm 层面）
注：该图像显示隆突下淋巴结肿大，强化不明显。

（2）2020 年 10 月 27 日化验血常规、肝功能、肾功能、肿瘤标志物，结果正常。CRP 水平正常、血糖水平正常。痰中未找到抗酸杆菌。

（3）2020 年 10 月 27 日心脏超声显示心瓣膜退行性变，二尖瓣、三尖瓣、主动脉瓣、肺动脉瓣均轻度反流，左室舒张功能降低。浅表 B 超检查显示颈部、腋窝、腹股沟未发现肿大淋巴结。

（4）2020 年 10 月 28 日行气管镜检查，未见明显异常。行右肺上叶后段 TBLB、7 组淋巴结 EBUS-TBNA，术后将组织送病理检查。右肺上叶后段组织病理结果：呈慢性肉芽肿性炎，内见灶状增生上皮样细胞及数个多核巨细胞，未见坏死，倾向于结节病。7 组淋巴结组织病理结果：有淋巴细胞及数团增生的类上皮样细胞。灌洗液内未找到抗酸杆菌，PCR-TB 呈阴性，血 T-SPOT.TB 呈阴性。无肺结核诊断依据，考虑肺结节病，未治疗，随访。

（5）2020 年 12 月 8 日，复查胸部 CT，结果显示病灶与 2020 年 10 月 22 日相仿（图 4-71、图 4-72）。痰和肺泡灌洗液培养分枝杆菌均无生长。

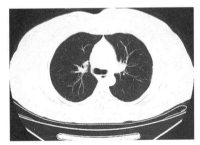

图 4-71 2020 年 12 月 8 日胸部 CT
（肺窗、主肺动脉窗层面）
注：与图 4-67 相比，该图像显示肺内右下叶背段结节影变化不大。

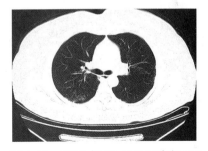

图 4-72 2020 年 12 月 8 日胸部 CT
（肺窗、隆突层面）
注：与图 4-69 相比，右下叶背段斑片影变化不大。

（6）2021 年 3 月 10 日，复查胸部 CT，结果显示较 2020 年病灶明显吸收（图 4-73～4-76）。

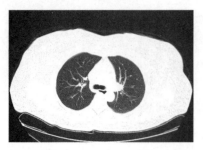

图 4-73　2021 年 3 月 10 日胸部 CT
（肺窗、主肺动脉窗层面）
注：与图 4-67 相比，该图像显示肺内结节
影明显吸收。

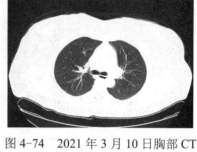

图 4-74　2021 年 3 月 10 日胸部 CT
（肺窗、隆突层面）
注：与图 4-69 相比，该图像显示右下叶背
段病灶吸收明显。

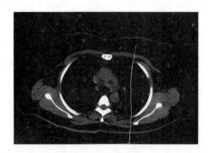

图 4-75　2021 年 3 月 10 日胸部 CT 纵
（膈窗、奇静脉窗层面）
注：与图 4-66 相比，该图像显示纵隔淋巴
结明显缩小。

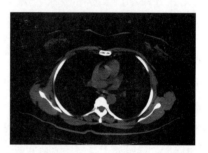

图 4-76　2021 年 3 月 10 日胸部 CT
（纵隔窗、隆突下 2 cm 层面）
注：与图 4-70 相比，该图像显示隆突下肿
大淋巴结明显缩小。

二、病例特点

　　患者为中年女性，有糖尿病病史，肺内病灶形态以斑片影为主，虽然纵隔淋巴结肿大，但是不是典型的肺结节病的哑铃状纵隔淋巴结肿大，这与一般肺炎的影像相似，再加上患者伴有咳嗽、咳痰，消炎治疗后症状好转，因此误诊为细菌性肺炎。2 个月后患者的症状加重，医师才考虑到结节病的可能，进一步检查，取到纵隔淋巴结组织做病理检查后才确诊。临床医师既要熟知典型结节病的特点，又要认识不典型结节病的临床和影像学表现。

窦　敏　韩强强

第六节　病例 6

一、临床资料

（一）简要病史

　　某患者，男，57 岁，因"活动后胸闷、憋气 1 年余"于 2020 年 12 月 24 日入住 A 医院。患者 1 年前无明显诱因出现活动后胸闷、憋气，日常活动不受影响，无胸痛，无发热，无咳嗽、咳痰。1 周前入住 B 医院，行胸部 CT 检查，结果显示支气管扩张、肺大疱、双肺结节影。

未明确诊断。

患者 3 年前因查体发现纵隔淋巴结肿大（图 4-77～4-82），在 A 医院经支气管镜做 7 组淋巴结活检，病理结果为肉芽肿性炎，医师考虑为结节病，伴脾大，未治疗及随访。患者的同事曾患肺结核，患者与该同事接触较密切。

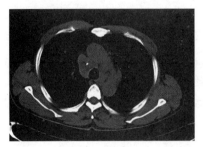

图 4-77　2017 年 5 月 2 日胸部 CT
（纵隔窗、近奇静脉层面）
注：该图像显示气管前淋巴结肿大，其内见钙化。

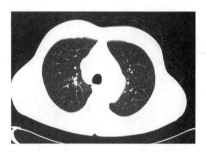

图 4-78　2017 年 5 月 2 日胸部 CT
（肺窗、近奇静脉层面）

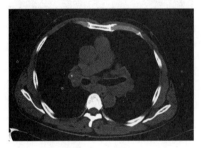

图 4-79　2017 年 5 月 2 日胸部 CT
（纵隔窗、隆突下 1 cm 层面）
注：该图像显示双肺门淋巴结肿大，右侧肺门淋巴结内见钙化。

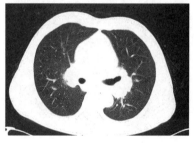

图 4-80　2017 年 5 月 2 日胸部 CT
（肺窗、隆突下 1 cm 层面）

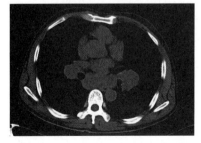

图 4-81　2017 年 5 月 2 日胸部 CT
（纵隔窗、隆突下 3 cm 层面）
注：该图像显示双肺门及隆突下多发肿大淋巴结。

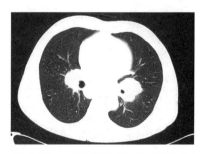

图 4-82　2017 年 5 月 2 日胸部 CT
（肺窗、隆突下 3 cm 层面）

（二）体格检查

体温 36.1 ℃，脉搏每分钟 78 次，呼吸频率每分钟 19 次，血压 130/82 mmHg。神志清，精神正常。双肺呼吸音清，未闻及干啰音、湿啰音。心率每分钟 78 次，律齐，各瓣膜区未闻及病理性杂音。腹部无阳性体征。双下肢无水肿。

（三）诊疗经过

（1）2020 年 12 月 24 日血气分析显示：pH 7.43，PO_2 77 mmHg，PCO_2 42 mmHg（未吸氧），缺氧情况较 2017 年加重（2017 年 5 月 4 日血气分析显示：pH 7.43，PO_2 82 mmHg，未吸氧时 PCO_2 39 mmHg）。CRP 14.1 mg/L，血白蛋白 33 g/L，血 ADA 26 U/L，这三项指标较 2017 年均有下降（2017 年 5 月 2 日：CRP 5.17 mg/L，血白蛋白 35.1 g/L，血 ADA 21 U/L）。

（2）2020 年 12 月 25 日胸部 CT 显示：双肺多发团片、结节状高密度影，部分呈网格状改变，较 2017 年 5 月 2 日进展，纵隔、双肺门见多发肿大淋巴结，部分融合，较之前进展（图 4-83～4-87）。

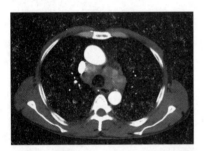

图 4-83　2020 年 12 月 25 日胸部强化 CT
（纵隔窗、近奇静脉层面）

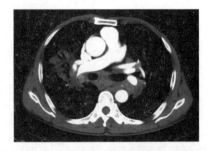

图 4-84　2020 年 12 月 25 日胸部强化 CT
（隆突下 1 cm 层面）
注：与图 4-80 比，该图像显示肿大淋巴结较前无缩小，右肺中叶临近肺门处新发软组织影。

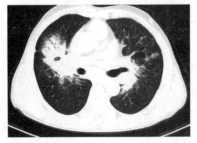

图 4-85　2020 年 12 月 25 日胸部 CT
（肺窗、隆突下 2 cm 层面）

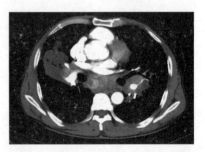

图 4-86　2020 年 12 月 25 日胸部强化 CT
（隆突下 3 cm 层面）
注：纵隔内及双肺门软组织影轻度强化。

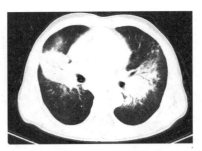

图 4-87　2020 年 12 月 25 日胸部 CT
（肺窗、隆突下 3 cm 层面）

（3）2020 年 12 月 28 日行支气管镜及电子支气管镜检查，超声探及 7 组肿大淋巴结。给左下叶基底段盲检，组织病理结果：少许肺组织呈慢性炎伴类上皮样肉芽肿，倾向于结节病。7 组淋巴结活检，组织病理结果：见少许淋巴组织及类上皮样肉芽肿。患者 2020 年 12 月 28 日的胸部 CT、气管镜下表现、淋巴结组织病理与 3 年前一致且进展。其余血常规、凝血分析、肝功能、肾功能、肿瘤标志物等均无明显异常。2017 年及 2020 年 PPD 试验及 T-SPOT.TB 均为阴性，两次从 BALF 中找抗酸杆菌为阴性，PCR-TB 阴性，无结核性依据。

（4）根据胸部 CT 表现及肺部受累情况，该患者表现为双肺网状影及双肺门淋巴结肿大，符合 II 期结节病表现。

（5）患者的临床症状较之前加重，胸部 CT 显示病灶较之前进展，血气分析显示氧分压较之前下降。住院期间给予患者静脉滴注 40 mg 甲强龙的治疗，同时补钙、进行护胃治疗。出院后改为口服 40 mg 甲泼尼龙，逐渐减量。在治疗后的 2021 年 1 月 7 日、2021 年 1 月 28 日（图 4-88～4-91）、2021 年 4 月 6 日、2021 年 6 月 8 日（图 4-92～4-94）、2021 年 8 月 12 日、2021 年 10 月 20（图 4-95）日复查胸部 CT，结果均表现为病灶较上次有所吸收，淋巴结钙化明显。

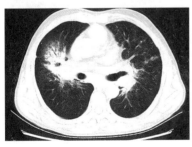

图 4-88　2021 年 1 月 28 日胸部 CT
（肺窗、隆突下 2 cm 层面）

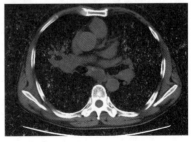

图 4-89　2021 年 1 月 28 日胸部 CT
（纵隔窗、隆突下 2 cm 层面）
注：与图 4-84 比，该图像显示双肺门软组织影较之前明显吸收。

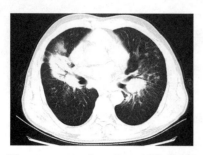

图 4-90　2021 年 1 月 28 日胸部 CT
（肺窗、隆突下 3 cm 层面）

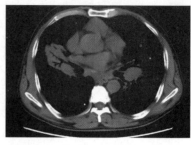

图 4-91　2021 年 1 月 28 日胸部 CT
（纵隔窗、隆突下 3 cm 层面）
注：与图 4-86 相比，该图像显示肺门及隆
突下肿大淋巴结较之前明显吸收。

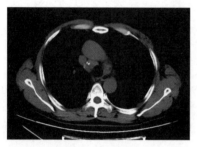

图 4-92　2021 年 6 月 8 日胸部 CT
（纵隔窗、近奇静脉层面）
注：与图 4-77 比，该图像显示气管前肿大
淋巴结明显缩小。

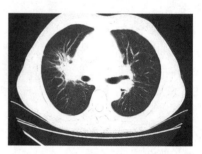

图 4-93　2021 年 6 月 8 日胸部 CT
（肺窗、隆突下 2 cm 层面）
注：与图 4-88 相比，该图像显示病灶又有
吸收。

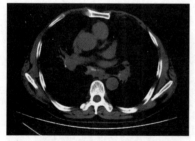

图 4-94　2021 年 6 月 8 日胸部 CT
（纵隔窗、隆突下 2 cm 层面）
注：与图 4-89 相比，该图像显示病灶又有
吸收。

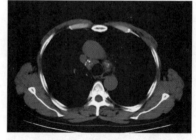

图 4-95　2021 年 10 月 20 日胸部 CT
（纵隔窗、近奇静脉弓层面）
注：与图 4-92 相比，该图像显示淋巴结又
有吸收，钙化明显。

二、病例特点

此患者为中年男性，3 年前即诊断为结节病，诊断虽无延误，但患者未按医嘱治疗及随
访，导致病情进展，由 Ⅰ 期肺结节病进展为 Ⅱ 期肺结节病。本次入院时肺内病灶加重，导
致机体缺氧加重，症状明显。找到结节病的发病机制以及特效治疗药物是最终治愈结节
病的目标。

提醒医师注意:结节病的病灶内钙化灶相对少见,但是也是结节病的一种影像学特点。钙化灶不是结核病独有的影像学表现。

张正冬 丁晓莺

第七节 病例 7

一、临床资料

(一) 简要病史

某患者,女,39 岁,因间断憋气、胸痛、咳嗽 1 个月,于 2021 年 7 月 28 日入住 A 医院。患者 1 个月前无明显诱因出现间断憋气,活动后无明显加重;胸痛为闷痛,位于胸骨后,疼痛轻,活动后无加重。无发热、乏力及盗汗,无体重下降。

患者既往体健,其同事曾患肺结核,患者与该同事接触密切。

(二) 体格检查

入院后体温 36.0 ℃,脉搏每分钟 82 次,呼吸频率每分钟 20 次,血压 130/78 mmHg。神志清,精神正常,无特殊病容。双颈侧区未扪及肿大淋巴结。双肺呼吸音清,未闻及干啰音、湿啰音。心率每分钟 82 次,律齐,各瓣膜区未闻及病理性杂音。腹部无阳性体征。双下肢无异常。

(三) 诊疗经过

(1) 2021 年 7 月 31 日化验:血常规正常,CRP 4 mg/L,PCT 0.03 ng/mL,血肿瘤标志物无异常。血 T-SPOT.TB 呈阳性。

(2) 2021 年 7 月 31 日行胸部 CT 检查,发现右肺上叶软组织团块影,周围见多发斑片影,有右上小结节影;纵隔淋巴结肿大,明显环形强化(图 4-96～4-100)。2021 年 8 月 17 日行支气管镜下肺组织及纵隔淋巴结活检。纵隔淋巴结穿刺组织病理:极少量破碎的淋巴组织伴炭末沉积,未发现恶性肿瘤细胞。右上肺叶穿刺肺组织病理:少许肺组织及支气管组织呈慢性肉芽肿性炎,其内见类上皮细胞,PCR-TB 呈阳性。

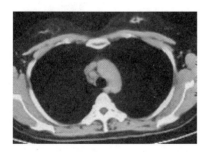

图 4-96 2021 年 7 月 31 日胸部 CT
(纵隔窗、主动脉弓层面)
注:该图像显示气管前肿大淋巴结。

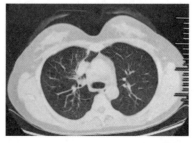

图 4-97 2021 年 7 月 31 日胸部 CT
(肺窗、奇静脉层面)
注:该图像显示右上叶前段。

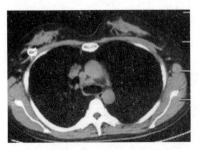

图 4-98　2021 年 7 月 31 日胸部 CT
（纵隔窗、奇静脉层面）

注:该图像显示纵隔见多发肿大淋巴结。

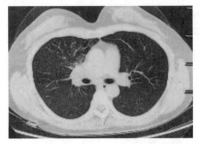

图 4-99　2021 年 7 月 31 日胸部 CT
（肺窗、隆突下 2 cm 层面）

注:右肺上叶前段多发小结节影,双肺门
　　影浓。

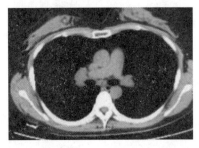

图 4-100　2021 年 7 月 31 日胸部 CT
（纵隔窗、隆突下 2 cm 层面）

（3）2021 年 8 月 25 日患者被转至结核病专科医院。应用异烟肼、利福平、吡嗪酰胺、乙胺丁醇方案进行抗结核治疗。治疗后症状减轻。

（4）治疗 3 个多月后复查胸部 CT,结果显示纵隔淋巴结增大明显,淋巴结中央区密度较低,气管受压(图 4-101～4-105)。

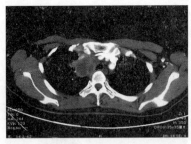

图 4-101　2021 年 12 月 20 日胸部强化 CT
（胸锁关节层面）

注:该图像显示上纵隔肿大淋巴结环形
　　强化。

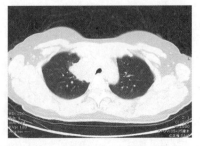

图 4-102　2021 年 12 月 20 日胸部 CT
（肺窗、主动脉弓层面）

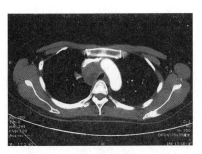

图 4-103　2021 年 12 月 20 日强化 CT
（主动脉弓层面）
注：较图 4-96 比，该图像显示淋巴结增大
明显，气管受压。

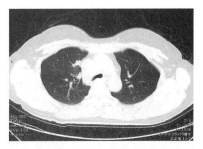

图 4-104　2021 年 12 月 15 日胸部 CT
（肺窗、隆突上层面）

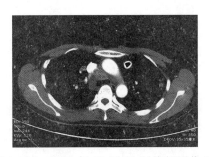

图 4-105　2021 年 12 月 20 日胸部强化 CT
（隆突上层面）
注：与图 4-98 相比，该图像显示纵隔淋巴结增
大，支气管受压。

（5）2021 年 12 月 13 日行 EBUS-TBNA。纵隔淋巴结组织病理为：4R 区炎性肉芽组织内见少许类上皮细胞及小灶性坏死，未见多核巨细胞，不排除结核病。

（6）支气管镜术后做痰结核分枝杆菌培养，结果为结核分枝杆菌复合群，为敏感菌。

（7）继续抗结核治疗，纵隔淋巴结逐渐缩小。2022 年 5 月 18 日复查胸部 CT，结果显示纵隔淋巴结及肺内病灶吸收明显（图 4-106～4-109）。

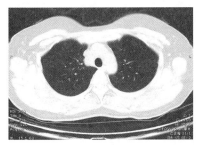

图 4-106　2022 年 5 月 18 日胸部 CT
（肺窗、主动脉弓层面）

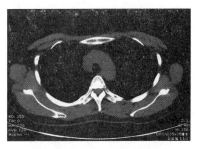

图 4-107　2022 年 5 月 18 日胸部 CT
（纵隔窗、主动脉弓层面）
注：与图 4-103 相比，该图像显示纵隔淋
巴结明显缩小。

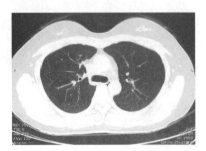

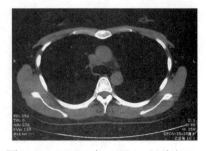

图 4-108　2022 年 5 月 18 日胸部 CT
（肺窗、奇静脉弓层面）

注：与图 4-97 相比，该图像显示右上叶前
　　段病灶明显吸收。

图 4-109　2022 年 5 月 18 日胸部 CT
（纵隔窗、隆突上层面）

注：与图 4-105 相比，该图像显示纵隔肿
　　大淋巴结缩小。

二、病例特点

此患者的纵隔淋巴肿大为不对称性，强化为环形强化，符合纵隔淋巴结结核的特点。抗结核治疗过程中，纵隔淋巴结坏死组织液化导致体积增大，使气管受压。随着治疗的继续，结核分枝杆菌逐渐被杀死，病灶继续吸收，纵隔淋巴结逐渐缩小。

孙丽娟　朱松峰

第八节　病例 8

一、临床资料

（一）简要病史

某患者，男，13 岁，因咳嗽 10 天、发热 4 天，于 2022 年 5 月 10 日入院。患者 10 天前受凉后出现咳嗽，偶有少量黄白黏痰，痰中不带血。对其未行特殊诊疗。4 天前出现发热，最高体温 39.1 ℃，无畏寒、打寒战，无胸闷、憋气，无胸痛，无乏力盗汗。行胸部 CT 检查，发现双肺多发团片高密度影及结节影，部分可见空洞改变（图 4-110～4-114）。当地医院给予静脉滴注哌拉西林、舒巴坦，抗感染治疗 3 天，患者仍发热，咳嗽。于是患者来 A 医院治疗。

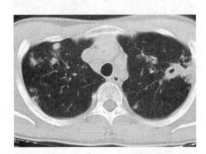

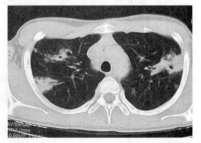

图 4-110　2022 年 5 月 7 日胸部 CT
（肺窗、胸骨角层面）

注：该图像显示左肺上叶空洞、周围斑片
　　影、右上散在斑片影。

图 4-111　2022 年 5 月 7 日胸部 CT
（肺窗、主动脉弓层面）

注：该图像显示双肺上叶斑片影。

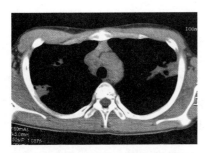

图 4-112　2022 年 5 月 7 日胸部 CT
（纵隔窗、主动脉弓层面）
注:该图像显示气管前淋巴结肿大。

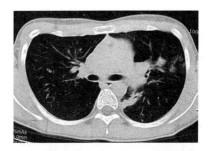

图 4-113　2022 年 5 月 7 日胸部 CT
（肺窗、隆突下 1 cm 层面）

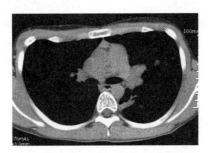

图 4-114　2022 年 5 月 7 日胸部 CT
（纵隔窗、隆突下 1 cm 层面）
注:该图像显示左肺门影浓。

患者既往体健,无结核病患者接触史。

(二) 体格检查

少年男性,入院时体温 37.8 ℃,脉搏每分钟 84 次,呼吸频率每分钟 22 次,血压 120/70 mmHg。头颅无异常,右颈侧可扪及 2 粒肿大淋巴结,最大者约 20 mm×10 mm 大小,质韧,活动度差。双肺呼吸音粗,未闻及干啰音、湿啰音。心率每分钟 84 次,律齐,各瓣膜区未闻及病理性杂音。腹部无阳性体征。四肢无异常。

(三) 诊疗经过

(1) 2022 年 5 月 11 日化验:WBC $7.07×10^9$/L,中性粒细胞占 67.8%,淋巴细胞占 17.3%,单核细胞占 10.6%,血小板 $419×10^9$/L,血沉 45 mm/h,肌酸激酶 1 050 U/L,CRP 71.94 mg/L,PCT 0.11 ng/mL,D-二聚体 1.48 mg/L。呼吸道病毒八项检测呈阴性。尿常规正常。

(2) 2022 年 5 月 11 日检测血结核菌 γ-干扰素定量为 712.23 pg/mL。颈部 B 超显示右侧 IV、Vb、VI 区见数枚低回声结节,边界清,形态规则,部分皮髓质不清晰,较大者约 22 mm×8 mm(Vb 区,其内见液性暗区),结节内未见明显血流信号。肝、胆、脾 B 超未见异常。

(3) 2022 年 5 月 13 日送检灌洗液培养出肺炎克雷伯菌,肺泡灌洗液 xpert-MTB 阳性、利福平耐药基因阴性。确诊为肺结核。开始应用 INH、RFP、EMB、PZA 抗结核治疗。

(4) 2022 年 5 月 18 日,患者的体温恢复正常。

（5）2022 年 6 月 6 日，患者再次发热，血沉 61 mm/h，较之前升高，PCT 0.09 ng/mL，较之前下降，CRP 63.51 mg/L，较之前下降，血 WBC 11.49×10⁹/L，中性粒细胞占 73.8%，淋巴细胞占 13.8%，单核细胞占 9.1%。血小板 372×10⁹/L。2020 年 6 月 8 日，行胸部 CT，结果显示病灶进展。

（6）2022 年 6 月 23 日胸部强化 CT 显示：双肺内病灶见吸收，但纵隔内多发软组织结节影，较之前增大，其内可见液化，气管受压、变扁（图 4-115～4-122）。

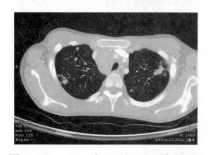

图 4-115　2022 年 6 月 23 日胸部 CT
（肺窗、胸骨角层面）
注：与图 4-110 比较，该图像显示左上空洞闭合，病灶缩小。

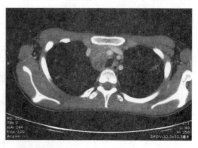

图 4-116　2022 年 6 月 23 日胸部增强 CT
（胸骨角层面）
注：该图像显示气管前肿大淋巴结环形强化。

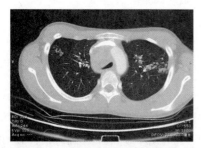

图 4-117　2022 年 6 月 23 日胸部 CT
（肺窗、主动脉弓层面）
注：与图 4-111 相比，该图像显示肺内病灶吸收明显。

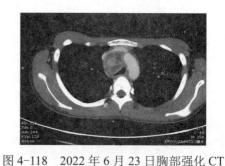

图 4-118　2022 年 6 月 23 日胸部强化 CT
（主动脉弓层面）
注：与图 4-112 相比，该图像显示纵隔淋巴结环形强化，较前增大明显，气管受压。

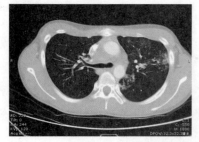

图 4-119　2022 年 6 月 23 日胸部 CT
（肺窗、隆突层面）

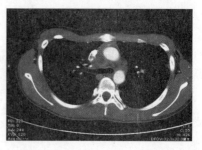

图 4-120　2022 年 6 月 23 日胸部强化 CT
（隆突层面）
注：该图像显示纵隔多发肿大淋巴结，部分可见环形强化。

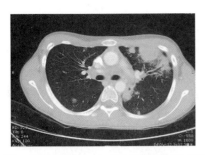

图 4-121 2022 年 6 月 23 日胸部 CT
（肺窗、隆突下 1 cm 层面）

注：与图 4-113 相比，该图像显示左肺病
灶增多。

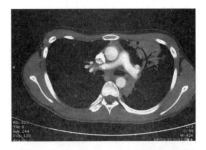

图 4-122 2022 年 6 月 23 日胸部强化 CT
（隆突下 1 cm 层面）

注：与图 4-114 相比，该图像显示纵隔内
及肺内病灶增多。

（7）2022 年 7 月 1 日，行 EBUS-TBNA。淋巴结穿刺活检（4R 区）组织病理：送检少许破碎的血块软骨及纤维样物，部分可见小灶性干酪样坏死，伴急性、慢性炎细胞散在浸润，未见典型类上皮及多核巨细胞，不排除结核病。

（8）2022 年 10 月 11 日，复查胸部 CT，结果显示双肺内病灶见吸收，气管前肿大淋巴结缩小，左肺门淋巴结增大（图 4-123 ～ 4-129）。

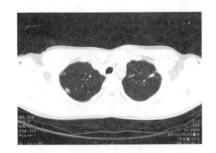

图 4-123 2022 年 10 月 11 日胸部 CT
（肺窗、胸骨角层面）

注：与图 115 相比，该图像显示肺内病灶
吸收明显。

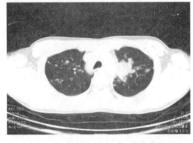

图 4-124 2022 年 10 月 11 日胸部 CT
（肺窗、主动脉弓层面）

注：图 4-111 比，该图像显示主动脉弓旁新
发团块影。

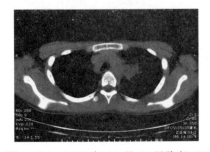

图 4-125 2022 年 10 月 11 日胸部 CT
（纵隔窗、主动脉弓层面）

注：图 4-112 比，该图像显示主动脉弓旁新
发软组织块影，气管前淋巴结明显缩小。

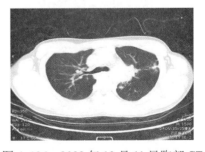

图 4-126 2022 年 10 月 11 日胸部 CT
（肺窗、隆突层面）

注：与图 4-119 比，该图像显示左肺门影
增大。

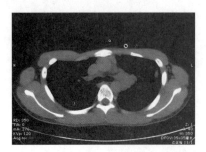

图 4-127　2022 年 10 月 11 日胸部 CT
（纵隔窗、隆突层面）

注：与图 4-120 比，该图像显示左肺门软
组织影增大。

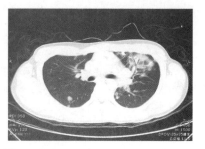

图 4-128　2022 年 10 月 11 日胸部 CT
（肺窗、隆突下 1 cm 层面）

注：与图 4-121 比，该图像显示左肺内病变
吸收明显。

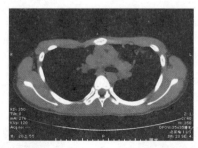

图 4-129　2022 年 10 月 11 日胸部 CT
（纵隔窗、隆突下 1 cm 层面）

（9）2023 年 1 月 4 日，复查胸部 CT，结果显示：双肺病灶继续吸收，纵隔及肺门淋巴
结继续缩小（图 4-130～4-133）。

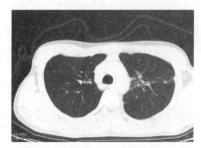

图 4-130　2023 年 1 月 4 日胸部 CT
（肺窗、主动脉弓层面）

注：同 4-124 比，该图像显示双肺病灶吸收
明显。

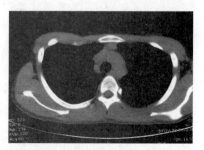

图 4-131　2023 年 1 月 4 日胸部 CT
（纵隔窗、主动脉弓层面）

注：与图 4-125 比，该图像显示左肺内病
变吸收明显。

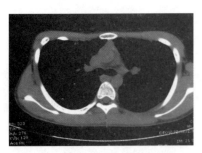

图 4-132　2023 年 1 月 4 日胸部 CT
（纵隔窗、隆突层面）
注：与图 4-127 比，该图像显示左肺门病
灶吸收明显。

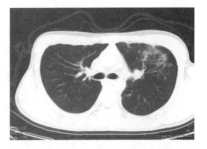

图 4-133　2023 年 1 月 4 日胸部 CT
（肺窗、隆突下 1 cm 层面）
注：与图 4-128 比，左肺内病灶及隆突下
淋巴结吸收明显。

二、病例特点

此患者为典型的肺结核合并纵隔淋巴结结核病例，初诊在综合性医院。虽然初诊时医师没有考虑为结核病，但是延误诊断的时间不长，只有 4 天。治疗后肺内病灶吸收明显，纵隔淋巴结缩小，但是出现左肺门淋巴结肿大，考虑为左肺门淋巴结结核。少部分淋巴结结核患者在治疗过程中可出现部分缩小淋巴结增大的表现，所以未再行左肺门淋巴结穿刺活检。继续治疗后左肺门淋巴结缩小。

窦　敏　张福全

参考文献

[1] 刘剑君,王黎霞.现代结核病学[M].北京:人民卫生出版社,2022.

[2] 王辰,王建安.内科学[M].北京:人民卫生出版社,2015.

[3] 林国为,王吉耀,葛均波.实用内科学:第15版[M].北京:人民卫生出版社,2017.

[4] 钟南山,刘又宁.呼吸病学[M].北京:人民卫生出版社,2012.

[5] 杨艺,黄兴涛,柳彬,等.肺部误诊为肺结核病例的CT分析[J].临床放射学杂志,2016,35(12):1822-1826.

[6] 王雪,涂平,李若瑜,等.皮肤结核误诊为结节病一例[J].实用皮肤病学杂志,2013,6(3):180-181.

[7] 张利群,陈杭薇,王四海.结节病误诊为淋巴结结核1例[J].西北国防医学杂志,2011,32(2):102.

[8] 席学莉.成人纵隔淋巴结结核误诊为结节病2例分析[J].中国误诊学杂志,2009,9(7):1625.

[9] 朱晓红,王全楚,申德林.结节病误诊为淋巴结结核1例[J].实用医药杂志,2008,25(6):660.

[10] 王伟.早期结节病误诊原因分析[J].中国基层医药,2006,13(6):992-993.

[11] 张同梅,秦娜,鲁宝华,等.45例结节病临床诊治分析[J].中国防痨杂志,2011,33(5):285-289.

[12] 貊婷婷.88例结节病临床特点和预后分析及IL-22在结节病中的表达研究[D].上海:第二军医大学,2015.

[13] 李霞,刘锦铭,江平.结节病26例误诊分析与鉴别诊断[J].临床误诊误治,2004,17(4):265-266.

[14] 司延香.结节病八例误诊分析[J].临床误诊误治,2003,16(5):345.

[15] 陆惠昌,陈秀娟.肺结节病的误诊分析[J].上海预防医学杂志,2000,12(7):320-321.

[16] 苑新.结核瘤误诊结节病1例临床与影像特点[J].中国实用医药,2007,2(21):80-81.

[17] 李胜昔,贾平.结节病误诊肝脾结核1例[J].中国基层医药,2005,12(7):854.

[18] 黄丹,王璞.肉芽肿性肺疾病的研究现状[J].医学信息,2022,35(5):44-47.

[19] 李亚珍,傅应云,穆雪鹍.以肺外症状为主要表现的42例结节病误诊探析[J].临床误诊误治,2021,34(1):16-20.

[20] 刘永虎,张静瑜,李艳,等.42例结节病临床特征分析[J].宁夏医科大学学报,2020,42(5):525-527.

[21] 熊鑫,李秀业,刘领,等.结节病七例误诊分析 [J].临床误诊误治,2020,33(9):6-10.

[22] 赵军,林心情,胡婷,等.结节病与肺结核的临床病理分析 [J].临床肺科杂志,2016,21(1):7-10.

[23] 王洪武,李庆棣,朱元珏.近 20 年我国结节病临床与研究现状 [J].海军总医院学报,2002,15(1):30-40.

[24] 郭伶俐,宋高武,张玉敏,等.胸内结节病临床诊治体会 [J].大家健康(学术版),2013,7(22):2,4.

[25] 谢红滨,刘存旭.非典型胸部结节病 15 例临床分析 [J].广西医科大学学报,2009,26(1):122-123.

[26] 丁卫民,杨俊行,赵光明,等.肺结节病误诊 18 例分析 [J].中国误诊学杂志,2005,5(9):1726-1727.

[27] 曹江涛,郑雅茹,许阳.40 例误诊肺结核确诊结节病患者临床资料分析 [J].中华医院感染学杂志,2018,28(12):1827-1830.

[28] 唐小蓉,沈杰.以关节炎为首发症状的结节病 1 例 [J].风湿病与关节炎,2016,5(12):63-65.

[29] 杨青兰,陈乾,庞玉,等.结节病临床特征分析 [J].宁夏医学杂志,2016,38(6):496-499,480.

[30] 邓文静,杨岚.结节病 19 例临床分析 [J].中国呼吸与危重监护杂志,2012,11(2):176-179.

[31] 陈娜.结节病 21 例临床特征及诊断治疗 [J].中国实用医刊,2013,40(22):20-21.

[32] 张燕,韩志海.结节病的治疗进展 [J].中国临床医生杂志,2017,45(10):11-13.

[33] 刘洋,韩婷,王水利.胸膜结节病的诊断及治疗 [J].标记免疫分析与临床,2017,24(9):1073-1075,1080.

[34] 朱强,胡信群,周胜华.心脏结节病的诊断与治疗 [J].中华心血管病杂志,2017,45(9):738-741.

[35] 晏红改,杨柳.眼结节病的诊断标准及治疗 [J].国际眼科纵览,2013,37(3):191-194.

[36] 夏德刚,李传文,王朝敏,等.不典型肺结节病 1 例误诊分析及文献复习 [J].检验医学与临床,2019,16(8):1150-1152.

[37] 周攀,何静,马媛媛.胸部结节病的 CT 影像学特征及误诊分析 [J].宁夏医学杂志,2019,41(5):464-466.

[38] 张苏,于世寰.肺结节病发病机制研究进展 [J].临床与病理杂志,2019,39(7):1537-1541.

[39] 钟文静,战鹏,乔峰,等.结节病肺部首发不典型症状 1 例 [J].中国现代医学杂志,2019,29(15):127-128.

[40] 庞咪,李晓东,李刚,等.以骨骼肌受累为主要症状的结节病 1 例报告 [J].中风与神经疾病杂志,2019,36(11):1035-1036.

[41] 郝苏荣.以肺部改变为主要表现的结节病 CT 特征分析 [J].交通医学,2019,33(6):628-630,633.

[42] 胡月,张巧丽,丁群力,等.以胸腔积液为主要表现的不典型结节病1例并文献复习[J].医学信息,2020,33(5):191-192.

[43] 吴明忠.肺结节病与肺结核肺内弥漫小结节CT征象分析[J].中国乡村医药,2020,27(6):45-46.

[44] 许东海,段润卿,张丽君,等.胸部结节病的典型及不典型CT征象[J].中国药物与临床,2020,20(11):1809-1810.

[45] 白雪飞,金艺凤.肺结节病治疗的最新进展[J].赣南医学院学报,2020,40(3):320-324.

[46] 张德平,孟凡青.肉芽肿性肺疾病[J].中国呼吸与危重监护杂志,2011,10(2):202-205.

[47] 杨芮一,汪媛媛,王艳菊,等.结节病肺内、外影像学特征及肺外累及预测因素的初探[J].临床肺科杂志,2022,27(2):163-168.

[48] 张健雄,田芳芳,李云霄,等.肿瘤坏死因子拮抗剂治疗难治性结节病的研究进展[J].心肺血管病杂志,2018,37(9):876-878,882.

[49] 吴文婷,金明.眼结节病的研究进展[J].医学综述,2014,20(22):4117-4119.

[50] 黄慧,徐作军.我国与国际结节病诊治指南的比较[J].中华结核和呼吸杂志,2020,43(12):1009-1010.

[51] 孙杨.肉芽肿性肺疾病的临床诊治现状[D].长春:吉林大学,2016.

[52] 刘维萍,林海英.结节病性肾损害[J].国外医学:泌尿系统分册,2004,24(1):134-136.

[53] 周海荣.结节病误诊分析并相关文献复习2例[J].中国社区医师(医学专业),2012,14(21):275.

[54] 丁雁启,李合友,袁雪芹.结节病四例诊治体会[J].中国呼吸与危重监护杂志,2016,15(2):176-178.

[55] 郭娇阳,税桦桦.结节病累及双侧腮腺组织1例[J].口腔医学研究,2022,38(4):381-382.

[56] 方一兵.结节病的研究进展[J].安徽预防医学杂志,2021,27(2):116-119.

[57] 金建敏,孙永昌.结节病的认识历程(一)[J].中华结核和呼吸杂志,2011,34(10):800.

[58] 金建敏,孙永昌.结节病的认识历程(二)[J].中华结核和呼吸杂志,2011,34(11):876.

[59] 张琳程,钟华.结节病的发病机制与临床治疗研究进展[J].上海交通大学学报(医学版),2022,42(7):931-938.

[60] 张蕊娜,李邻峰,王莉.结节病[J].临床皮肤科杂志,2016,45(12):872-875.

[61] 钟亚花,周燕娟,黄刚.肺结节病误诊原因分析[J].临床肺科杂志,2011,16(5):799.

[62] 张倩,黄慧,徐作军.肺结节病的诊治进展[J].临床内科杂志,2020,37(10):684-688.

[63] 赵敏.非典型胸部结节病患者的CT影像学表现及鉴别诊断价值研究[J].中西医结

合心血管病电子杂志,2020,8(25):73,78.

[64] 张立群,刘振千,吴晓光,等.结节病诊断的研究进展 [J].中国临床医生,2011,39(9):19-22.

[65] 王洪武.结节病概述及误诊原因分析 [J].临床误诊误治杂志,2002,15(6):403-407.

[66] 汪成学.日本有关结节病研究的进展 [J].日本医学介绍,1981(6):12-15.

[67] 汪小鹏,赵妍妍,黎春艳,等.1303 例肺结节病临床荟萃分析 [J].现代中西医结合杂志,2013,22(18):2009-2011.

[68] 宋伟欣,李东霞.丘疹型结节病一例 [J].实用皮肤病学杂志,2017,10(2):123-124.

[69] 杨培霞,熊洁.皮肤结节病一例并文献复习 [J].中华临床医师杂志(电子版),2015,9(7):146-148.

[70] 韩松玲.皮肤结节病 23 例临床分析 [J].临床合理用药杂志,2016,9(28):136-137.

[71] 徐斌,康定华,张汝芝.皮肤结节病 16 例临床分析 [J].中国麻风皮肤病杂志,2013,29(12):763-765.

[72] 王若珺,涂平,王爱平.溃疡型皮肤结节病 [J].临床皮肤科杂志,2019,48(5):291-293.

[73] 杨北辰,郭在培.皮肤结节病一例 [J].中国麻风皮肤病杂志,2018,34(10):620-621.

[74] 胡烨蓓,朱惠军,宋秀祖.皮肤结节病的常见表现 [J].中华全科医师杂志,2020,19(11):1073-1076.

[75] 吕克己,汪锋,刘忠艳,等.皮下结节型结节病 1 例 [J].中国中西医结合皮肤性病学杂志,2016,15(4):244-245.

[76] 马东来,王家璧,刘跃华,等.皮肤结节病误诊原因分析 [J].中国误诊学杂志,2002,2(5):646-648.

[77] 吴晓婷,于潮,肖焱炜,等.皮肤结核误诊为结节病 [J].临床皮肤科杂志,2020,49(11):693-695.

[78] 丁英洁,李铁男,李灵匀,等.环状结节病 1 例 [J].临床皮肤科杂志,2016,45(10):725-727.

[79] 陈学群,韩培彦.颌面部结节病的诊治分析 [J].河北医学,2003(7):604-607.

[80] 曹妍,陈斌,骆丹,等.冻疮样狼疮型皮肤结节病 [J].临床皮肤科杂志,2008,37(9):586-587.

[81] 潘小钢,刘栋,肖尹,等.瘢痕型皮肤结节病 1 例 [J].中国皮肤性病学杂志,2014,28(7):737-738.

[82] 何翼君,曹雪芳,高磊.《结核菌素皮肤试验-γ 干扰素释放试验两步法的操作技术规范》解读 [J].中国防痨杂志,2022,44(5):438-441.

[83] 李玉静,马京华,张彦坤,等.8 种结核病实验室检测方法诊断价值的对比分析 [J].医学动物防制,2017,33(1):25-28,32.

[84] 容文潮,周青萍,余淑贤,等.CPA 技术在肺结核早期诊断中的临床价值 [J].哈尔滨医药,2022,42(3):104-105.

[85] 蒋淑萍,刘昌伟,李斌,等.交叉引物恒温扩增技术在初诊疑似肺结核患者诊断中的应用价值[J].中国防痨杂志,2022,44(8):844-848.

[86] 王烁程,张林波.结核病实验室检测技术研究进展[J].中国动物检疫,2020,37(3):78-85.

[87] 吴小翠,余方友.结核病实验室诊断的进展及挑战[J].中华传染病杂志,2021,39(10):591-597.

[88] 白云,安黎云.结核病实验室诊断技术研究进展[J].临床误诊误治,2020,33(12):113-116.

[89] 李忠奇,吴冰心,刘巧,等.结核病实验室诊断技术研究进展[J].中国热带医学,2020,20(4):381-384.

[90] 何翼君,张浩然,辛赫男,等.结核菌素皮肤试验的应用及其优化[J].中国防痨杂志,2021,43(3):204-210.

[91] 李瑜琴,陈玲.耐药结核病实验室诊断方法的研究进展[J].实用心脑肺血管病杂志,2017,25(12):8-11.

[92] 董瑞玲,朱玉兰,张淑平,等.实时荧光PCR方法检测结核分枝杆菌mRNA的研究[J].中国国境卫生检疫杂志,2014,37(4):240-243.

[93] 唐毓凡.实时荧光PCR方法检测结核分枝杆菌的价值分析[J].右江民族医学院学报,2016,38(2):205-206,210.

[94] 张鸿娟,宋宇,郭翀,等.实时荧光PCR检测结核分枝杆菌DNA的分析灵敏度验证及临床应用[J].检验医学与临床,2017,14(11):1528-1530.

[95] 冷学艳,彭勋,孙瑞敏,等.胸液腺苷脱氨酶、溶菌酶和γ-干扰素在结核性胸膜炎诊断中的价值[J].中国误诊学杂志,2010,10(16):3828.

[96] 成松,刘成永,张雪迪,等.液基夹层杯技术检测支气管肺泡灌洗液中抗酸杆菌对菌阴肺结核的诊断价值[J].实验与检验医学,2016,34(4):428-430.

[97] 韩萍.耐药结核病的流行现状及其治疗[J].上海医药,2022,43(15):3-5,9.

[98] 初乃惠,周文强.耐药结核病的诊治进展[J].中华传染病杂志,2021,39(7):385-391.

[99] 张立杰,刘宇红,高静韬,等.世界卫生组织2020年《整合版结核病指南模块四:耐药结核病治疗》解读[J].结核病与胸部肿瘤,2021(4):327-330.

[100] 梁晨,唐神结.2021年结核病化学治疗年度进展[J].国际呼吸杂志,2022,42(13):967-972.

[101] 王黎霞,成诗明,周林,等.中华人民共和国卫生行业标准结核病分类WS 196-2017[J].中国感染控制杂志,2018,17(4):367-368.

[102] 侯代伦.重视影像学新技术在肺外结核诊断中的应用价值[J].中国防痨杂志,2020,42(1):4-7.

[103] 张硅.X线、多层CT、MRI影像检查对脊柱结核的诊断价值比较[J].现代医用影像学2020,29(6):1102-1103.

[104] 中华医学会放射学分会传染病放射学组,中国医师协会放射医师分会感染影像专业委员会,中国研究型医院学会感染与炎症放射专业委员会,等.肺结核影像诊断

标准［J］.新发传染病电子杂志,2021,6(1):1-6.

［105］李曼,马旭东,范波,等.CT诊断肾结核的应用及影像学表现研究［J］.影像研究与医学应用,2021,5(10):89-90.

［106］唐亮,仲玲珊,徐静.颈部淋巴结结核的影像学检查进展［J］.继续医学教育,2021,35(9):147-149.

［107］龚惠明,朱玉春,吴志娟,等.肺外结核的影像学表现［J］.现代中西医结合杂志,2011,20(19):2424-2425.

［108］骨关节结核临床诊断与治疗进展及其规范化专题研讨会学术委员会.骨关节结核诊疗共识(讨论稿)［J］.结核病与肺部健康杂志,2012,1(3):206-212.

［109］中华医学会放射学分会传染病放射学专业委员会.肺结核影像学及分级诊断专家共识［J］.新发传染病电子杂志,2018,3(2):118-127.

［110］张志进.获得性耐药结核病发病相关危险因素调查［J］.江苏预防医学,2016,27(3):311-312.

［111］童广清,吉虹玲.青海地区获得性耐药结核病产生的危险因素及其预测模型的构建［J］.临床肺科杂志,2021,26(3):407-410.

［112］王利花,刘燕燕,唐神结.女性生殖系统结核的诊断进展［J］.结核病与肺部健康杂志,2017,6(1):61-63.

［113］陈禹.重视泌尿生殖系统结核的早期诊断［J］.结核病与肺部健康杂志,2018,7(4):233-235.

［114］高静韬,刘宇红.2020年世界卫生组织全球结核病报告要点解读［J］.河北医科大学学报,2021,42(1):1-6.

［115］卢春容,房宏霞,陆普选,等.WHO 2021年全球结核病报告:全球与中国关键数据分析［J］.新发传染病电子杂志,2021,6(4):368-372.

［116］高静韬,刘宇红.2021年世界卫生组织全球结核病报告要点解读［J］.河北医科大学学报,2022,43(7):745-749.

［117］满春花,卢宪梅,周桂芝,等.20例皮肤结核临床病理分析［J］.中国麻风皮肤病杂志,2019,35(3):139-143.

［118］郑金贤,阿克忠,刘双德.接种卡介苗引起罕见皮肤结核一例报告［J］.青海医药杂志,2020,50(7):64.

［119］方蔷,吴宁,晏洪波.瘰疬性皮肤结核1例［J］.临床皮肤科杂志,2017,46(2):128-129.

［120］周小花,陈文颖,许功军,等.皮肤结核86例临床观察及病理分析［J］.中国中西医结合皮肤性病学杂志,2015,14(1):49-50.

［121］姜立媛,普雄明.34例结节性血管炎患者肾损害和纤溶-凝血系统异常的评估［J］.实用皮肤病学杂志,2014,7(5):327-329.

［122］易晓柳,林树洪.肺结核继发溃疡性皮肤结核1例［J］.人民军医,2015,58(5):533.

［123］李垚莹,施宗平,赵明杏.复发性硬结性皮肤结核溃疡的伤口护理［J］.内蒙古医科大学学报,2018,40(S1):326-329.

[124] 努尔保拉提·阿曼,阿合提别克·塔布斯,李剑辉,等.溃疡性皮肤结核八例误诊分析 [J].临床误诊误治,2016,29(2):16-19.

[125] 林杨杨,李钦峰.瘰疬性苔藓的研究进展 [J].武警医学,2019,30(7):633-636.

[126] 陈燕清,王洪生.皮肤结核病研究进展 [J].中华皮肤科杂志,2019,52(3):215-219.

[127] 白洁,张全华,颉玉胜,等.皮肤结核诊断的新进展 [J].医学综述,2015,21(6):1038-1040.

[128] 杜丹,蒋献,薛丽,等.丘疹坏死性结核疹并瘰疬性皮肤结核 1 例 [J].中国皮肤性病学杂志,2016,30(5):506-507,536.

[129] 吴子华,徐旭英,范建雷.徐旭英教授治疗结节性血管炎的临床经验 [J].天津中医药,2019,36(12):1204-1206.

[130] 郝飞.血液系统恶性肿瘤的皮肤表现 [J].皮肤病与性病,2018,40(6):793-794.

[131] 王欣,肖秋珍,刘晓明.寻常狼疮型皮肤结核一例 [J].中国防痨杂志,2013,35(4):288-289.

[132] 吕静,张颖,刘毅,等.疣状皮肤结核继发糜烂溃疡一例 [J].中国麻风皮肤病杂志,2022,38(10):715-717.

[133] 杨丹琦,温杰,周向昭.疣状皮肤结核一例 [J].中国麻风皮肤病杂志,2021,37(5):313-314.

[134] 陈慧姮,薛如君,田歆,等.长期误诊的疣状皮肤结核 1 例 [J].中国皮肤性病学杂志,2017,31(8):925-926.

[135] 施晓丽.丘疹性坏死性皮肤结核的观察与护理 [J].中国基层医药,2014,21(6):960.

[136] 尹思思,刘俊豪,程宏斌,等.肛周溃疡性皮肤结核一例 [J].中国麻风皮肤病杂志,2019,35(12):744-745.

[137] 都日娜,乌日娜.坏死性痤疮合并重症马拉色菌毛囊炎成功治愈 1 例 [J].中国医学文摘(皮肤科学),2017,34(3):367-369.

[138] 阮柱仁,郑文军,温斯健,等.瘰疬性皮肤结核 1 例 [J].临床皮肤科杂志,2020,49(1):52.

[139] 李玉梅,赵中晟.瘰疬性皮肤结核 1 例 [J].皮肤病与性病,2011,33(3):178.

[140] 刘宸序,孔祥君,邢卫斌,等.丘疹坏死性结核疹 1 例 [J].中国中西医结合皮肤性病学杂志,2021,20(6):641-643.

[141] 李凯,夏云,周小勇,等.温阳法治疗硬红斑/结节性血管炎临床分析 [J].中国麻风皮肤病杂志,2021,37(9):602-604.

[142] 徐妍.误诊为痣的皮肤结核一例报道并文献复习 [J].结核病与肺部健康杂志,2016,5(3):253-254.

[143] 李俊,熊峰,赵建,等.以硬红斑为首发表现的颈淋巴结结核 1 例并文献复习 [J].临床肺科杂志,2020,25(8):1293-1295.

[144] 王桂英.硬结性红斑合并肺结核 1 例 [J].中国医药指南,2011,9(23):317-318.

[145] 周沙,白娟,吴银华,等.长期误诊的耳部寻常狼疮 1 例 [J].中国中西医结合皮肤

性病学杂志,2017,16(5):447-448.

[146] 赵慧英,陈冬军,陈建华,等.肺结核合并拟诊眼内结核的眼部表现特征[J].中华眼底病杂志,2014,30(5):477-479.

[147] 毛羽.结核性后葡萄膜炎临床特征及诊断的研究[D].北京:首都医科大学,2014.

[148] 左海红.结核性葡萄膜炎的临床特征和抗结核治疗效果[D].天津:天津医科大学,2020.

[149] 闵寒毅,崔全才.结核性眼内炎临床和实验室诊断一例[J].中华临床医师杂志(电子版),2010,4(6):889-890.

[150] 侯承花,宋钰.结核性眼炎误诊为眼内肿瘤一例[J].中国实用眼科杂志,2006,24(12):1299.

[151] 李一鸣,张举,王焕玲,等.脉络膜结核瘤误诊为眼内肿瘤[J].眼科,2015,24(5):351-353.

[152] 陈君毅,王晓艳,李华,等.脉络膜结核瘤一例[J].中华眼底病杂志,2000,16(1):58-59.

[153] 成抬明,李岩,华焱军.全葡萄膜炎的临床特征及诊治分析[J].临床眼科杂志,2013,21(6):534-536.

[154] 马可,唐健,黄永志.双眼脉络膜结核瘤1例[J].中华眼底病杂志,2011,27(3):291-292.

[155] Lim C W, Chong M S, Ibrahim M. Ocular tuberculosis-a blinding eye infection[J]. International eye science,2012(5):817-818.

[156] 张彦坤,关艳,韩朝,等.18例结核性后葡萄膜炎患者临床特征分析[J].结核与肺部疾病杂志,2022,3(3):216-221.

[157] 孙咏梅,赵艳,张丽娜,等.巩膜结核致全眼球炎1例[J].眼科新进展,2003,23(5):334.

[158] 张美霞,张军军.脉络膜的诊断及治疗[J].中华眼科杂志,2012,48(2):189-192.

[159] 杨思宇,黄胜.眼结核9例临床病理分析[J].中国社区医师(医学专业),2010,12(17):164.

[160] 张士胜,张琼,王康孙.眼内结核研究进展[J].国际眼科杂志,2008,8(10):2113-2116.

[161] 毕晓达,赵娟,司艳芳,等.脉络膜结核瘤的临床观察[J].临床眼科杂志,2020,28(6):509-512.

[162] 徐锦堂,吴静.脉络膜结核瘤的诊断与鉴别诊断[J].中国眼耳鼻喉科杂志,2011,11(2):69-71.

[163] 周增超,王红.眼部结核[J].眼科新进展,2008,28(11):863-866.

[164] 王晓璇,彭惠.眼内结核的诊断和治疗[J].国际眼科杂志,2014,14(4):663-665.

[165] 张韵,张美霞.重视与结核感染相关的眼部疾病[J].中国医刊,2018,53(8):847-850.

[166] 中国防痨协会.耐药结核病化学治疗指南(2019年简版)[J].中国防痨杂志,2019,41(10):1025-1073.

[167] 任坦坦,陆普选,邓国防,等.2020 WHO 全球结核报告:全球与中国关键数据分析 [J].新发传染病电子杂志,2020,5(4):280-284.

[168] 中华医学会结核病学分会,利奈唑胺抗结核治疗专家共识编写组.利奈唑胺抗结核治疗专家共识 [J].中华结核和呼吸杂志,2018,41(1):14-19.

[169] 中华医学会结核病学分会.德拉马尼临床应用专家共识 [J].中华结核和呼吸杂志,2022,45(9):872-880.

[170] 中华医学会结核病学分会,抗结核新药贝达喹啉临床应用专家共识编写组.抗结核新药贝达喹啉临床应用专家共识 [J].中华结核和呼吸杂志,2018,41(6):461-466.

[171] 汪慧芳,赵心同,栾家杰,等.N-乙酰转移酶2慢乙酰化型异烟肼致抗结核药物性肝损伤1例 [J].牡丹江医学院学报,2022,43(1):103-105.

[172] 中国防痨协会,中国疾病预防控制中心结核病预防控制中心.Pretomanid(PA-824)治疗耐多药结核病的应用建议 [J].中国防痨杂志,2022,44(1):38-44.

[173] 荣晋春.阿米卡星与卷曲霉素治疗耐多药肺结核的临床效果及安全性对比 [J].中国实用医药,2022,17(6):144-147.

[174] 刘海婷,李东硕,张蕾,等.吡法齐明与贝达喹啉协同作用及机制的初步研究 [J].中国防痨杂志,2022,44(7):646-653.

[175] 李阳,吴琼.吡嗪酰胺治疗肺结核的研究进展 [J].实用药物与临床,2021,24(8):752-756.

[176] 彭启辉,尹小川.大咯血的诊断和治疗研究进展 [J].山东医药,2021,61(21):111-114.

[177] 刘舒,毛耀南,陈庆年,等.对氨基水杨酸肠溶颗粒单次和多次给药人体药代动力学和生物等效性研究 [J].中南药学,2020,18(4):568-571.

[178] 辛朝雄,李鸿槟,郭苏珊,等.对氨基水杨酸异烟肼联合左氧氟沙星方案治疗首次复治涂阳肺结核的近期疗效评估 [J].中国医药科学,2020,10(20):103-107.

[179] 李辉.肺结核治疗中利福平注射液与利福平胶囊的疗效及不良反应情况分析 [J].中国现代药物应用,2021,15(9):171-173.

[180] 牛政.分析对氨基水杨酸钠异烟肼片治疗广泛耐药结核病的临床观察 [J].世界最新医学信息文摘,2016,16(69):188,192.

[181] 高雪松,贾卓敏,王毅,等.后腹腔镜肾切除术与开放手术对肾结核的疗效及安全性的对比分析 [J].海军医学杂志,2022,43(6):626-630.

[182] 首都医科大学附属北京胸科医院,中国防痨协会临床试验专业分会,《中国防痨杂志》编辑委员会.环丝氨酸治疗结核病的临床用药指南 [J].中国防痨杂志,2020,42(6):533-540.

[183] 黄曙海,区进,刘毅,等.结核病患者异烟肼治疗依从性现场检测方法的建立与验证 [J].应用预防医学,2016,22(6):477-480,485.

[184] 李娜,陈洁,罗季,等.抗结核药物不良反应376例分析 [J].昆明医科大学学报,2021,42(4):117-121.

[185] 朱子豪,张文轩,李天磊,等.抗结核药物研究进展 [J].药学学报,2022,57(4):892-902.

[186] 肖中,季大玺.抗结核药物在肾功能损害患者中的应用 [J].肾脏病与透析肾移植杂志,1994,3(6):510-516.

[187] 黄迅悟,徐洪伟,董志明.髋膝关节结核诊疗创新与突破 [J].中国矫形外科杂志,2022,30(17):1549-1553.

[188] 王海荣,孙丽梅,李同霞.利福布汀联合左氧氟沙星对艾滋病合并结核病的临床疗效及患者不良反应的影响 [J].世界复合医学,2021,7(8):150-153.

[189] 苗瑞红.利福布汀与利福平分别联合抗病毒药物治疗艾滋病合并结核病比较 [J].实用中西医结合临床,2020,20(14):64-65.

[190] 林立敏,叶寒辉.利福霉素类药物治疗结核病的临床应用研究进展 [J].药物评价研究,2020,43(11):2335-2339.

[191] 周佳宇.利福喷汀与利福平在肺结核治疗中的药效比较及安全性分析 [J].中国医药科学,2016,6(22):42-44.

[192] 陈艳.利福喷汀和利福平治疗肺结核的临床疗效比较研究及安全性分析 [J].临床合理用药,2017,10(6):5-7.

[193] 丁敏,王伟,李美荣.利福喷汀与利福平治疗肺结核的临床疗效对比 [J].中国老年保健医学杂志,2020,18(6):77-79.

[194] 武丽娟,梁建琴.利福平过敏机制研究进展 [J].中国临床医生杂志,2017,45(5):17-20.

[195] 张金金,王珊珊,赵刚.利福喷汀与利福平治疗肺结核的临床疗效对比 [J].基层医学论坛,2022,26(13):25-27.

[196] 张哲男,姜南阳,王威,等.两种不同手术方式对颈部淋巴结结核患者的疗效分析 [J].结核与肺部疾病杂志,2021,2(1):26-30.

[197] 首都医科大学附属北京胸科医院,中国防痨协会临床试验专业分会,《中国防痨杂志》编辑委员会.氯法齐明治疗结核病的临床应用指南 [J].中国防痨杂志,2020,42(5):409-417.

[198] 首都医科大学附属北京胸科医院/北京市结核病胸部肿瘤研究所,中国防痨协会,《中国防痨杂志》编辑委员会.耐药肺结核全口服化学治疗方案中国专家共识(2021年版)[J].中国防痨杂志,2021,43(9):859-866.

[199] 景凤英,杨薇.肾结核的中西医诊断及治疗进展 [J].临床医学研究与实践,2020,5(16):192-193,196.

[200] 刘俊香.手术治疗肠结核合并肠梗阻的临床效果观察 [J].国际感染病学(电子版),2018,7(3):12-14.

[201] 李中实,王自立.我国结核病诊疗的进展及现状 [J].中国脊柱脊髓杂志,2021,31(7):577-578.

[202] 唐神结.五组抗结核药物在耐药结核病中的应用 [J].结核病与肺部健康杂志,2016,5(1):58-61.

[203] 钟蕾,张俊,焦立公.异烟肼风险识别及分析 [J].中国药物警戒,2014,11(2):117-120.

[204] 苗积生,潘惠忠,黄刊群.异烟肼乙酰化代谢的遗传分型 [J].临床肺科杂志,

1997(1):28-30.

[205] 杨立宏,姜宗文,陶金成.异烟肼乙酰化代谢昼夜节律性的研究[J].河北医学,2000(6):513-516.

[206] 汤玉婷,桑莹莹,夏超.中医适宜技术在结核病治疗中临床应用效果的研究进展[J].中国防痨杂志,2020,42(12):1339-1342.

[207] 宋言峥.重视肺结核的外科治疗[J].中国肺癌杂志,2018,21(4):323-326.

[208] 陈晓红,王姣焦,沈生荣.重视结核病患者的营养治疗[J].结核与肺部疾病杂志,2020,1(1):3-5.

[209] 黄慧,孙宇新,徐作军.结节病的诊断和监测:美国胸科协会官方临床实用指南摘译[J].中华结核和呼吸杂志,2020,43(12):1015-1022.

[210] 中华医学会呼吸病学分会间质性肺疾病学组,中国医师协会呼吸医师分会间质性肺疾病工作委员会.中国肺结节病诊断和治疗专家共识[J].中华结核和呼吸杂志,2019,42(9):685-693.

[211] 中华医学会结核病学分会重症专业委员会.结核病营养治疗专家共识[J].中华结核和呼吸杂志,2020,43(1):17-26.

[212] 中华医学会结核病学分会,结核病病理学诊断专家共识编写组.中国结核病病理学诊断专家共识[J].中华结核和呼吸杂志.2017,40(6):419-425.

[213] 上海市感染性疾病(结核病)临床医学研究中心/同济大学附属上海市肺科医院,首都医科大学附属北京胸科医院/北京市结核病胸部肿瘤研究所,中国防痨协会,等.复治肺结核病诊断和治疗专家共识[J].中国防痨杂志,2021,43(12):1226-1238.

[214] 黄丹.肺肉芽肿性疾病的病因及临床特征分析[D].重庆:重庆医科大学,2022.

[215] 梁少姗,曾彩虹.结节病肾损害[J].肾脏病与透析肾移植杂志,2017,26(1):90-94.

[216] 黄燕,李明旭,孟激光,等.结节病肾损害1例报告并文献复习[J].解放军医学杂志,2013,38(9):767-771.

[217] 陈惠萍,李世军.结节病肾损害[J].肾脏病与透析肾移植杂志,2006,15(6):579-583.

[218] 林琼真,张丽红,林海英,等.肾脏结节病一例[J].中华病理学杂志,2007,36(1):62-63.

[219] 王金泉,刘志红,刘正钊,等.结节病肾损害2例报告并文献复习[J].解放军医学杂志,2010,35(4):429-432.

[220] 李捷,沈子妍,金是,等.以急性肾损伤为表现的结节病一例[J].上海医学,2021,44(3):207-209.

[221] 贺发贵,张媛媛,孙菲,等.肾结节病致急性肾损伤一例及文献复习[J],中国疗养医学,2022,31(3):309-312.

[222] 应奇素,杨秀,毛勇,等.以反复乏力、高钙血症、肾功能损害、T细胞斑点检测阳性为主要表现的结节病1例[J].中国乡村医药,2021,20(20):44-46.

[223] 耿玉涛.不典型肾结核临床分析及尿TB-DNA阳性率影响因素研究[D].郑州:郑

州大学,2021.

[224] 陈昌盛.肾结核实验室诊断进展[J].医疗装备,2020,33(22):196-197.

[225] 邹秋婷,银武,王先涛,等.CTU在肾结核诊断中的应用[J].中国中西医结合影像学杂志,2019,17(2):196-198.

[226] 张洁,刘玉琴,李雨泽,等.以肾自截为主要表现的肾结核二例并文献复习[J].结核病与肺部健康杂志,2018,7(4):255-260.

[227] 郑阳,王晓明.泌尿系统结核的影像诊断现状与进展[J].结核病与肺部健康杂志,2018,7(4):311-316.

[228] 罗超,陈刚.肾结核的诊断与治疗进展[J].现代医药卫生,2018,34(6):805-806.

[229] 吴俊,高枫,黄国庆,等.超声造影与CT在肾结核诊断中的对比研究[J].中国超声医学杂志,2017,33(9):796-799.

[230] 李军.泌尿系结核的诊疗现状随访结果与分析[D].昆明:昆明医科大学,2017.

[231] 陈昌盛,于茂恒.肾结核的诊断及治疗[J].医疗装备,2016,29(22):4-5.

[232] 曹传武,刘震爽.肾结核的临床诊治现状[J].医疗装备,2016,29(8):191-192.

[233] 杨彦峰,李亚飞,师文强,等.肾结核112例临床诊断分析[J].临床泌尿外科杂志,2015,30(10):934-936,944.

[234] 罗辉,王冕.探讨不同时期肾结核治疗前后CTU影像学表现[J].医学影像学杂志,2015,25(5):937-939.

[235] 徐遵礼,徐立伟,张前兴,等.肾结核155例诊治分析[J].传染病信息,2015,28(2):105-108.

[236] 王晶,樊松,汪小霞,等.不典型肾结核29例临床分析[J].临床泌尿外科杂志,2015,30(3):245-248.

[237] 伏旭.186例肾结核临床分析[D].兰州:兰州大学,2015.

[238] 吴俊,高枫,黄国庆,等.超声造影与CT在肾结核诊断中的对比研究[J].中国超声医学杂志,2017,33(9).796-799.

[239] 姜玲,焦晨峰,梁少姗,等.9例结节病肾损害的临床病理分析[J].国际泌尿系统杂志,2018,38(4):628-631.

[240] 于春洋,李婷,王俏,等.结节病肾损害1例报道及文献复习[J].国际移植与血液净化杂志,2019,17(2):22-24.

[241] 沈晓琦,程军,周芹,等.结节病相关急性肾损伤2例及文献复习[J].中华肾脏病杂志,2022,38(6):555-557.

[242] 曾彦恺,王永锋,陈跃东,等.腔镜下检查及活检在泌尿系结核诊断中的价值[J].国际泌尿系统杂志,2019,39(2):271-274.

[243] 尚丽婧,李芳瑜,崔舜.IgG4相关性疾病的研究进展[J].疑难病杂志,2022,21(4):436-440.

[244] 桑倩,苏彦平,余静,等.IgG4相关性疾病累及肺脏一例[J].郑州大学学报(医学版),2016,51(6):802-805.

[245] 李晓迎,徐勇胜.儿童卡介苗接种后异常反应诊治进展[J].临床儿科杂志,2020,38(7):554-557.

[246] 中国防痨协会多学科诊疗分会,《中国防痨杂志》编辑委员会,中华医学会放射学分会临床多学科合作工作组. 结核病流行背景下胸内结节病与结核病临床鉴别与处置专家共识 [J]. 中国防痨杂志,2022,44(12):1227-1241.

附录一
结核病分类(WS196—2017)

中华人民共和国国家卫生和计划生育委员会

前言

本标准第 3 章为强制性条款,其余为推荐性条款。

本标准按照 GB/T 1.1—2009 给出的规则起草。

本标准代替 WS 196—2001《结核病分类》。

本标准与 WS 196—2001 相比,主要技术变化如下:

——增加了结核分枝杆菌潜伏感染者、非活动性结核病分类(见 3.1、3.3);

——将气管结核病、支气管结核病、结核性胸膜炎纳入肺结核分类和管理(见 3.2.2.1)。

本标准起草单位:中国疾病预防控制中心、首都医科大学附属北京胸科医院、解放军第三〇九医院、首都医科大学附属北京儿童医院。

本标准主要起草人:王黎霞、成诗明、周林、李亮、赵顺英、周新华、屠德华、朱莉贞、林明贵、刘二勇、赖钰基。

本标准所代替标准的历次版本发布情况为:

——WS 196—2001。

1. 范围

本标准规定了结核病的分类方法、检查方法和病历记录格式。

本标准适用于各级各类医疗卫生机构医务人员对结核病的分类。

2. 规范性引用文件

下列文件对于本文件的应用是必不可少的。凡是注日期的引用文件,仅所注日期的版本适用于本文件。凡是不注日期的引用文件,其最新版本(包括所有的修改单位)适用于本文件。

WS 288 肺结核诊断

3. 结核病分类

3.1 结核分枝杆菌潜伏感染者

机体内感染了结核分枝杆菌,但没有发生临床结核病,没有临床细菌学或者影像学方面活动结核的证据。

3.2 活动性结核病

3.2.1 概述

具有结核病相关的临床症状和体征,结核分枝杆菌病原学、病理学、影像学等检查有活动性结核的证据。活动性结核按照病变部位、病原学检查结果、耐药状况、治疗史分类。

3.2.2 按病变部位

3.2.2.1 肺结核:指结核病变发生在肺、气管、支气管和胸膜等部位。分为以下 5 种类型:

a)原发性肺结核:包括原发综合征和胸内淋巴结结核(儿童尚包括干酪性肺炎和气管、支气管结核);

b)血行播散性肺结核:包括急性、亚急性和慢性血行播散性肺结核;

c)继发性肺结核:包括浸润性肺结核、结核球、干酪性肺炎、慢性纤维空洞性肺结核和毁损肺等;

d)气管、支气管结核:包括气管、支气管黏膜及黏膜下层的结核病;

e)结核性胸膜炎:包括干性、渗出性胸膜炎和结核性脓胸。

3.2.2.2 肺外结核:指结核病变发生在肺以外的器官和部位。如淋巴结(胸内淋巴结除外)、骨、关节、泌尿生殖系统、消化道系统、中枢神经系统等部位。肺外结核按照病变器官及部位命名。

3.2.3 按病原学检查结果

检查结果如下:

a)涂片阳性肺结核:涂片抗酸染色阳性;

b)涂片阴性肺结核:涂片抗酸染色阴性;

c)培养阳性肺结核:分枝杆菌培养阳性;

d)培养阴性肺结核:分枝杆菌培养阴性;

e)分子生物学阳性肺结核:结核分枝杆菌核酸检测阳性;

f)未痰检肺结核:患者未接受痰抗酸染色涂片、痰分枝杆菌培养、分子生物学检查。

肺外结核的病原学分类参照执行。

3.2.4 按耐药状况

3.2.4.1 非耐药结核病。结核患者感染的结核分枝杆菌在体外未发现对检测所使用的抗结核药物耐药;

3.2.4.2 耐药结核病。结核患者感染的结核分枝杆菌在体外被证实在一种或多种抗结核药物存在时仍能生长。耐药结核病分为以下几种类型:

a)单耐药结核病:指结核分枝杆菌对一种一线抗结核药物耐药;

b)多耐药结核病:结核分枝杆菌对一种以上的一线抗结核药物耐药,但不包括对异烟肼、利福平同时耐药;

c)耐多药结核病(MDR-TB):结核分枝杆菌对包括异烟肼、利福平同时耐药在内的至少两种一线抗结核药物耐药;

d) 广泛耐药结核病(XDR-TB):结核分枝杆菌除对一线抗结核药物异烟肼、利福平同时耐药外,还对二线抗结核药物氟喹诺酮类抗生素中至少一种产生耐药,以及三种注射药物(如卷曲霉素、卡那霉素、阿米卡星)中的至少一种耐药;

e) 利福平耐药结核病:结核分枝杆菌对利福平耐药,无论对其他抗结核药物是否耐药。

3.2.5 按治疗史

3.2.5.1 初治结核病。初治患者指符合下列情况之一:

a) 从未因结核病应用过抗结核药物治疗的患者;

b) 正进行标准化疗方案规则用药而未满疗程的患者;

c) 不规则化疗未满 1 个月的患者。

3.2.5.2 复治结核病。复治患者指符合下列情况之一:

a) 因结核病不合理或不规则用抗结核药物治疗≥ 1 个月的患者;

b) 初治失败和复发患者。

3.3 非活动性结核病

3.3.1 非活动性肺结核病

无活动性结核相关临床症状和体征,细菌学检查阴性,影像学检查符合以下一项或多项表现,并排除其他原因所致的肺部影像改变可诊断为非活动性肺结核:

a) 钙化病灶(孤立性或多发性);

b) 索条状病灶(边缘清晰);

c) 硬结性病灶;

d) 净化空洞;

e) 胸膜增厚、粘连或伴钙化。

3.3.2 非活动性肺外结核病

非活动性肺外结核诊断参照非活动性肺结核执行。

4. 检查方法

4.1 病原学检查

4.1.1 标本

痰、体液(血液、胸腔积液、腹腔积液、脑脊液、关节腔积液等)、脓液、灌洗液等。

4.1.2 检查方法

检查方法如下:

a) 涂片抗酸杆菌检查;

b) 结核分枝杆菌培养、菌种鉴定及药敏试验;

c) 结核分枝杆菌核酸检测。

4.1.3 检查结果

检查结果记录方式如下:

a）结核分枝杆菌细菌学检查结果：阳性、阴性、未做；

b）菌种鉴定结果：结核分枝杆菌复合群、非结核分枝杆菌；

c）抗结核药物敏感性试验结果：敏感、耐药；

d）结核分枝杆菌核酸检测：阴性、阳性。

4.2 其他检查

结核病检查还包括病理学、血清学、结核菌纯蛋白衍生物（PPD）试验（具体详见 WS 288）、γ–干扰素释放试验等其他方法。

5. 病历记录格式

5.1 结核分枝杆菌潜伏感染者按诊断，检查方法及结果顺序书写。

结核菌纯蛋白衍生物（PPD）试验按照硬结实际测量值横径（mm）×直径（mm）记录，并记录水泡、双圈等表现。

γ–干扰素释放试验记录检测值。

示例 1：结核分枝杆菌潜伏感染者，PPD 试验 5 mm×12 mm，水泡。

5.2 活动性结核

5.2.1 肺结核

按肺结核类型、病变部位、细菌学检查结果、抗结核药物敏感性试验结果、治疗史等顺序书写。

示例 2：急性血行播散型肺结核，双肺，涂（阴），培（未做），初治。

示例 3：继发性肺结核，左上肺，涂（阳），培（阳），耐多药（耐异烟肼、利福平、链霉素等），复治。

5.2.2 肺外结核

按肺外结核病变部位、细菌学检查（注明标本）、抗结核药物敏感性试验结果、治疗史等顺序书写。

示例 4：右髋关节结核，关节液涂（阴），培（未做），初治。

示例 5：结核性脑膜炎，脑脊液涂（阳），培（阳），敏感，初治。

5.3 非活动性肺结核

按病变部位、影像学表现顺序书写。

示例 6：非活动性肺结核，左上肺，钙化病灶（孤立性）。

附录二
耐药肺结核全口服化学治疗方案中国专家共识(2021年版)

首都医科大学附属北京胸科医院/北京市结核病胸部肿瘤研究所

中国防痨协会《中国防痨杂志》编辑委员会

基金项目:基于结核病专病队列和生物样本的大数据平台关键

技术研究(平台2021-2);"十三五"国家重大新药创制项目(2017ZX09304009)

通信作者:初乃惠,Email:dongchu1994@sina.com

【摘要】2020年世界卫生组织(World Health Organization,WHO)提出了针对耐药肺结核的全口服化学治疗方案。分析显示,与接受含注射剂治疗方案组相比,使用全口服治疗方案可获得较高的治疗成功率。尽管WHO指南中推荐了针对不同耐药人群的全口服化学治疗方案,但有些药物品种或使用剂量并不适合我国患者,目前尚无针对我国耐药肺结核患者的全口服化学治疗方案的共识。为制订符合我国实际情况的耐药肺结核全口服化学治疗方案,中国防痨协会联合首都医科大学附属北京胸科医院/北京市结核病胸部肿瘤研究所和《中国防痨杂志》编辑委员会共同组织专家撰写了《耐药肺结核全口服化学治疗方案中国专家共识(2021年版)》(简称"共识")。本共识根据近年来国内外耐药肺结核全口服化学治疗方案的研究进展,推荐了适用于我国耐药肺结核患者的全口服化学治疗方案,包括使用药物种类、剂量,以及适用患者类型及其应用和排除标准;同时,对治疗过程中可能遇到的相关问题进行了解答,并强调了方案使用的注意事项,以期望提高我国耐药肺结核的诊治水平。

【关键词】结核,肺;抗药性;临床方案;投药,口服;总结性报告(主题)

Chinese expert consensus on the all-oral treatment of drug-resistant pulmonary tuberculosis(2021 Edition)

Beijing Chest Hospital, Capital Medical University/Beijing Tuberculosis and Thoracic Tumor Research Institute, Chinese Antituberculosis Association, Editorial Board of Chinese Journal of Antituberculosis

Corresponding author:CHU Nai-hui, Email:dongchu1994@sina.com

【Abstract】In 2020, the World Health Organization(WHO)proposed the all-oral treatment for drug-resistant pulmonary tuberculosis.Analysis showed that the success rate of all-oral treatment is higher than that of the treatment regimen containing injection.Although

191

WHO guidelines recommend all-oral treatment regimen for different drug-resistant pulmonary tuberculosis patients, some drugs or dosages are not suitable for Chinese patients.There is no consensus on all-oral treatment for drug-resistant pulmonary tuberculosis patients in China. In order to formulate all-oral treatment for drug-resistant pulmonary tuberculosis in China, the Chinese Antituberculosis Association, Beijing Chest Hospital Affiliated to Capital Medical University and the Editorial Board of *Chinese Journal of Antituberculosis* jointly organized experts to write the "*Chinese expert consensus on the all-oral treatment of drug-resistant pulmonary tuberculosis（2021 Edition）*" (referred to as "Consensus") .Based on the research progress of all-oral treatment for drug-resistant pulmonary tuberculosis at home and abroad in recent years, this consensus recommends suitable all-oral treatment for patients with drug-resistant pulmonary tuberculosis in China, including the types and dosages of drugs used, and the types of patients and their applications and exclusion criteria.In addition, the relevant questions that may be encountered in the treatment are answered, and the precautions for the use of the plan are also emphasized, in order to improve the diagnosis and treatment of drug-resistant pulmonary tuberculosis in China.

【Key words】 Tuberculosis, pulmonary；Drug resistance；Clinical protocols；Administration, oral；Consensus development conferences as topic

2019 年世界卫生组织（World Health Organization, WHO）发布的《关于耐药结核病治疗重大变化的快速通告》建议，对于既往未接受二线抗结核药物治疗且无氟喹诺酮类药物耐药、非多发结核病病变或重症肺外结核的全球耐多药 / 利福平耐药肺结核（multidrug-resistant/rifampin-resistant pulmonary tuberculosis, MDR/RR-PTB）患者，首选全口服短程化学治疗方案 [1]。2020 年 WHO 发布的全球结核病报告显示，全球 MDR/RR-PTB 患者治疗成功率为 57%，而使用全口服化学治疗方案可获得更高的治疗成功率，并建议在国家结核病防治规划中对这部分患者逐步停用含注射剂的短程化学治疗方案 [2]。至此，对于 MDR/RR-PTB 患者，无论是长程治疗方案还是短程治疗方案，均推荐全口服治疗 [2-3]。中国防痨协会于 2019 年 10 月发布的《耐药结核病化学治疗指南（2019 年）》[4] 也指出，"全口服、毒性小、更有效、少住院"将是全新耐药结核病化学治疗方案设计的基本考量和原则。但目前全口服化学治疗方案推荐的药物品种、剂量或方案组成多来自国外指南，部分内容不适合我国患者，目前尚无针对我国耐药肺结核患者的全口服化学治疗方案共识。为制订符合我国实际情况的耐药肺结核全口服化学治疗方案，中国防痨协会联合首都医科大学附属北京胸科医院和《中国防痨杂志》编辑委员会共同组织专家撰写了《耐药肺结核全口服化学治疗方案中国专家共识（2021 年版）》（简称"共识"）。本共识根据近年来国内外耐药肺结核全口服化学治疗方案的研究进展，推荐了适用于我国耐药肺结核患者的全口服化学治疗方案，包括使用药物种类、剂量，以及适用患者类型及其应用和排除标准；同时，对治疗过程中可能遇到的相关问题进行了解答，并强调了方案使用的注意事项，以期望提高我国耐药肺结核的诊治水平。

耐药肺结核化学治疗药物

中国防痨协会发布的《耐药结核病化学治疗指南(2019 年)》将利福平敏感的耐药结核病治疗药物分为一线抗结核药物和二线抗结核药物。一线口服类抗结核药物包括异烟肼(isoniazid, INH, H)与高剂量 INH (high isoniazid, H_h),利福霉素类药物[包括利福平(rifampin, RFP, R),利福喷汀(refapentine, Rpt)和利福布汀(refabutin, Rfb)],吡嗪酰胺(pyrazinamide, PZA, Z)和乙胺丁醇(ethambutol, EMB, E)。二线口服类抗结核药物包括氟喹诺酮类药物[fluoroquinolones, FQ;如左氧氟沙星(levofloxacin, Lfx)和莫西沙星(moxifloxacin, Mfx)],贝达喹啉(bedaquiline, Bdq),利奈唑胺(linezolid, Lzd),氯法齐明(clofazimine, Cfz),环丝氨酸(cycloserine, Cs),德拉马尼(delamanid, Dlm),丙硫异烟胺(prothionamide, Pto)和口服对氨基水杨酸(p-aminosalicylic acid, PAS)。耐药肺结核的全口服短程化学治疗方案由一线或二线口服类抗结核药物组成。RR-PTB 患者的抗结核药物按照二线抗结核药物分组,分为 A 组、B 组和 C 组。

2020 年,WHO 将抗结核药物分为 A、B、C 三组,A 组和 B 组为全口服药物,C 组包括了部分注射类药物。A 组和 B 组药物为组成全口服化学治疗方案的核心药物,是制订耐药肺结核化学治疗方案的重要基础。

耐药肺结核全口服化学治疗方案

一、治疗原则

1. 耐药肺结核的全口服化学治疗方案包括利福平敏感和 RR-PTB 治疗方案。对单耐利福平者,原则上按 MDR-PTB 方案治疗。

2. 治疗强化期应选择至少 4 种可能有效的抗结核药物组成方案,巩固期应选择至少 3 种可能有效的抗结核药物组成方案。强化期持续时间取决于患者痰菌检查是否阴转。

3. 评估某种药品在治疗方案中能否有效,需要综合多方面因素考量,包括患者个体药物敏感性试验(简称"药敏试验")结果、患者感染来源者的药敏试验结果、患者是否对存在交叉耐药的药物有耐药性、患者所在地区药物耐药水平以及在患者既往治疗失败的方案中是否包含这一药品。当治疗方案中纳入的药品有效性不确定时,则该药品不应计入有效药物数量。

4. 根据患者的年龄和体质量,确定方案中各药品的用药剂量。为避免新的耐药产生,应尽可能足量使用。对于明确会产生胃肠道反应或不良反应较大的药品(如 Pto、口服PAS 和 Cs),可采用从低剂量逐步递增的方法,并在 3 周内达到足量。

5. 推荐患者全疗程接受直接面视下督导治疗(directly observed treatment, DOT),或与DOT 具有相同效力的随访和督导模式。

6. 要及时、合理地处理药物不良反应,减少治疗中断的发生,并预防严重药物不良反应造成的病死率增加。

二、利福平敏感耐药肺结核全口服化学治疗方案

利福平敏感的单耐药和多耐药肺结核患者的全口服化学治疗方案制订原则为尽量多

选用一线口服类抗结核药物组成的 4 种药品的治疗方案,并选择二线口服类抗结核药物进行补齐。

1. INH 单耐药肺结核(isoniazid-resistant pulmonary tuberculosis,Hr-PTB):推荐全口服化学治疗方案为 6～9R-Z-E-Lfx。该方案组成的推荐主要基于对 5 418 例 Hr-PTB 患者的治疗分析数据[5],结果显示,在(H)REZ 方案的基础上加入 FQ 能明显提高治疗成功率[aOR(95% CI):2.8(1.1～7.3)],因此,推荐所有确诊为 Hr-PTB 或等待药敏试验结果但高度怀疑 HPTB 的患者(如确诊为 Hr-PTB 患者的密切接触者)立即启动 R-Z-E-Lfx 方案治疗;对于起始应用 2H-R-E-Z/4H-R 方案后确诊为 Hr-PTB 的患者,需在排除利福平耐药后,接受 6～9R-Z-E-Lfx 方案治疗。

2. 多耐药利福平敏感肺结核:根据患者的药敏试验结果,强化期至少选择 4 种可能有效的一线和二线口服抗结核药物、巩固期至少 3 种可能有效的一线和二线口服抗结核药物。总疗程一般为 9～12 个月。

三、RR-PTB 全口服化学治疗方案

(一) 短程化学治疗方案

短程化学治疗方案最早起源于孟加拉国 9 个月短程化学治疗方案报告[6],即:4 个月含 Km,Cfz,加替沙星(gatifloxacin,Gfx),乙硫异烟胺(ethionamide,Eto),H,Z 和 E 的强化期,和 5 个月含 Cfz、Gfx、Z 和 E 的巩固期,治疗成功率达 87.8%。随后其他国家也有类似的研究结果报告[7-9]。基于此,2016 年《WHO 耐药结核病治疗指南》首次推荐了基于孟加拉国方案的标准化短程化学治疗方案 4～6Km-Mfx-Cfz-Pto-Z-E-H_h/5 Mfx-Cfz-Z-E,即 4～6 个月的强化期和 5 个月的巩固治疗期[10]。随后,在 2019 年 3 月 WHO 推出的整合版指南中指出,不再推荐使用 Km,改为 Am[3]。在 WHO 发布整合版指南的当月,全球 MDR-PTB 短程化学治疗方案临床试验 STREAM 的 I 期发布了最终研究结果,证实了该标准化短程化学治疗方案在主要结局指标方面不劣于长程方案(良好治疗结局:78.8% vs.79.8%)[11]。针对短程化学治疗方案治疗结束后的 24 个月长期随访结果显示,治疗成功率达 79.3%(95% CI:76.6%～82%),且无复发[12]。2020 年发布的一项回顾性队列研究结果显示[13],采用短程化学治疗方案治疗的患者,治疗过程中的失访率明显低于采用长程方案治疗者(4.2% vs.14.6%)。但如果短程方案中 FQ 存在耐药,则治疗失败或复发风险增加[aOR(95% CI):15.0(2.8～80.6)]。

2019 年 12 月,WHO 发布的快速通告中建议采用 Bdq 替换注射剂,即目前 WHO 推荐的短程化学治疗方案 4～6Bdq-Mfx-Cfz-Pto-Z-E-H_h/5MfxCfzZ-E[1]。南非从 2015 年起逐步开始使用含 Bdq 的短程化学治疗方案,是全球首个使用 Bdq 替换注射剂的国家。对于正在使用含注射类药物的短程化学治疗方案者,在其他药物背景治疗方案足够强大、仅出现一种药物不良反应时,可采用 Bdq 进行单药替换;如原方案治疗失败,则需更换至少 2 种药品,以免产生获得性耐药[14]。研究结果显示,早期引入含 Bdq 全口服短程化学治疗方案的东开普省和普马兰加省,治疗成功率明显提升。基于大量循证支持,南非卫生部于 2018 年发布了《针对成人、青少年和儿童 RR-TB 患者实施不含注射剂化疗方案的临床暂行指南》,并于 2019 年 11 月发布了《利福平耐药结核病患者的管理:临床参考指南》,

进一步明确了无论长程治疗还是短程治疗,均推荐含 Bdq 的全口服方案。指南颁布后,一项回顾性研究对该指南推荐的标准化全口服短程方案进行了疗效分析,纳入南非夸祖鲁纳塔尔省 HIV 高负担地区的 117 例 RR-PTB 患者,使用标准化全口服短程方案的痰培养阴转中位时间为 56 d,治疗成功率为 75.2%,超过这一地区使用含注射剂短程方案的治疗成功率(小于 65%)[15]。

2020 年 WHO 发布的整合版指南对全口服短程化学治疗方案进行了再次评估。来自南非电子耐药结核病登记(EDRWeb)项目的 891 例接受含 Bdq 全口服短程化学治疗方案的患者被纳入分析;除此之外,包含 38 个国家 55 个不同研究中心的 13 273 份个体病例数据(individual patient data, IPD)等结果均显示,与接受含注射剂短程治疗方案组相比,使用含 Bdq 全口服短程治疗方案可获得较高的治疗成功率,受试者失访率更低。除此之外,与接受含或不含抗结核新药的长程治疗方案组相比,全口服方案也得到相似的结果[16]。

基于以上信息,结合我国临床实际情况,推荐全口服短程化学治疗方案如下。

1. 方案推荐:$4\sim6$ Bdq-Lfx(Mfx)-Cfz-Pto-Z-E-H_h/5Lfx(Mfx)-CfzZ-E。强化期为 $4\sim6$ 个月,总疗程为 $9\sim11$ 个月。

2. 适用人群:(1)未接受或接受二线抗结核药物(含 Bdq)治疗不足 1 个月的新诊断的 MDR/RR-PTB 患者。(2)如患者已经开始使用含注射剂的短程化学治疗方案,但因各种原因无法继续二线注射剂治疗,同时对方案中的除注射剂外的其他药品均敏感,则可使用 Bdq 对注射剂进行单药替换,从而转换为全口服短程化学治疗方案。

3. 排除标准:(1)对短程方案中任何一种药品耐药或可疑无效(INH 低剂量耐药除外)。(2)既往曾经使用方案中的任一种药品超过 1 个月(药敏试验证实对这些药品敏感除外)。(3)对方案中的任一种药品不耐受或存在不良反应发生风险。(4)妊娠。(5)有血行播散性结核病、脑膜或中枢神经系统结核,或并发 HIV 感染的肺外结核。(6)有多系统器官功能不全等不能应用方案中药品。

4. 代替药物:方案中如有不能使用的药品,可以选择 Lzd、Cs、口服 PAS 等替代。对于某些地区不能获得 Bdq 药品的,仍可使用包含注射剂的孟加拉国方案,或使用 Lzd、Cs 或口服 PAS 替代注射剂。

5. 全口服短程化学治疗方案转换为长程方案:对于符合应用和排除标准的患者,优先选择短程方案。某些情况下,全口服短程方案可能需要转换为长程方案:(1)可靠的药敏试验结果显示对含 Bdq 的全口服短程方案中的关键药品耐药,如 Bdq、Lfx、Cfz。(2)对治疗反应欠佳,如治疗 6 个月末痰培养未阴转,或临床症状恶化。(3)治疗超过 1 个月后中断 2 个月以上或出现其他不适合短程方案的情况,如妊娠、不能耐受此方案或临床恶化;如果患者治疗中断小于 2 个月,应根据患者临床表现和药敏试验结果决定是否继续短程方案。

(二)长程化学治疗方案

2018 年 8 月,基于抗结核药物有效性和安全性的新证据,WHO 发布《关于耐多药和利福平耐药结核病治疗重大变化的快速通告》,首次提出将长程化学治疗方案中使用的抗结核药物重新划分为 A、B、C 三组,推荐大部分 MDR/RR-PTB 患者使用全口服治疗方案[17]。中国防痨协会发布的《耐药结核病化学治疗指南(2019 年)》[4] 和中华医学会结核病学分会发布的《中国耐多药和利福平耐药结核病治疗专家共识(2019年版)》[18] 均参考 WHO 的推荐意见,提出了我国长程治疗方案中使用的抗结核药物分组。

研究结果显示,FQ、Bdq 和 Cfz 的使用可明显提升治疗成功率、降低病死率,并且导致永久停药的不良反应发生率最低,耐受性好[19-20],进而提示,使用这 3 种药品可以提高 MDR-PTB 治疗方案的有效性和耐受性。对于 Lzd,尽管在 MDR-PTB 和广泛耐药肺结核 (extensive drug-resistant pulmonary tuberculosis, XDR-PTB)的治疗中具有疗效好的证据,但其毒性相对较高,因此,需要对 Lzd 的毒性进一步评估,以确定其最佳有效剂量,同时使其不良反应发生风险最小化。而二线注射类药物导致永久停药的不良反应发生率相对较高(Am:10.2%,Km:7.5%,Cm:8.2%),治疗结局仅 Am 显示出中等获益,Km 和碳青霉烯类药物的治疗结局均较差,因此,应尽可能避免使用二线注射类药物。

南非的回顾性研究纳入 330 例接受了长程治疗方案的 MDR-PTB 患者,其中,168 例患者接受含注射剂的传统治疗方案,127 例患者于起始治疗中位时间 44 d 后采用 Bdq 替换注射剂,29 例患者初始便使用 Bdq 替代注射剂。结果证实,在长程治疗方案中,采用 Bdq 替代二线注射剂后,12 个月的治疗结局优于注射剂组,未发现病死率增加[21],且不良反应发生率更低。另一项南非的研究比较了联用 Bdq 和 Lzd 的全口服长程方案与传统含注射剂方案治疗耐药肺结核的结局,全口服长程方案的阴转率和治愈率均明显高于含注射剂方案,且患者死亡风险降低[22]。

基于以上信息,结合我国的临床实际情况,推荐的全口服长程化学治疗方案如下。

1. 方案推荐:(1) MDR/RR-PTB:6Lfx(Mfx)-Bdq-Lzd-Cfz-Cs/12Lfx(Mfx)-Lzd-Cfz-Cs;6Lfx(Mfx)-Bdq(Lzd)-Cfz-Cs-Z(E,Pto)/12 ～ 14Lfx(Mfx)Cfz-Cs-Z(E,Pto)。(2)准广泛耐药肺结核(pre-extensive drug-resistant pulmonary tuberculosis, pre-XDR-PTB):6Bdq-Lzd-Cfz-Cs-Z(Pto)/12～14 Lzd-Cfz-Cs-Z(Pto)。

随着 MDR/RR-TB 治疗指南的更新,pre-XDR-TB 和 XDR-TB 的原定义已经不能满足需求。2021 年,WHO 对 pre-XDR-TB 和 XDR-TB 的定义更新正式生效[23],在 MDR/RR-TB 的基础上对任意 FQ 耐药即为 pre-XDR-TB,在 pre-XDR-TB 的基础上对至少一种其他 A 组药物耐药为 XDR-TB。对于 XDR-TB 患者,则根据患者的耐药检测结果,采取个体化长程全口服治疗方案,原则上强化期至少包括 5 种有效或可能有效的药品,总疗程为 30 个月。

2. 方案说明:除 XDR-PTB 外,长程治疗方案总疗程为 18～20 个月,其中强化期 6 个月,巩固期 12～14 个月。需根据患者对治疗的反应调整疗程,建议患者痰培养阴转后继续治疗 15～17 个月。若因各种原因无法应用标准化全口服长程治疗方案,应根据药物的有效性和安全性、可靠的药敏试验结果、患者既往用药史、药物耐受性及潜在的药物间相互作用来选择药品,确保在治疗开始至少包括 4 种确定有效或可能有效的药品,巩固期至少 3 种确定有效或可能有效的药品,首选 A 组和 B 组药物;如无法构成有效方案则再依次选择 C 组口服药物组成方案。如果出现药物不良反应且经处理后不能缓解,或出现新的耐药情况,需要选择敏感或可能敏感的口服药物进行替代,例如,Cs 可以用口服 PAS 或 E 替代。

3. Bdq 延长使用指征:在患者对 Bdq 耐受良好、治疗过程中能够进行密切监测且患者充分知情同意的基础上,建议由专家组评估患者是否符合延长使用 Bdq 的指征。接受

Bdq 治疗 24 周后延长使用的主要指征包括:(1)治疗应答慢,如治疗 3 个月后痰培养未阴转,肺结核症状缓解慢。(2)其他药物存在发生不良反应的危险。(3)Bdq 停用后无法组成有效的治疗方案[24]。

4. Lzd 使用疗程说明:(1)在患者对 Lzd 耐受性良好的情况下,建议坚持用完全程。(2)在不能耐受全程的情况下,推荐足剂量使用 2 个月以上,如至少 600 mg/d。(3)如不能坚持 2 个月,则需调整为长疗程。

全口服长程化学治疗方案在特殊人群中的应用

一、HIV 感染者

全口服短程或长程化学治疗方案同样适用于并发 HIV 感染者。南非 EDRWeb 数据库中结核病并发 HIV 感染者占 70% 以上,评估全口服方案疗效的亚组分析并未发现并发 HIV 感染与未并发者在疗效方面有差异。但需要注意的是,并发 HIV 感染的患者在接受抗逆转录病毒治疗时,其药物可能与口服抗结核药物发生相互作用或药物不良反应的叠加,如 CYP3A4 诱导剂依非韦伦可能会降低 Bdq 的血药浓度,而洛匹那韦/利托那韦会增加 Bdq 的血药浓度,进而增加不良反应发生的风险;齐多夫定与 Lzd 合用可以加重骨髓抑制等。

二、儿童和青少年

本共识推荐的含 Bdq 的全口服短程和长程化学治疗方案同样适用于 6 岁及以上的儿童和青少年。除 Bdq 外,全口服方案中的其他药物在儿童和青少年中的应用已经积累了丰富的经验。目前,美国食品药品监督管理局已批准 Bdq 用于 5 岁以上的儿童。因此,建议在谨慎评估和严密监测的情况下,可将 Bdq 用于 6～17 岁的 MDR/RR-PTB 儿童和青少年患者。治疗剂量:体质量 15～29 kg,口服,最初 2 周为 200 mg/d,1 次/d,之后为 100 mg/次,每周 3 次,持续 22 周;体质量 >29 kg,口服,最初 2 周为 400 mg/d,1 次/d,之后改为 200 mg/次,每周 3 次,持续 22 周。

药物不良反应及处理

1. 心脏毒性:不少药物可引起 Q-Tc 间期延长,如 Mfx、Bdq、Dlm、Cfz 和克拉霉素。因此,使用这些药物时应密切监测心电图的变化,当 Q-Tc 间期为 450～500 ms,根据患者的病情酌情停用影响 Q-Tc 间期药物,如 Mfx、Bdq、Dlm、Cfz;如 Q-Tc 间期 >500 ms,则须马上停止影响 Q-Tc 间期的药物。

2. 肝毒性:丙氨酸氨基转移酶含量低于正常范围上限的 3 倍,无明显症状及黄疸,可在密切观察下行保肝治疗,并酌情停用引起肝损伤发生频率增大的抗结核药物;丙氨酸氨基转移酶含量高于正常范围上限的 3 倍,或总胆红素含量不低于正常范围上限的 2 倍,应停用肝损伤相关的抗结核药物,保肝治疗,密切观察;丙氨酸氨基转移酶含量高于正常范围上限的 5 倍,或丙氨酸氨基转移酶含量高于正常范围上限的 3 倍伴有黄疸、恶心、呕吐、乏力等症状,或总胆红素含量高于正常范围上限的 3 倍,应立即停用所有与肝损伤相关的抗结核药物,监测凝血酶原活动度变化,积极进行保肝治疗。对严重肝损伤患者应采取综合治疗措施,有肝功能衰竭表现时应积极采取抢救措施[25-26]。

3. 神经系统毒性:所有服用 Cs 或 Lzd 的患者,在开始治疗时均推荐使用营养神经药物,如维生素 B_6、腺苷钴胺。Cs 禁用于严重焦虑、抑郁、癫痫和惊厥史者。

4. 皮肤反应:几乎所有患者服用 Cfz 后均可以出现皮肤和黏膜红染;70%～80%伴皮肤鱼鳞样改变,可伴皮疹或瘙痒,用润肤乳可部分缓解。

5. 胃肠道反应:大部分药物均可影响胃肠道反应,轻度至中度可不予调整方案,或增加保护胃肠黏膜药物。

耐药肺结核全口服化学治疗方案展望

1. BPaL 方案:Nix-TB 是一项开放、单臂研究,共纳入 109 例高度耐药肺结核患者。所有患者接受 26 周 Bdq、PA-824 和 Lzd 三联口服治疗,如果在第 16 周时痰培养结果呈阳性,可选择延长治疗至 39 周。治疗结束后 6 个月,98 例患者(90%)获得良好治疗结局。随着 Nix-TB 试验结果的公布[27],难治性 MDR-PTB(对既往治疗无反应或因药物不良反应停药)和 XDR-PTB(根据新定义应为 pre-XDR-PTB)患者在无其他治疗方案可以选择的情况下,由 Bdq、PA-824 和 Lzd 组成的 BPaL 方案治疗 6 个月可能成为这部分患者的一种选择。

2. 对其他全口服短程化学治疗方案的探索:尼日尔的一项研究回顾性分析了 Lzd 替代含注射剂标准短程方案的疗效,纳入 33 例接受含 Lzd 全口服短程治疗的 RR-PTB 患者,其中 90.9%的患者治愈,治疗结束后随访 6～12 个月均无复发。约 18%的患者出现 Lzd 相关血液学不良反应,30%的患者出现 Lzd 相关轻中度外周神经病变,患者对这一方案总体耐受性较好[28]。

一项格鲁吉亚研究对全口服短程化学治疗方案 9 Bdq-Lzd-Lfx-Cfz-Cs 的疗效和安全性进行了评估。在纳入的 25 例患者中,21 例完成 9 个月疗程,4 例因为影像学改善不明显延长疗程,平均治疗时间为 9.2 个月。治疗 4 个月末,基线痰培养阳性的 16 例患者中痰培养阴转率为 88%(14/16)。总体治疗成功率为 88%(22/25)。治疗过程中 2 例发生治疗相关严重不良反应,均在暂时停药后缓解[29]。

关于 Lzd 最佳剂量选择的 ZeNix 研究及其他 6～9 个月的全口服短程化学治疗方案的研究,也将在未来的几年内陆续公布研究结果,为患者带来更多新的选择。

3. Bdq 和 Dlm 联用全口服方案:推荐在治疗选择有限的患者中联用 Bdq 和 Dlm。EndTB 研究是一项评估含 Bdq/Dlm 全口服短程方案疗效和安全性的国际多中心随机对照、开放性Ⅲ期临床试验,计划纳入 750 例患者,目前仍在入组中,研究结果有望为 Bdq 和 Dlm 联用的全口服短程方案提供新证据。

另外,有研究评估了含 Bdq/Dlm 全口服方案在儿童和青少年中应用的疗效和安全性。印度一项研究对 24 例接受含 Bdq 和 Dlm 全口服方案的儿童和青少年(中位年龄 15.5 岁,最小 3 岁,最大 19 岁)数据进行回顾性分析,其中 12 例患者联用 Bdq 和 Dlm。基线痰培养阳性患者中 94%痰培养阴转,阴转中位时间为 7 周。最终 16 例患者治愈,7 例患者完成治疗,1 例患者因结核病病情进展死亡。治疗过程中 12 例发生严重不良反应,其中,2

例 Q-Tc 间期延长超过 500 ms，与治疗药物相关；2 例严重不良反应均未造成患者永久性停药。以上结果提示，儿童和青少年对含 Bdq/Dlm 的全口服方案耐受性良好[30]。另一项南非青少年回顾性队列研究，纳入接受 Bdq 或 Dlm 全口服方案患者 22 例，治疗过程中未出现 Q-Tc 间期超过 500 ms 或其他导致永久性停药的严重不良反应，同样证明这一方案在未成年患者中耐受性良好[31]。

执笔者：初乃惠、聂文娟。

专家组成员（排名不分先后）：刘剑君（中国疾病预防控制中心，中国防痨协会）；成诗明（中国防痨协会）；初乃惠、黄海荣、陆宇、马丽萍、聂文娟、王庆枫、石文卉、王隽（首都医科大学附属北京胸科医院，北京市结核病胸部肿瘤研究所）；王黎霞、李敬文、范永德、郭萌（《中国防痨杂志》期刊社）；沙巍、范琳、顾瑾（同济大学附属上海市肺科医院）；张文宏（复旦大学附属华山医院）；吴雪琼、梁建琴（中国人民解放军总医院第八医学中心）；曹文利（北京老年医院）；蔡青山（杭州市红十字会医院）；陈晓红（福建省福州肺科医院）；陈裕（河南省传染病医院）；邓爱花（江西省胸科医院）；邓国防（深圳市第三人民医院）；杜鹃（武汉市肺科医院）；韩文革（潍坊市第二人民医院）；金龙（黑龙江省传染病防治院）；李昕洁、邝浩斌（广州市胸科医院）；李志惠（河北省胸科医院）；梁瑞霞（河南省胸科医院）；刘爱梅（广西壮族自治区龙潭医院）；刘玉峰（青岛市中心医院北部院区）；潘洪秋（镇江市第三人民医院）；孙鹏、杨国立（吉林省结核病医院，吉林省传染病医院）；王华（安徽省胸科医院）；仵倩红（陕西省结核病防治院）；杨坤云、易恒仲（湖南省胸科医院）；张侠（南京市第二医院）；党丽云、任斐（西安市胸科医院）；石莲（沈阳市胸科医院）；吴春（长春市传染病医院）；邱超（佳木斯市传染病院）；姜晓双（吉林市结核病医院）。

参考文献

[1] World Health Organization. WHO consolidated guidelines on drug-resistant tuberculosis treatment. Geneva：World Health Organization，2019.

[2] World Health Organization. Global tuberculosis report 2020. Geneva：World Health Organization，2020.

[3] World Health Organization. WHO consolidated guidelines on drug-resistant tuberculosis treatment. Geneva：World Health Organization，2020.

[4] 肖和平. 耐药结核病化学治疗指南（2019 年）. 北京：人民卫生出版社，2019.

[5] Fregonese F, Ahuja SD, Akkerman OW, et al. Comparison of different treatments for isoniazid-resistant tuberculosis：anindividual patient data meta-analysis. Lancet Respir Med，2018，6（4）：265-275.doi：10.1016/S2213-2600（18）30078-X.

[6] Van Deun A, Maug AK, Salim MA, et al. Short, highly effective, and inexpensive standardized treatment of multidrug-resistant tuberculosis. Am J Respir Crit Care Med，2010，182（5）：684-692.doi：10.1164/rccm.201001-0077OC.

[7] Aung KJ, Van Deun A, Declercq E, et al. Successful 9-month Bangladesh regimenfor multidrug-resistant tuberculosis among over 500 consecutive patients. Int J Tuberc Lung Dis，2014，18（10）：1180-1187.doi：10.5588/iitld.14.0100.

[8] Piubello A, Harouna SH, Souleymane MB, et al. High cure rate with standardised short-

course multidrug-resistant tuber-culosis treatment in Niger：no relapses. Int J Tubere LungDis，2014，18（10）：1188-1194.doi：10.5588/iitld.13.0075.

[9] Kuaban C. Noeske J, Rieder HL, et al. High effectiveness of a 12-month regimen for MDR-TB patients in Cameroon. Int J Tuberc Lung Dis，2015，19（5）：517-524.doi：10.5588/ijtld.14.0535.

[10] World Health Organization. WHO treatment guidelines for drug-resistant tuberculosis，2016 update. Geneva：World Health Organization，2016.

[11] Nunn AJ, Phillips PPJ, Meredith SK, et al. A Trial of a Shorter Regimen for Rifampin-Resistant Tuberculosis. N Engl J Med，2019，380（13）：1201-1213.doi：10.1056/NEJMoa1811867.

[12] Schwoebel V, Trebucq A, Kashongwe Z, et al. Outcomes of a nine-month regimen for rifampin-resistant tuberculosis up to24 months after treatment completion in nine African countries. EClinicalMedicine，2020，20：100268.doi：10.1016/j.eclinm.2020.100268.

[13] Abidi S, Achar J, Assao Neino MM, et al. Standardised shorter regimens versus individualised longer regimens forrifampin-or multidrug-resistant tuberculosis. Eur Respir J.2020，55（3）：1901467.doi：10.1183/13993003.01467-2019.

[14] Bouton TC, de Vos M, Ragan EJ, et al. Switching to bedaquiline for treatment of rifampin-resistant tuberculosis in SouthAfrica：A retrospective cohort analysis. PLoS One，2019，14（10）：e0223308.doi：10.1371/journal.pone，0223308.

[15] Tack I, Dumicho A, Ohler L, et al. Safety and effectiveness of an all-oral, bedaquiline-based，shorter treatment regimenfor rifampin-resistant tuberculosis in high HIV burden rural South Africa：a retrospective cohort analysis. Clin Infect Dis，2020：ciaa1894.doi：10.1093/cid/ciaa1894.

[16] World Health Organization. WHO consolidated guidelines on tuberculosis：module 4：treatment：drug-resistant tuberculosis treatment：online annexes. Geneva：World Health organization，2020. https：//www.who.int/publications/i/item/9789240007048.

[17] World Health Organization. Rapid Communication：Key changes to the treatment of drug-resistant tuberculosis. Geneva：World Health Organization，2018.

[18] 中华医学会结核病学分会,中国耐多药和利福平耐药结核病治疗专家共识（2019 年版）.中华结核和呼吸杂志,2019,42（10）：733-749.doi：10.3760/cma.j.issn.1001-0939.2019.10.006.

[19] Collaborative Group for the Meta-Analysis of Individual Patient Data in MDR-TB treatment-2017, Ahmad N, AhujaSD, et al. Treatment correlates of successful outcomes in pulmonary multidrug-resistant tuberculosis：an individual patient data meta-analysis. Lancet，2018，392（10150）：821-834.doi：10.1016/S0140-6736（18）31644-1.

[20] Lan Z, Ahmad N, Baghaei P, et al. Drug-associated adverse events in the treatment of multidrug-resistant tuberculosis：anindividual patient data meta-analysis. Lancet Respir Med，2020，8（4）：383394.doi：10.1016/S2213-2600（20）30047-3.

[21] Zhao Y, Fox T, Manning K, et al. Improved treatment outcomes with bedaquiline

when substituted for second-line injectable agents in multidrug-resistant tuberculosis: aretrospective cohort study. Clin Infect Dis, 2019, 68(9): 15221529.doi: 10.1093/cid/ciy727.

[22] Padayatchi N, Bionghi N, Osman F, et al. Treatment outcomes in patients with drug-resistant TB-HIV co-infectiontreated with bedaquiline and linezolid. Int J Tuberc Lung Dis, 2020, 24(10): 1024-1031.doi: 10.5588/jtld.20.0048.

[23] World Health Organization. Meeting report of the WHO expert consultation on the definition of extensively drug-resistant tuberculosis, 27-29 October 2020. Geneva: World Health Organization, 2021.

[24] Das M, Dalal A, Laxmeshwar C, et al. One step forward: Successful end-of-treatment outcomes of drug-resistant TB patients who received concomitant bedaquiline and delamanid in Mumbai, India. Clin Infect Dis, 2020: ciaal577.doi: 10.1093/cid/ciaa1577.

[25] 中华医学会结核病学分会. 抗结核药物性肝损伤诊治指南(2019 年版). 中华结核和呼吸杂志, 2019, 42(5): 343-356.doi: 10.3760/cma.j.issn1001-0939.2019.05.007.

[26] 《中国防痨杂志》编委会, 中国医疗保健国际交流促进会结核病防治分会全国耐药结核病协作组. 耐药结核病化疗过程中药品不良反应处理的专家共识. 中国防痨杂志, 2019, 41(6): 591-603.doi: 10.3969/j.issn.1000-6621.2019.06.003.

[27] Nimmo C, Naidoo K, O'Donnell M. Treatment of highly drug-resistant pulmonary tuberculosis. N Engl J Med, 2020, 382(24): 2376.doi: 10.1056/NEJMc2009939.

[28] Souleymane MB, Piubello A, Lawan IM, et al. High rifampin-resistant TB cure rates and prevention of severe ototoxicityafter replacing the injectable by linezolid in early stage of hearing loss. Eur Respir J, 2021, 57(1): 2002250.doi: 10.1183/13993003.02250-2020.

[29] Avaliani T, Sereda Y, Davtyan H, et al. Effectiveness and safety of fully oral modified shorter treatment regimen for multidrug-resistant tuberculosis in Georgia, 2019-2020. MonaldiArch Chest Dis, 2021, 91(1). doi: 10.4081/monaldi.2021.1679.

[30] Das M, Mamnoon F, Mansoor H, et al. New TB drugs for the treatment of children and adolescents with rifampin-resistant TB in Mumbai, India. Int J Tuberc Lung Dis, 2020, 24(12): 1265-1271.doi: 10.5588/iitd.20.0165.

[31] Mohr-Holland E, Reuter A, Furin J, et al. Injectable-free regimens containing bedaquiline, delamanid, or both foradolescents with rifampin-resistant tuberculosis in Khavelitsha, South Africa. EClinicalMedicine, 2020, 20: 100290.doi: 10.1016/i.eclinm.2020.100290.

附件 耐药肺结核全口服化学治疗方案药物使用剂量表

药品	使用剂量		
	体质量 < 45 kg	体质量 46～55 kg	体质量 > 55 kg
左氧氟沙星	500 mg, 1 次/d	600 mg, 1 次/d	600 mg, 1 次/d
莫西沙星(普通剂量)	400 mg, 1 次/d	400 mg, 1 次/d	400 mg, 1 次/d

续表

药品	使用剂量		
	体质量＜45 kg	体质量 46～55 kg	体质量＞55 kg
莫西沙星（高剂量，短程方案推荐）	600 mg，1 次/d	600 mg，1 次/d	800 mg，1 次/d
贝达喹啉	前 2 周内 400 mg，1 次/d；2 周后 200 mg，每周 3 次		
利奈唑胺（普通剂量）	600 mg，1 次/d	600 mg，1 次/d	600 mg，1 次/d
利奈唑胺（高剂量）	600 mg，2 次/d	600 mg，2 次/d	600 mg，2 次/d
氯法齐明（普通剂量）	100 mg，1 次/d	100 mg，1 次/d	100 mg，1 次/d
氯法齐明（高剂量）	200 mg，1 次/d	200 mg，1 次/d	200 mg，1 次/d
环丝氨酸	0.25 g，2 次/d	0.25 g，2 次/d 或 3 次/d	0.25 g，3 次/d
乙胺丁醇	750 mg，1 次/d	750 mg，1 次/d	750 mg，1 次/d
德拉马尼	100 mg，2 次/d	100 mg，2 次/d	100 mg，2 次/d
吡嗪酰胺	500 mg，2 次/d	500 mg，2 次/d	500 mg，3 次/d
丙硫异烟胺	200 mg，2 次/d	200 mg，3 次/d	200 mg，3 次/d
对氨基水杨酸	4 g，2 次/d	4 g，2 次/d	4 g，2 次/d

附录三
结核病营养治疗专家共识

中华医学会结核病学分会重症专业委员会

通信作者:谢雯霓,深圳市第三人民医院 518000,Email:yingyangke@ szsy.sustech.edu.cn;
李亮,首都医科大学附属北京胸科医院 101149,Email:liliang@tb123.org

【摘要】营养治疗是结核病治疗的基础,是结核病自然病程中必不可少的预防和控制措施。结核病患者的病情复杂多变,在机体代谢和能量消耗等方面有其特点,合理的营养供给不仅是一种支持手段,也是影响疾病进程和预后的重要治疗措施。为推动中国结核病营养治疗的普及和规范,更好地发挥营养在结核病治疗中的作用,促进相关科研工作开展,中华医学会结核病学分会重症专业委员会组织国内结核病和营养学专家,根据我国目前结核病营养治疗的经验和方法,同时结合美国、欧洲及我国最新的肠内肠外营养指南,制定了"结核病营养治疗专家共识",使结核病患者得到规范、持久的营养治疗,提高结核病患者生存质量,降低并发症的发生率,最终提高结核病患者的整体水平。

DOI:10.3760/cma.j.issn.1001-0939.2020.01.006

结核病是由结核分枝杆菌(mycobacterium tuberculosis,MTB)引起的一种传染性疾病,几乎在人体所有组织、器官均可发生,以肺结核最常见[1]。世界卫生组织(World Health Organization,WHO)2019 年结核病报告显示,2018 年全球新发结核病 1 000 万例,120 万例因该病死亡。2018 年我国结核病患者位居全球第 2 位,估算结核病新发患者为86.6 万例,3.7 万例死于该病。因结核病致死人数高于其他任何一种传染病,结核病是世界重大的公共卫生问题之一[2]。

MTB 感染者中 5%～10% 将在其一生中发展为结核病。人体免疫缺陷病毒(human immunodeficiency virus,HIV)感染,营养不良,糖尿病,吸烟和酒精滥用等高危因素使结核病的发病率更高[2]。营养不良与结核病的发病关系密切并相互影响,其中蛋白质－能量营养不良(protein-calorie malnutrition,PCM)是结核病的危险因素之一,影响结核病的治疗结局。营养不良可能导致营养获得性免疫缺陷综合征,大大增加了个体对疾病感染进展的易感性,从而增加结核病潜伏期发展为活动期的概率[3]。

近年来,结核病与营养的研究不断进展,但我国尚缺乏有关结核病营养治疗的指导性文件。为更好地发挥营养在结核病治疗中的作用,中华医学会结核病学分会重症专业委员会组织专家结合国内外证据和我国临床实践,经充分讨论后制定本共识,以便使结核病营养治疗更加科学、规范且易于实施。

本共识采用了 2001 年英国牛津循证医学中心分级系统治疗部分的分级标准(表 1,

http://www.cebm.net/levels_of_evidence.asp)。

表1　2001年牛津证据质量与推荐强度分级(治疗部分)

证据	级别定义	推荐强度
1a	同质RCT的系统评价	A
1b	结果可信区间小的单个RCT	
1c	显示"全或无效应"的任何证据	
2a	队列研究的系统综述	B
2b	单个的队列研究(包括低质量的RCT,如失访率＞20%者)	
2c	基于患者结局的研究	
3a	病例对照研究的系统综述	
3b	单个病例对照研究	
4	病例系列报告、低质量队列研究和低质量病例对照研究	C
5	专家意见(即无临床研究支持的仅依据基础研究或临床经验的推测)	D

一、本共识中常用的名词术语

本共识中常用的名词术语来源于"中华人民共和国卫生行业标准营养名词术语(WS/T476-2015)[4]"和《肠外与肠内营养学名词(2019)》[5]。

1. 营养风险:指因营养有关的因素对患者临床结局(如感染相关并发症)产生不利影响的风险,不是指发生营养不良的风险。使用营养风险筛查(nutritional risk screening 2002, NRS 2002)进行筛查。

2. 营养评定:指通过膳食调查、体格检查、营养缺乏检查和生物化学检查等方法,获得有关的指标参数,与相应的正常值或参考值进行比较,并由接受过培训的临床医师、营养师、护士对患者进行全面的营养评估,基于评估结果制订营养治疗计划,并进一步评价营养治疗的效果。

3. 膳食调查:指对个人、家庭或人群在一定时间内各种食物摄入量及营养素摄入状况的调查。

4. 人体测量:指对人体有关部位的长度、宽度、厚度和围度等的测量,包括身高、体重、上臂围、上臂肌围、腰围、臀围及皮褶厚度等。

5. 营养不良:又称"营养不足",指摄入不足或利用障碍引起能量或营养素缺乏的状态,进而导致人体组成改变,生理功能下降和精神状态改变,有可能导致不良临床结局。经营养不良评定可以确定,根据发生原因可分为4种类型:(1)由饥饿引起的原发性营养不良,可以作为独立的疾病诊断。(2)由各种疾病或治疗引起的继发性营养不良,作为疾病的并发症诊断及处理。(3)年龄相关性营养不良,包括肌肉减少症。(4)以上原因的不同组合引起的混合型营养不良。

6. 肠内营养(enteral nutrition, EN):是指经消化道途径为人体提供代谢所需营养素的营养支持方法。肠内营养包括口服营养补充(oral nutritional supplement,ONS)和全肠内营养(total enteral nutrition,TEN)等。

7. 肠外营养(parenteral nutrition,PN):指通过胃肠外(静脉)途径为无法经胃肠道摄取或摄取营养物不能满足自身代谢需要的患者提供包括氨基酸、脂肪、碳水化合物、维生素及矿物质在内的营养素,目的是抑制分解代谢,促进合成代谢并维持结构蛋白的功能。所有营养素完全经肠外获得的营养支持方式为全肠外营养(total parenteral nutrition,TPN)。

8. Z 评分:一种儿童营养状况评价指标。计算方法为:儿童身高实测值与同年龄、同性别参考人群身高中位数之差和该参考人群身高标准差相比,所得比值就是年龄别身高 Z 评分。同理可计算年龄别体重 Z 评分和身高别体重 Z 评分。Z 评分 -2 为过低,$-2 \sim 2$ 为正常,2 为过高。

二、结核病患者的营养筛查与评定

WHO 于 2013 年提出,由于营养不良与活动性结核之间存在明显的双向因果关系(bidirectional cause link),结核病经常伴随 HIV 感染、糖尿病、吸烟和酒精滥用的情况,并且这些情况也有其自身的营养问题,因此 WHO 提出营养筛查、营养评定和营养管理是结核病诊疗的组成部分[6]。

推荐意见 1:确诊结核病的住院患者应进行营养风险筛查(1a-A)。

2011 年,美国"成人营养筛查、评定与干预实践指南"中提出营养诊疗的步骤:营养风险筛查、营养评定和营养支持干预[7-8]。我国已于 2013 年将"临床营养风险筛查"列入国家卫生和计划生育委员会制定的行业标准中。

营养筛查是营养诊疗的第一步,NRS 2002 经过 128 篇随机对照研究进行回顾性的有效性验证,具有较高的临床实用性和有效性[9]。对住院患者进行 NRS 2002 筛查结果显示,具有营养风险的患者通过营养治疗可改善临床结局,包括降低感染性并发症的发生率、提高活动能力、缩短住院时间和降低再住院率等[10]。我国学者也多次使用 NRS2002 对结核病患者进行营养筛查,认为可作为评估患者预后和临床结局的指标[11-12]。

推荐意见 2:确诊结核病的患者实施营养治疗前应进行营养评定(2b-B)。

低体重指数(body mass index,BMI)是营养健康受损的一个普遍标志,在发展中国家,低 BMI 在结核病中非常普遍[13-15]。美国国家健康和营养调查(National Health and Nutrition Examination Survey,NHANES)中用 1971—1992 年的大量数据分析评估了发生结核病的危险因素,结果显示低体重人群(BMI $<$ 18.5 kg/m^2)发生结核病的风险比正常体重人群(18.5 $\leqslant$ BMI $<$ 25.0 kg/m^2)高,而超重人群(25.0 $\leqslant$ BMI $<$ 30.0 kg/m^2)和肥胖人群(BMI $\geqslant$ 30.0 kg/m^2)发生结核病的风险降低[16]。在发展为结核病的人群中,平均 BMI、皮褶厚度、上臂中部肌区和血清白蛋白水平均显著降低。因此,建议对结核病患者实施营养治疗前进行营养评定,包括膳食调查(既往和近期进食情况、食物安全等)、人体测量(身高、体重和皮褶厚度等)、实验室检测(临床和营养相关检测)、临床症状和体征 4 个方面。

建议对结核病治疗中出现体重丢失或增重失败的患者进一步评估临床相关问题,以便为其提供合理的干预措施[6]。临床相关问题主要包括抗结核治疗的依从性差、药物不良反应、耐多药结核等情况,其他合并症如 HIV 感染、糖尿病、酒精或药物滥用,以上情况会对结核病患者的营养状况造成长期影响。

三、结核病营养治疗处方的制定

营养治疗的目的是增加患者治疗期间的饮食摄入,以补充疾病康复和体重增加所需的能量,支持人体细胞生成和免疫反应,对受损和病变组织进行修复,减轻抗结核药物的不良反应,如恶心、呕吐、厌食、腹泻和口味改变。对确诊结核病的患者应根据其营养状态提供合理的营养咨询,制定营养治疗处方,并贯穿整个疗程[6]。

推荐意见3:保证结核病患者膳食能量、蛋白质、维生素及矿物质摄入,如饮食摄入不足,推荐使用ONS(1a-A)。

研究结果表明,结核病患者的能量需求可能增加,即使在抗结核治疗和饮食充足的情况下,结核病患者的体重增加和蛋白质合成仍受限,这可能与氨基酸分解代谢率升高及蛋白质合成阻断有关[17]。结核病患者出现体重快速下降和厌食与IL-6、肿瘤坏死因子-α及其他细胞因子和可溶性受体水平升高有关[18-22]。文献推荐结核病患者摄入的能量为$35 \sim 50$ kcal·kg^{-1}·d^{-1}[①],摄入的蛋白质为$1.2 \sim 2.0$ g·kg^{-1}·d^{-1}[23-24]。能量增加可能使患者体重增加,提高治疗期间的生活质量,但对病死率、治愈率、治疗完成率和痰培养转阴率无明显影响[25]。

结核病患者的维生素A、D、E和矿物质锌、铁、硒水平更低,而微量营养素缺乏是继发性免疫缺陷和MTB等感染性疾病发病的最常见原因[26]。目前尚无充分证据表明使用微量营养素补充剂有益处,不建议盲目使用微量营养素补充剂[25],如微量营养素摄入不足或需求增加,可摄入$0.5 \sim 1.5$倍推荐摄入量的复合微量元素膳食补充剂[6]。

推荐意见4:建议当饮食摄入加ONS不能满足目标需要量或患者完全不能进食时,给予TEN,当TEN无法实施或不能满足目标需要量时,给予PN(1b-A)。

建议结核病患者的营养治疗参考营养不良的"五阶梯治疗",即当饮食加ONS摄入不足或患者完全不能进食时,推荐给予TEN。TEN特指在完全没有进食条件下,所有的营养素完全由肠内营养制剂提供。建议选择整蛋白型肠内营养制剂,如合并其他疾病,应根据疾病情况进行选择。常用的喂养途径有鼻胃管、鼻肠管、胃造瘘和空肠造瘘等[27]。

当EN无法满足目标需要量时,应在EN的基础上增加PN,而当肠道完全不能使用时,应给予TPN。推荐使用全合一(即将葡萄糖、氨基酸和脂肪乳混合在一起,加入其他各种营养素后混合于一个袋子中输注)形式的肠外营养制剂。输注途径包括外周静脉、经外周静脉穿刺置入中心静脉导管及中心静脉导管[27]。

四、结核病的特殊状况和合并症的营养治疗

1. 机械通气的营养治疗:采用机械通气的结核病患者,因不能正常经口进食,其营养治疗具有更大的难度。营养治疗能改善患者的营养状况,避免长期能量摄入不足造成的消瘦或营养不良,还可以减少二氧化碳的产生,从而降低呼吸商(即每分钟二氧化碳产生量与每分钟氧耗量的比值,常用于反映进食类型和机体代谢情况)[28],故正确、合理的营养

---

① 千卡(kcal)为废弃单位,现以千焦(kJ)为热量单位。1 kcal = 4.186 kJ。

治疗有助于机械通气患者病情的缓解和呼吸功能恢复。

推荐意见 5：对采用机械通气的结核病患者推荐在进入重症病房 48 h 内开始给予营养治疗（1a-A）。

有 Meta 分析分别比较了早期 EN 和延迟 EN，结果表明在 48 h 内开始 EN 可降低感染的发生率和病死率，并缩短住院时间，但尚无充分证据表明早期 EN 可降低多器官功能衰竭的发生率[29-30]。

推荐意见 6：建议机械通气的结核病患者首选经口进食或 EN（1a-A）。

研究结果表明 EN 比 PN 更安全、易行，感染的发生率更低，住院时间更短，但病死率无差别[30]。如果患者没有呕吐和误吸风险，预估在第 3～7 天经口进食能达到目标能量的 70%，则优先考虑经口进食。对误吸高风险的重症结核病机械通气患者，推荐选择经鼻十二指肠或空肠管喂养[29]。通过科学、合理的营养治疗可减少反流和误吸的风险。若预估患者 1 个月内难以恢复自主进食或进食不足（如昏迷、口咽颜面部手术、食道病变），则应考虑行经皮内镜下胃或空肠造瘘术喂养[31]。在使用 EN 的患者中发现，采取仰卧位时吸入性肺炎的发生率为 23%，把床头抬高 30°～45° 可将吸入性肺炎的发生率降至 5%，推荐重症结核病机械通气患者在使用 EN 时采取半卧位，把床头抬高 30°～45°[29]。

推荐意见 7：建议根据患者的病情提供能量，避免能量摄入过高或过低（1a-A）。

适宜的能量摄入有利于病情恢复，能量补充不足则机体不能有足够的能源来维持和修复组织器官的结构和功能，补充能量过剩也会给脏器增加代谢负担，反而不利于病情恢复。有研究将机械通气患者分为低能量组（提供每日所需能量的 68.3%）和高能量组（提供每日所需能量的 136.5%），结果显示他们的代谢状况均为负氮平衡，提示能量过低或过高都无法使患者获益[32]。因此在对患者进行营养治疗时，需综合考虑患者的年龄、性别、身高、体重和病情等，建议摄入量为基础能量消耗的 90%～110%，或经验性供给 25～30 kcal·kg^{-1}·d^{-1}[33]。

2. 结核性肠梗阻的营养治疗：肠梗阻是肠结核、肠系膜淋巴结核、腹膜结核等结核病的常见并发症。不全性肠梗阻或完全性肠梗阻的患者，病程长、营养状况差[34]。研究发现肺结核合并肠结核病患者多存在营养不良，营养风险发生率高于单纯肺结核患者，而肠梗阻可进一步导致患者营养风险增加[35]。

推荐意见 8：建议部分性肠梗阻患者选择低渣、易消化食物，完全性肠梗阻的患者禁食，并采用 PN（1a-A）。

因结核性肠梗阻资料较少，治疗此类患者可参考肠梗阻营养治疗。对部分性肠梗阻患者视其肠道狭窄与梗阻的部位给予易消化食物或液体，限制膳食纤维含量高的食物，以减少对炎性病灶的刺激，减少肠道蠕动与粪便形成。半流质或流质饮食适用于近端梗阻患者，梗阻部位靠近肛门，无须改变食物的质地[23,36]。当患者无法通过经口进食满足能量需求且持续体重下降时，应首先尝试 EN，其次选择 PN。完全性肠梗阻的患者应禁食，使用 PN。对使用 PN 的患者定期监测脱水症状、体液平衡、实验室检查结果、24 h 尿量，及时调整补液以预防慢性肾功能衰竭[37]。对长时间禁食的肠梗阻患者，要询问其肠外营养治疗史，检测血电解质（钾、钠、钙、镁、磷等）水平，预防再喂养综合征的发生[38]。

3. 结核病合并糖尿病的营养治疗：糖尿病是一种具有遗传倾向的慢性代谢紊乱性疾病，《中国糖尿病医学营养治疗指南（2013）》中提出，由于疾病本身存在的糖、脂肪、蛋白质代谢紊乱,糖尿病是导致患者发生营养不良结局的危险因素之一[39]。而结核病是一种慢性消耗性疾病,因此若这两种疾病同时存在,相互影响,会增加营养不良的发生率。研究结果表明,给予结核病合并2型糖尿病患者个体化营养治疗,能够增强患者的免疫功能,降低肺部感染的发生率,提高痰液MTB的转阴率[40]。因此,对结核病合并糖尿病患者开展糖尿病医学营养治疗,能有效控制高血糖,改善营养状况,促进病灶修复。

推荐意见9:建议为结核病合并糖尿病患者制定个体化营养干预措施,达到既保证充足营养摄入,又维持血糖稳定的目标(1a-A)。

由于结核病本身会消耗大量能量,故建议结核病合并糖尿病患者每日摄入能量比普通糖尿病患者多10%～20%。碳水化合物提供的能量占总能量的50%～65%,蛋白质提供的能量占总能量的15%～20%,脂肪提供的能量占总能量的20%～30%。关于碳水化合物,宜选用低血糖生成指数食物,可降低餐后血糖水平,使血糖水平平稳。关于蛋白质,宜选用优质蛋白质,比例超过1/3,以提高吸收利用率。减少反式脂肪酸的摄入,增加n-3脂肪酸的比例。

补充维生素A和维生素D可改善患者的免疫功能和预后,并降低糖化血红蛋白水平。结核病灶会消耗大量B族维生素和维生素C,双胍类降糖药也会减少维生素B_{12}的吸收,这些因素均会导致患者体内缺乏维生素,故膳食中应添加富含维生素的食物[23]。膳食纤维能延长胃排空时间,延缓葡萄糖的消化与吸收,降低餐后血糖水平,增强胰岛素的敏感性,从而改善体内胰岛素抵抗,有利于长期血糖控制。因此推荐糖尿病患者的膳食纤维摄入量应达到并超过健康人群的推荐摄入量,具体为25～30 g/d或10～14 g/1 000 kcal[39]。

但在给予糖尿病患者营养治疗的过程中,常会引起血糖水平升高,因此对存在营养风险或营养不良的结核病合并糖尿病患者,可选择糖尿病专用型肠内营养制剂[41],以保证营养摄入和维持血糖水平稳定。肠外营养治疗时应使用胰岛素泵单独输注[42],以每克葡萄糖0.1 U胰岛素的起始比例加入[43],并根据血糖情况调整胰岛素的用量。

4. 结核病合并慢性肾脏病(chronic kidney disease,CKD)的营养治疗:结核与CKD之间有着复杂的联系,首先,MTB感染本身能够导致肾病综合征、急慢性肾功能不全等;其次,抗结核治疗过程中广泛应用的药物(如利福平)可引起肾脏损害;再次,因免疫功能紊乱,CKD患者较正常人群易感MTB,合并结核或者应用抗结核药物后均会加重原有的肾脏疾病[44]。结核或CKD均易导致营养不良,而对存在营养不良及营养风险的结核病患者给予合理的营养治疗,能改善其营养状况,并最终缩短感染控制时间[45-47],提高化疗疗效,降低复发率[48]。

推荐意见10:推荐为结核合并CKD患者提供合理能量以达到和维持目标体重(2b-B)。

在治疗结核合并肾病时,首先需满足患者的营养需求,兼顾保护肾脏。再根据患者的身高、体重、性别、年龄、活动量、饮食史、合并疾病及应激状况进行调整。CKD 1～3期的患者,能量摄入以达到和维持目标体重为准。处于CKD 4～5期且年龄不大于60岁的患者的能量摄入为35 kcal·kg^{-1}·d^{-1},60岁以上患者的能量摄入为30～35 kcal·kg^{-1}·d^{-1},活动量较小、营养状态良好者的能量摄入可减少至30 kcal·kg^{-1}·d^{-1}[49]。当出现体重下降或营养不良时,应增加能量供给。

推荐意见11:推荐蛋白质摄入量根据CKD分期进行调整(3b-B)。

CKD 1～2 期推荐蛋白质摄入量为 0.8～1.0 g·kg^{-1}·d^{-1},CKD 3 期及以上(肾小球滤过率＜60 mL/min)的患者应开始低蛋白饮食治疗,推荐蛋白质摄入量为 0.6～0.8 g·kg^{-1}·d^{-1},50％以上来自优质蛋白质。对血液透析及腹膜透析患者推荐蛋白质摄入量为 1.0～1.2 g·kg^{-1}·d^{-1},当患者合并高分解代谢的急性疾病时,蛋白质摄入量应增加至 1.0～1.3 g·kg^{-1}·d^{-1},其中 50％以上来自优质蛋白质,可同时补充复方 α-酮酸制剂 0.08～0.12 g·kg^{-1}·d^{-1}[49]。

推荐意见 12:推荐根据患者病情调整微量营养素的摄入(1a-A)。

为避免血液中电解质异常,应对电解质的摄入加以限制。钾的摄入量应根据病情(尿量、血清钾水平、用药以及透析的频率)而定,对于终末期肾病患者来说,钾的摄入量应为 2.3～3.1 g/d,如果无尿应限制为 2 g/d。采取特殊替代治疗方式(如高通量透析、高频率的腹膜透析或每日短时透析或夜间透析)可耐受更高的钾摄取量。在补钾的同时需密切监测实验室检查结果,防止高钾血症[36]。透析患者常合并低血钙、高血磷,磷摄入量一般应低于 800 mg/d,补充钙剂,钙摄入量应不高于 2 000 mg/d[49]。透析过程中主要丢失水溶性维生素,需适当补充[50],剂量为日常需要量的 2 倍。过多的维生素 C 可造成急性肾脏衰竭[51],为防止发生继发性草酸中毒,维生素 C 用量应低于 250 mg/d。

5. 艾滋病合并结核病的营养治疗:艾滋病即获得性免疫缺陷综合征,是由 HIV 病毒引起的慢性传染病。艾滋病患者因免疫系统受损,机会性感染增加,容易并发结核等感染,艾滋病与结核病重叠可相互促进疾病进展[52-53]。在感染 HIV 的第 1 年内,结核病的发病风险会达到原来的 2 倍[54-55],随着免疫力的下降,结核病风险逐渐增加[56]。2018 年全球范围 HIV 感染患者中有 64％为结核病患者,2017 年为 60％[2]。HIV 感染或艾滋病患者并发结核病时,营养物质消耗增加,常合并营养不良,导致体重减轻,肌肉组织萎缩、虚弱,营养物质缺乏,体内蛋白质水平下降,病灶修复功能降低,严重影响治疗效果[52-53,57]。

推荐意见 13:建议对艾滋病合并结核病患者进行营养筛查和评定,及时发现营养问题(1a-A)。

艾滋病患者并发结核病时,营养物质消耗增加,常合并营养不良。多项研究结果表明应对结核病合并 HIV 患者进行营养筛查,对营养风险筛查分数≥3 分者应进行营养评定。文献报道 MUST 评分与机会性感染有明显相关性。提高医护人员对营养不良的认知水平及提供敏感且易操作的营养筛查和评定工具非常重要[6,58]。

推荐意见 14:建议供给艾滋病合并结核病患者基础能量 30～35 kcal·kg^{-1}·d^{-1},并根据病情在此基础上增加 20％～50％,给予蛋白质 1～2 g·kg^{-1}·d^{-1}(2a-B)。

艾滋病患者静息能量消耗更高。与无艾滋病患者群相比,无脂肪代谢障碍的艾滋病患者静息能量消耗高出 9％,有脂肪代谢障碍的艾滋病患者静息能量消耗高出 15％。由于艾滋病患者会受到腹泻、吸收不良、呕吐等因素影响,对能量的需求量会更高[59]。对于稳定期患者,可给予 30～35 kcal·kg^{-1}·d^{-1} 的能量,该体重为实际体重,对于消耗期患者,能量应在原有基础上增加 20％～50％[60]。

研究发现蛋白质供给能增加瘦体重,且独立于肌肉锻炼因素[61]。给予艾滋病合并结核病患者蛋白质 1～1.4 g·kg^{-1}·d^{-1} 可维持瘦体重,给予蛋白质 1.5～2 g·kg^{-1}·d^{-1} 可增加瘦体重。在为患者提供蛋白质时,应考虑到有无合并肾功能不全、胰腺炎、肝硬化等其他疾病[59]。

五、特殊人群结核病的营养治疗

1. 老年结核病的营养治疗：我国和日本等国家的研究发现老年人结核病的患病率更高[62-64]。老年人在胃肠道功能、咀嚼能力、激素水平、活动能力、身体成分等各方面均出现不同程度的退行性变化，且与年轻患者在流行病学因素、诊断及时性及对抗结核药物反应等方面存在差异，应该将其作为独立群体考虑[65]。另外，老年结核病患者的营养状况更差[66-68]，这可能与老年患者年龄大、合并慢性疾病种类多、膳食制备困难和抵抗力低下有关。加之肺结核是一种慢性疾病，长期的药物摄入、情绪低落、食欲不佳等因素均可影响老年患者营养素的摄入，使其更易发生营养风险和营养不良[69]。

推荐意见15：建议老年结核病患者摄入充足的食物，保证蛋白质摄入以延缓肌肉衰减（1a-A）。

老年结核病患者的食物种类应多样化，适当增加餐次，可采用三餐两点制或三餐三点制。对于有吞咽障碍和咀嚼困难的老年人，通过烹调和加工改变食物的质地和性状（细软，切碎煮烂），使之易于咀嚼吞咽以保证摄入量[70]。为避免肌肉衰减，推荐每日摄入蛋白质1.2～1.5 g/kg，优质蛋白质比例占50％以上，把蛋白质均衡分配到一日三餐中[71-72]。营养不良或有营养不良风险的老人如无法通过经口进食达到目标能量，应使用ONS，ONS应提供至少400 kcal/d的能量及30 g/d的蛋白质，并且应持续至少1个月[73]。

2. 儿童结核病的营养治疗：每年新发结核病感染患者中约有11％为儿童结核病患者。因为儿童结核病患者的诊治较成人难度更大，如不及时诊治，可能会导致患儿出现生长发育迟缓、体重下降和营养不良等。结核病和营养不良是发展中国家儿童发病和死亡的重要原因，营养不良增加了结核病的风险，也是结核病的后果，严重营养不良的儿童结核病患者病死率更高[74-76]。

推荐意见16：抗结核治疗期间，建议定期监测儿童结核病患者的营养状况（1b-A）。

WHO建议，身高、体重及中上臂围可作为评估儿童营养状况的指标。对儿童结核病患者的身长／身高、体重和BMI建议参考WHO儿童生长发育标准[77-79]。对5岁以下儿童，推荐使用身高别体重或身长别体重的Z评分；对5～19岁的儿童和青少年，推荐使用性别和年龄别BMI的Z评分。在美国进行的一项关于卡介苗的纵向研究发现，皮下脂肪量低（皮褶厚度0～4 mm）的儿童的活动性结核发病率更高，是皮褶厚度为10 mm儿童的2.2倍[80]，因此，皮褶厚度可作为监测儿童结核病患者营养状况的指标。

推荐意见17：鼓励产后不具备传染性的母亲母乳喂养，并尽可能将母乳喂养延长至24个月，以保证儿童的早期营养（2b-B）。

研究结果证实，儿童早期营养不足可引起严重的免疫系统发育不全[74]。在资源缺乏的地区，母乳喂养能够预防感染及营养失调。此外，患结核病的哺乳期产妇的母乳中抗结核药物浓度低，不会对新生儿产生毒性作用。对接受一线抗结核治疗不具有传染性的产妇，或分娩前已接受一线抗结核治疗超过2个月且有2次痰涂片检测阴性的产妇，鼓励母乳喂养，有结核性乳腺炎的产妇建议使用未感染侧乳房进行哺乳[81]。

推荐意见18：营养不良儿童结核病患者的营养管理参考其他营养不良患儿的标准，建议增加营养素丰富的食物，不建议常规使用膳食补充剂（1a-A）。

目前尚无充分证据证明宏量营养素或微量营养素的补充对儿童结核病患者有益，但早期进行营养补充的患儿微量营养素水平和临床指标改善更快。儿童补充维生素 A 可能有助于降低可溶性 CD30 的水平,并向防治结核病很重要的 Th1 型反应转变[74,82]。但仍需进一步研究营养补充对儿童结核病患者风险和结局的影响。

结核病强化治疗期的额外能量供应非常重要,应为儿童结核病患者增加食物并保证均衡膳食[76]。在缺乏强化或补充性食物的情况下,建议儿童结核病患者按每日营养素推荐摄入量进行多种微量营养素补充[6]。对饮食中维生素 B_6 摄入量较低的儿童,建议在接受异烟肼治疗时,补充维生素 B_6[82]。

3. 妊娠结核病的营养治疗:妇女在妊娠期易发生肺结核感染,妊娠结核是造成母婴死亡的主要原因之一[83]。妊娠与分娩可促进结核病进入活动期,患有活动性结核病的孕妇如出现发热、严重消耗及营养不良等临床表现,可增加早产、流产、低出生体重儿及围产儿死亡的风险[81,84-85]。

推荐意见 19:对患有结核病的孕妇,推荐提供当地营养丰富的食物或营养强化食品,保证体重正常增长(1a-A)。

充足的孕期体重增加与出生体重的改善有关,因此患有结核病的孕妇应关注体重增加问题,尤其是在妊娠中后期。研究发现,未接受结核病治疗或治疗少于 4 周的孕妇中,超过 80% 没有增加充足的体重,38% 的孕妇即便接受长时间的结核病治疗也无法正常增重甚至丢失体重。孕妇应增加能量和蛋白质的摄入量以保证合理增重及孕期增加的蛋白质需求。推荐为患有活动性结核病和中度营养不良或体重增加不足的孕妇提供营养丰富的食物或营养强化食品,以保证她们在妊娠中期和晚期平均每周至少增重 300 g[6]。

推荐意见 20:对患有活动性结核病的孕妇,推荐补充微量营养素,包括铁、叶酸和钙等(1a-A)。

妇女在妊娠期对微量营养素的需求增加 25%～50%,对孕妇进行多种微量营养素的补充可改善妊娠结局[86]。活动性结核病的孕妇对微量营养素的需求增加,建议补充多种微量营养素,包括铁、叶酸及其他矿物质和维生素[6,87]。异烟肼治疗的孕妇可补充维生素 B_6 以预防并发症的发生,建议所有服用异烟肼的怀孕或哺乳的妇女补充维生素 B_6 25 mg/d,应注意多种维生素制剂中维生素 B_6 的含量一般低于需要量,因此仅服用多种维生素制剂不能达到 25 mg/d 的维生素 B_6 的需要量[81,88-89]。

患结核病的孕妇更易发生子痫前期,应关注该人群患子痫前期和子痫的风险并及时进行干预。对于钙摄入量不足的活动性结核病孕妇,尤其是有高血压高风险的孕妇,应将钙补充纳入产前保健。每日 1.5～2.0 g 钙的补充可有效降低妊娠期高血压、子痫前期和早产的发生风险[90]。

六、结语

营养治疗在结核病治疗中发挥着重要作用,临床实践中,结核病患者的营养治疗需要综合考虑疾病的严重程度、机体代谢状态、患者的营养状态等,选择合适的营养治疗方式,遵循个体化原则,以使患者最大获益。结核病营养治疗涉及范围较广,本共识是国内首次发布,难以面面俱到,并且目前各类结核病营养治疗研究尚不够深入,有待进一步研究。

执笔者:深圳市第三人民医院(谢雯霓、邓永聪、李国保);杭州师范大学附属医院(徐金田）；首都医科大学附属北京胸科医院（李亮）。

编写组成员（排名不分先后）：杭州师范大学附属医院（徐金田）；首都医科大学附属北京胸科医院（李亮、杜建、唐神结、刘宇红、丁卫民、马皎洁、侯代伦）；深圳市第三人民医院（谢雯霓、邓永聪、李国保、柯学、刘智、吕卉）；空军总医院（景洪江）；广州市红十字会医院（谭荣韶、梁丹华）；山东省胸科医院（孙文青）；广州市胸科医院（谭守勇、卢春丽）；上海市公共卫生临床中心（卢水华、裴宁）；南京市第二医院（林霏申）；北京大学（马冠生）；新疆维吾尔自治区胸科医院（买尔丹·阿不来）；武汉市医疗救治中心（吴文娟）；陕西省结核病防治院（仵倩红）；航天中心医院（许美艳）；湖南省胸科医院（张胜康、唐细良）；解放军总医院第八医学中心（左小霞）。

利益冲突：所有作者均声明不存在利益冲突。

志谢：刘又宁教授、吴琦教授、陈伟教授、沈生荣教授和中华医学会结核病学分会其他专家对本共识提出的宝贵意见，本共识得到兰州大学循证医学中心陈耀龙教授团队在证据评价与分级方面给予的支持和协助。

参考文献

[1] 中华医学会.临床诊疗指南结核病分册［M］.北京：人民卫生出版社，2005.

[2] World Health Organization. Global tuberculosis report 2019［EB/OL］.［2019-01-29］. https：//www.who.int/tb/publications/global_report/en/.

[3] Chandrasekaran P，Saravanan N，Bethunaickan R，et al. Malnutrition：modulator of immune responses in tuberculosis［J］. Front Immunol，2017，8：1316. DOI：10.3389/fimmu.2017.01316.

[4] 中华人民共和国国家卫生和计划生育委员会.中华人民共和国卫生行业标准 WS/T 476–2015 营养名词术语［S］.2015.

[5] 医学名词审定委员会，肠外肠内营养学名词审定分委员会.全国科学技术名词审定委员会公布肠外肠内营养学名词［M］.北京：科学出版社，2019.

[6] World Health Organization. Guideline nutritional care and supplements for patients with tuberculosis［EB/OL］.［2019-01-20］. https：//www.who.int/nutrition/publications/guidelines/nutcare_support_ patients_ with_tb/en/.

[7] Mueller C，Compher C，Ellen DM，et al. A.S.P.E.N.clinical guidelines：Nutrition screening，assessment，and intervention in adults［J］. JPEN J Parenter Enteral Nutr，2011，35（1）：16-24. DOI：10.1177/0148607 110389335.

[8] 张颐，蒋朱明.营养筛查、评定与干预是成人营养诊疗的关键步骤：美国肠外肠内营养学会（ASPEN）2011 年临床指南［J］.中华临床营养杂志，2012，20（5）：261-268. DOI：10.3760/cma.j.issn.1674-635X.2012.05.001.

[9] 蒋朱明，陈伟，朱赛楠，等.我国东、中、西部大城市三甲医院营养不良（不足）、营养风险发生率及营养支持应用状况调查［J］.中华临床营养杂志，2008，16（6）：335-337. DOI：10.3881/j.issn.1008-5882.2008.06.002.

[10] 詹斯·康卓普，雷米·梅耶，顾良军，等.营养风险筛查 2002 改善临床结局［J］.中华临

床营养杂志,2013,21(3):133-139.DOI:10.3760/cma.j.issn.1674-635X.2013.03.001.

[11] 谢雯霓,邓国防,施汶言,等.肺结核患者营养风险和营养指标相关性分析[J].新医学,2018,49(10):52-56.DOI:CNKI:SUN:XYXX.0.2018-10-010.

[12] 章志俊,谭守勇.营养风险筛查在结核病治疗中应用[J].中国防痨杂志,2015,37(9):971-974.DOI:10.3969/j.issn.1000-6621.2015.05.011.

[13] Zachariah R, Spielmann MP, Harries AD, et al. Moderate to severe malnutrition in patients with tuberculosis is a risk factor associated with early death[J]. Trans R Soc Trop Med Hyg, 2002, 96(3):291-294.DOI:10.1016/S0035-9203(02)90103-3.

[14] Mupere E, Malone L, Zalwango S, et al. Lean tissue mass wasting is associated with increased risk of mortality among women with pulmonary tuberculosis in Urban Uganda[J]. Ann Epidemiol, 2012, 22(7):466-473.DOI:10.1016/j.annepidem.2012.04.007.

[15] Uiso L, Gutmann J, Ngowi FI, et al. Nutritional status and weight gain in patients with pulmonary tuberculosis in Tanzania[J]. Trans R Soc Trop Med Hyg, 1996, 90(2):162-166.DOI:10.1016/S0035-9203(96)90123-6.

[16] Cegielski JP, Arab L, Cornoni-Huntley J. Nutritional risk factors for tuberculosis among adults in the United States, 1971-1992[J]. Am J Epidemiol, 2012, 176(5):409-422.DOI:10.1093/aje/kws007.

[17] Koethe JR, Von Reyn CF. Protein-calorie malnutrition, macronutrient supplements, and tuberculosis[J]. Int J Tuberc Lung Dis, 2016, 20(7):857-863.DOI:10.5588/ijtld.15.0936.

[18] Juffermans NP, Verbon A, Deventer SJ, et al. Tumor necrosis factor and interleukin-1 inhibitors as markers of disease activity of tuberculosis[J]. Am J Respir Crit Care Med, 1998, 157(4 Pt 1):1328-1331.DOI:10.1164/ajrccm.157.4.9709126.

[19] Macallan DC, Mcnurlan MA, Kurpad AV, et al. Whole body protein metabolism in human pulmonary tuberculosis and undernutrition: evidence for anabolic block in tuberculosis[J]. Clin Sci, 1998, 94(3):321-331.DOI:10.1042/cs0940321.

[20] Melchior JC, Raguin G, Boulier A, et al. Resting energy expenditure in human immunodeficiency virus-infected patients: comparison between patients with and without secondary infections[J]. Am J Clin Nutr, 1993, 57(5):614-619.DOI:10.1016/S0271-5317(05)80564-0.

[21] van Lettow M, van der Meer JW, West CE, et al. Interleukin-6 and human immunodeficiency virus load, but not plasma leptin concentration, predict anorexia and wasting in adults with pulmonary tuberculosis in Malawi[J]. J Clin Endocrinol Metab, 2005, 90(8):4771-4776.DOI:10.1210/jc.2004-2539.

[22] Onwubalili JK. Malnutrition among tuberculosis patients in Harrow, England[J]. Eur J Clin Nutr, 1988, 42(4):363-366.DOI:10.1016/0195-6663(88)90066-9.

[23] 王陇德,马冠生.营养与疾病预防:医护人员读本[M].北京:人民卫生出版社,2015.

[24] Nutrition Information Centre University of Stellenbosch. Tuberculosis and nutrition[EB/

OL]．[2019-01-29]．https://www.sun.ac.za/english/faculty/healthsciences/nicus/Documents/Files/Files/Fact_sheets/TB％20and％20Nutrition.pdf．

[25] Grobler L，Nagpal S，Sudarsanam TD，et al. Nutritional supplements for people being treated for active tuberculosis[J]. Cochrane Database Syst Rev,2016,6：CD006086. DOI：10.1002/14651858.CD006086.pub4.

[26] Krishna G，Rajesh G，Atulya A，et al. Tuberculosis and nutrition[J]. Lung India,2009, 26(1)：9-16.DOI：10.4103/0970-2113.45198.

[27] 石汉平,许红霞,李苏宜,等.营养不良的五阶梯治疗 [J].肿瘤代谢与营养电子杂志, 2015,2(1)：29-33.

[28] 张懿韵,秦德英,倪小毅.高能低糖肠内营养液改善机械通COPD患者的临床疗效 [J].中华临床营养杂志,2006,14(1)：33-36.DOI：10.3760/cma. j.issn.1674-635X.2006.01.010.

[29] Mcclave SA，Martindale RG，Vanek VW，et al. Guidelines for the provision and assessment of nutrition support therapy in the adult critically ill patient[J]. J Parenter Enteral Nutr,2016,33(3)：277-316.DOI：10.1177/0148607109335234.

[30] Singer P，Blaser AR，Berger MM，et al. ESPEN guideline on clinical nutrition in the intensive care unit[J]. Clin Nutr,2019,38(1)：48-79.DOI：10.1016/j.clnu.2018.08.037.

[31] 安友仲.机械通气治疗期间的营养支持 [J].中国呼吸与危重监护杂志,2004,3(3)： 139-141.DOI：10.3969/j.issn.1671-6205.2004.03.005.

[32] Kan MN，Chang HH，Sheu WF，et al. Estimation of energy requirements for mechanically ventilated，critically ill patients using nutritional status[J]. Crit Care, 2003,7(5)：R108-R115.DOI：10.1186/cc2366.

[33] Grau C，López MJ，Vila B. Guidelines for specialized nutritional and metabolic support in the critically-ill patient：update. Consensus SEMICYUC-SENPE： respiratory failure[J]. Nutr Hosp,2011,26 (Suppl 1)：37-40.DOI：10.1590/S0212-16112011000800008.

[34] Nguyen VH. Intestinal obstruction due to tuberculosis[J]. Asian J Surg,2002,25(2)： 145-148.DOI：10.1016/S1015-9584(09)60163-9.

[35] 吴志嵩,茅惠娟,马南兰.肺结核合并肠结核患者营养风险筛查及治疗前后营养状况评价 [J].临床肺科杂志,2019,24(1)：138-141.DOI：10.3969/j.issn. 1009-6663. 2019.01.031.

[36] Mahan KL，Escott-Stump S，Raymond JL. Krause 营养诊疗学 [M].北京：人民卫生出版社,2017.

[37] Pironi L，Arends J，Bozzetti F，et al. ESPEN guidelines on chronic intestinal failure in adults[J]. Clin Nutr,2016,35(2)：247-307.DOI：10.1016/j.clnu.2016.01.020.

[38] 李世宽.成人肠梗阻围手术期的营养支持 [J].肠外与肠内营养,2016,23(6)： 321-325.DOI：10.16151/j.1007-810x.2016.06.001.

[39] 中华医学会糖尿病学分会.中国糖尿病医学营养治疗指南(2013)[J].中华糖尿病杂志,2016,10(7)：73-88.DOI：10.3760/cma.j.issn.1674-5809.2015.02.004.

[40] 郭朝蕾,许优.营养支持对肺结核合并糖尿病患者的疗效观察[J].临床肺科杂志,
　　　 2011,16(11):1732-1733.DOI:10.3969/j.issn.1009-6663.2011.11.038.

[41] 中华医学会肠外肠内营养学分会.成人口服营养补充专家共识[J].中华胃肠外科
　　　 杂志,2017,20(4):361-365.

[42] 广东省药学会.肠内营养临床药学共识(第二版)[J].今日药学,2017,27(6):
　　　 361-371.DOI:CNKI:SUN:YAXU.0.2017-05-001.

[43] 中华医学会肠外肠内营养学分会药学协作组.规范肠外营养液配制[J].协和医学
　　　 杂志,2018,9(4):320-331.DOI:10.3969/j.issn.1674-9081.2018.04.007.

[44] 韩蕊,叶志斌.结核与肾脏疾病[J].中华临床医师杂志(电子版),2013,7(19):
　　　 8882-8885.DOI:10.3877/cma.j.issn.1674-0785.2013.19.079.

[45] Ramakrishnan CV, Rajendran K, Jacob PG, et al. The role of diet in the treatment of
　　　 pulmonary tuberculosis: an evaluation in a controlled chemotherapy study in home and
　　　 sanatorium patients in South India[J]. Bull World Health Organ, 1961,25(6):339.

[46] 冯治宇,谭守勇,章志俊,等.营养支持对伴营养不良的肺结核并肺部感染者的疗
　　　 效观察[J].临床肺科杂志,2018,23(7):14-16.DOI:CNKI:SUN:LCFK.0.2018-
　　　 07-004.

[47] 吴晓光,马丽萍,高孟秋,等.重度营养不良肺结核患者营养支持及疗效评价的临床
　　　 观察[J].中国临床医生杂志,2013,41(3):29-31.DOI:10.3969/j.issn.1008-1089.
　　　 2013.03.011.

[48] Kant S, Gupta H, Ahluwalia S. Significance of nutrition in pulmonary tuberculosis[J].
　　　 Crit Rev Food Sci Nutr, 2015,55(7):955-963.DOI:10.1080/10408398.2012.679500.

[49] 中华人民共和国国家卫生和计划生育委员会.中华人民共和国卫生行业标准 WS/
　　　 T557 慢性肾脏病患者膳食指导[S].2017.

[50] UK Renal Association.Clinical practice guidelines nutritionin CKD[EB/OL].
　　　 [2019-03-17]. https://renal.org/wp-content/uploads/2017/06/nutrition-in-ckd-5th-
　　　 edition-1.pdf.

[51] Druml W, Kierdorf HP, Working group for developing the guidelines for parenteral
　　　 nutrition of the German Association for Nutritional Medicine, et al. Parenteral nutrition
　　　 in patients with renal failure-Guidelines on Parenteral Nutrition, Chapter17[J]. Ger Med
　　　 Sci, 2009,7:Doc111.DOI:10.3205/000070.

[52] The Lancet Hiv. Shared goals for tuberculosis and HIV[J]. Lancet HIV,2018,5(3):
　　　 e107. DOI:10.1016/s2352-3018(18)30026-2.

[53] Lazzari TK, Forte GC, Silva DR. Nutrition status among HIV-positive and
　　　 HIV-negative inpatients with pulmonary tuberculosis[J]. Nutr Clin Pract, 2018,33(6):
　　　 858-864. DOI:10.1002/ncp.10006.

[54] Geldmacher C, Schuetz A, Ngwenyama N, et al. Early depletion of Mycobacterium
　　　 tuberculosis-specific T helper 1 cell responses after HIV-1 infection[J]. J Infect Dis,
　　　 2008,198(11):1590-1598.DOI:10.1086/593017.

[55] Shearer S. How soon after infection with HIV does the risk of tuberculosis start to

increase? A retrospective cohort study in South African Gold Miners[J]. J Infect Dis, 2005,191(2):150-158.DOI:10.1086/426827.

[56] Holmes CB,Wood R,Badri M,et al. CD4 decline and incidence of opportunistic infections in Cape Town,South Africa:implications for prophylaxis and treatment[J]. J Acquir Immune Defic Syndr,2006,42(4):464-469.DOI:10.1097/01.qai.0000225729. 79610.b7.

[57] 张勇湛,闫忠芳,马萍,等. 营养治疗对艾滋病患者的营养状况影响的研究 [J]. 重庆 医学,2017,46(34):4787-4789.DOI:10.3969/j.issn.1671-8348.2017.34.010.

[58] Hu W,Jiang H,Chen W,et al. Malnutrition in hospitalized people living with HIV/ AIDS:evidence from a cross-sectional study from Chengdu,China[J]. Asia Pac J Clin Nutr,2011,20(4):544-550.DOI:10.6133/apjcn.2011.20.4.07.

[59] Willig A,Wright L,Galvin TA. Practice paper of the Academy of Nutrition and Dietetics:nutrition intervention and human immunodeficiency virus infection[J]. J Acad Nutr Diet,2018,118(3):486-498.DOI:10.1016/j.jand.2017.12.007.

[60] 江华. 艾滋病医学营养治疗 [J]. 中国实用内科杂志,2011,31(3):184-187.

[61] Kristen CM,Trombley LE. A review of nutrition in human immunodeficiency virus infection in the era of highly active antiretroviral therapy[J]. Nutr Clin Pract,2004, 19(4):340-355.DOI:10.1177/0115426504019004340.

[62] Tuberculosis Surveillance Center(TSC),RIT,JATA. Tuberculosis annual report 2014-(2) Tuberculosis in pediatric and elderly patients[J]. Kekkaku,2016,91(4): 481-487.

[63] Zhang CY,Zhao F,Xia YY,et al. Prevalence and risk factors of active pulmonary tuberculosis among elderly people in China:a population based cross-sectional study[J]. Infect Dis Poverty,2019,8(1):7. DOI:10.1186/s40249-019-0515-y.

[64] 全国第五次结核病流行病学抽样调查技术指导组. 2010 年全国第五次结核病流行 病学抽样调查报告 [J]. 中国防痨杂志,2012,34(8):485-508.

[65] Alavi SM,Alavi L. Review on epidemiology,diagnosis,occupational hazards and management of pulmonary tuberculosis in elderly:a guide for general physicians working in the health network setting,Khuzestan,Iran[J]. Jundishapur J Microb,2013,6(5): e6677. DOI:10.5812/jjm.6677.

[66] Miyata S,Tanaka M,Ihaku D. Full mini nutritional assessment and prognosis in elderly patients with pulmonary tuberculosis[J]. J Am Coll Nutr,2013,32(5):307-311.DOI: 10.1080/07315724.2013.826114.

[67] 侯婧,刘刚,韩菁,等. 老年肺结核患者营养指标与疾病相关性分析 [J]. 中国临床研 究,2017,30(4):459-462.DOI:10.13429/j.cnki.cjcr.2017.04.008.

[68] 侯婧,张妍蓓. 536 例老年肺结核患者血清白蛋白、血红蛋白等相关指标分析 [J]. 实 用医学杂志,2016,32(1):134-136.DOI:10.3969/j.issn.1006-5725.2016.01.043.

[69] 陈丹萍,李敏. 老年肺结核患者营养状况评价研究进展 [J]. 中国防痨杂志,2018, 40(8):894-897.DOI:10.3969/j.issn.1000-6621.2018.08.021.

[70] 中国营养学会. 中国居民膳食指南 [M]. 北京：人民卫生出版社，2016.

[71] Beasley JM, Shikany JM, Thomson CA. The role of dietary protein intake in the prevention of sarcopenia of aging [J]. Nutr Clin Pract, 2013, 28(6):684-690.DOI: 10.1093/ajcn/87.5.1562s.

[72] Ratliff J, Leite JO, De Ogburn R, et al. Consuming eggs for breakfast influences plasma glucose and ghrelin, while reducing energy intake during the next 24 hours in adult men[J]. Nutr Res, 2010, 30(2):96-103.DOI: 10.1016/j.nutres.2010.01.002.

[73] Volkert D, Beck AM, Cederholm T, et al. ESPEN guideline on clinical nutrition and hydration in geriatrics[J]. Clin Nutr, 2019, 38(1):10-47.DOI: 10.1016/j.clnu.2018.05.024.

[74] Jaganath D, Mupere E. Childhood Tuberculosis and Malnutrition[J]. J Infect Dis, 2012, 206(12):1809-1815.DOI: 10.1093/tropej/36.6.294.

[75] Munthali T, Chabala C, Chama E, et al. Tuberculosis caseload in children with severe acute malnutrition related with high hospital based mortality in Lusaka, Zambia[J]. BMC Res Notes, 2017, 10(1):206.DOI: 10.1186/s13104-017-2529-5.

[76] World Health Organization.Guidance for national tuberculosis programs on the management of tuberculosis in children[EB/OL]. [2019-01-03]. https://www.who.int/tb/publications/childtb_guidelines/en/.

[77] World Health Organization. Growth reference data for 5-19 years[EB/OL]. [2019-01-03]. http://www.who.int/growthref/en/, accessed 3 September 2013.

[78] World Health Organization. The WHO child growth standards[EB/OL]. [2019-01-03]. http://www.who.int/childgrowth/en/, accessed3 September 2013.

[79] World Health Organization, UNICEF. WHO child growth standards and the identification of severe acute malnutrition in infants and children: a joint statement by the World Health Organization and the United Nations Children's Fund[EB/OL]. [2019-01-03]. https://apps.who.int/iris/handle/10665/44129?locale=ar.

[80] Comstock GW, Palmer CE. Long-term results of BCG vaccination in the southern United States[J]. Am Rev Respir Dis, 1966, 93(2):171-183.DOI: 10.1164/arrd.1966.93.2.171.

[81] 徐晓红, 滕红. 妊娠合并结核病的管理 [J]. 中华产科急救电子杂志, 2017, 6(3): 161-165.DOI: 10.3877/cma.j.issn.2095-3259.2017.03.007.

[82] United States Agency for International Development. Nutrition and tuberculosis: a review of the literature for TB control programs[EB/OL]. [2019-01-03]. http://digitalcommons.calpoly.edu/cgi/viewcontent.cgi?article=1009&context=fsn_fac.

[83] Mathad JS, Gupta A. Tuberculosis in pregnant and postpartum women: epidemiology, management, and research gaps[J]. ClinM Infect Dis, 2012, 55(11):1532-1549. DOI: 10.1093/cid/cis732.

[84] Petrovic S, Pribic RL, Rodic BB, et al. Perinatal tuberculosis--diagnostic and therapeutic approach[J]. Med Pregl, 2012, 65(11-12):496-501.DOI: 10.2298/

mpns1212496p.

[85] 刘荣梅,马丽萍,孔忠顺,等. 23 例妊娠并发结核病患者的临床分析 [J]. 中国防痨杂志,2016,38(7):564-568.DOI:10.3969/j.issn.1000-6621.2016.07.010.

[86] Haider BA,Bhutta ZA. Multiple-micronutrient supplementation for women during pregnancy[J]. Cochrane Database Syst Rev,2017,4:CD004905. DOI:10.1002/14651858.CD004905.pub5.

[87] United Nations Children's Fund,World Health Organization,United Nations University. Composition of a multi-micronutrient supplement to be used in pilot programmes among pregnant women in developing countries[EB/OL]. [2019-02-03]. https://apps.who.int/iris/handle/10665/75358.

[88] World Health Organization. Treatment of tuberculosis:guidelines-4th ed[EB/OL]. [2019-02-03]. https://www.ncbi.nlm.nih.gov/books/NBK138748/pdf/Bookshelf_NBK138748.pdf.

[89] WHO Guidelines Approved by the Guidelines Review Committee.Treatment of tuberculosis:guidelines[M] .4th ed.Geneva:World Health Organization,2010.

[90] World Health Organization. Guideline:calcium. supplementation in pregnant women[EB/OL]. [2019-02-03]. http://apps.who.int/iris/bitstream/10665/85120/1/9789241505376_eng.pdf.

附录四
肺结核影像学及分级诊断专家共识

中华医学会放射学分会传染病放射学专业委员会

结核病是严重危害人民群众健康的呼吸道传染病。WHO《2017年全球结核病报告》发布,2016年,估计在世界范围内有1 040万例结核病新发病例,约有170万人死于结核病,七个国家的相关负担占总负担的64%,印度首当其冲,其次是印度尼西亚和中国等,因此,结核病仍然是头号传染病杀手。中国是全球第三个结核病高负担国家,其结核病防治工作仍存在诸多薄弱环节,形势依然严峻。

为解决我国结核病防治工作重点和难点问题,国务院办公厅和国家卫生计生委办公厅分别下发了关于推进分级诊疗制度建设的指导意见和关于开展结核病分级诊疗和综合防治服务模式试点工作的通知等文件。作为结核病诊断的重要组成部分,影像学诊断在结核病分级诊断中的地位和作用不言而喻。为规范肺结核的影像学诊断,提高相关医务人员肺结核的临床影像诊断与鉴别诊断水平,推动全国肺结核分级诊断工作有序进行,特组织有关专家,制定本共识,希望为肺结核分级诊断做出贡献。

1. 典型肺结核的影像学及分级诊断

1.1 原发性肺结核

原发性肺结核多见于儿童,也可以发生于成人中的免疫力低下者,肺内炎症浸润合并肺门、纵隔淋巴结增大是原发性肺结核的基本特征。原发性肺结核包括原发综合征和胸内淋巴结结核两型[1-2](分级诊断要求:县区级定点医疗机构及具有相关影像设备的县区级医疗机构均可做出影像学诊断)。

1.1.1 原发综合征

(1)原发病灶:结核菌侵入肺部后在细支气管和肺泡内产生的渗出性炎症可在任何肺段中出现,多见于上叶后段及下叶背段肺的边缘部。原发病灶多为单发,呈斑点状、结节状、斑片状影,大小为0.5~2.0 cm,边缘模糊,中央区密度较高,边缘部较淡。也可表现为肺段或肺叶范围的片状及大片状密度增大影,边缘模糊,呈浸润状。

(2)淋巴管炎:结核分枝杆菌在原发病灶内易通过淋巴管向肺门方向蔓延,并在途经区导致淋巴管炎。影像上表现由原发病灶内侧向肺门方向引流形成的粗索条状或条带状阴影,边缘不甚清晰。

(3)肺门及纵隔淋巴结增大:结核菌经淋巴管到达肺门及纵隔淋巴结内,即引起肺门及纵隔淋巴结炎。如影像学表现为肺内原发病灶、淋巴管炎和肺门及纵隔淋巴结增大同时存在,即组成典型的"哑铃状"阴影为原发综合征(图1)。

1.1.2 胸内淋巴结结核

原发性肺结核大多数有自然愈合趋向,或通过治疗好转、吸收、最后痊愈。原发性肺结核的原发病灶、淋巴管炎和肺门纵隔淋巴结的演变过程大多数是不一致的,因为原发病灶大多数较小,其病灶中的结核菌又沿着淋巴回流迁至肺门及纵隔淋巴结内,多不留下任何痕迹,少部分留下局部少许纤维索条或钙化点。然而,肺门及纵隔淋巴结结核的愈合速度相对慢,甚至有相当部分的淋巴结病变发生干酪性变,而不见吸收缩小,反而表现阶段性增大。影像学上将肺内原发病灶及淋巴管炎已经吸收,见不到肺野内原发病灶和淋巴管炎,仅肺门及纵隔淋巴结结核继续存在,或者由原发结核病变直接感染淋巴结而形成肺门及纵隔淋巴结核,主要表现为肺门及纵隔淋巴结增大的肺结核病称为"胸内淋巴结结核"(图2)。

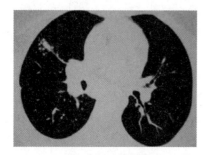

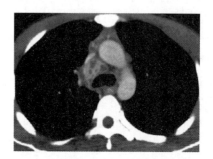

图1 原发综合征　　　　　　　　图2 胸内淋巴结结核

其中肺门淋巴结结核常见的两种类型:一是炎症型,表现为肺门增大,边缘模糊;二是肿块型,增大的肺门边界清晰。

1.2 血行播散性肺结核

分级诊断要求:县区级定点医疗机构及具有相关影像设备的县区级医疗机构做出影像学诊断。

1.2.1 急性血行播散型肺结核

(1)发病早期时仅显示两侧肺野透亮度降低,肺纹理增强及显影模糊,在 HRCT 图像中隐约可见呈细砂状改变,小叶间隔轻微增厚。

(2)典型表现(起病两周左右):从肺尖至肺底均匀分布、大小及密度基本相同的粟粒状阴影,直径约2 mm,边缘清晰。常表现为粟粒状阴影大小均匀、分布均匀、密度均匀("三均匀")。当病灶周围有渗出时,其边缘较模糊。绝大多数病变为两肺对称。

(3)密集的粟粒状小点状阴影常可遮盖肺纹理,在X线胸片上表现为肺纹理稀少(图3)。

(4)急性血行播散型肺结核早期诊断和治疗不及时,后期粟粒状阴影可增大、融合,病灶密度明显增大,边缘模糊。

(5)急性血行播散型肺结核 HRCT:①肺间质粟粒

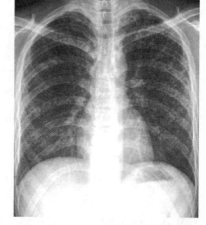

图3 急性血行播散型肺结核

状结节:表现为两肺弥漫分布于肺间质的粟粒结节影,直径为 1～3 mm,结节的密度、大小一致,分布均匀,大部分结节边缘清楚,少部分边缘模糊。未及时治疗时部分病灶可增大至 5 mm 左右,结节形态可不规则,可以融合成局灶性肺小叶实变影。② 磨玻璃阴影:表现为粟粒结节合并局限性磨玻璃阴影,密度较小,边缘模糊。③ 小叶间隔增厚及小叶内网状影:是由急性期肺泡间隔充血水肿形成的影像,多并磨玻璃阴影,多数患者治疗后可消失,少数患者治疗后形成不可逆的网状纤维化改变。④ 簇集性分布的薄壁囊腔影:可在少数患者的病变进展期出现,为可逆性改变。⑤ 小叶中心分支影及"树芽征":急性血行播散型肺结核未及时治疗或治疗不当时病变进展,结核病灶形成的干酪性物质累及肺泡腔并经支气管血管束播散时,可以见到两肺随机分布的微结节间伴局限分布的小叶中心分支影及"树芽征",边缘清楚或模糊。

HRCT 的敏感度显著高于胸部平片,能较早地发现肺部直径 2 mm 以下的小结节阴影。观察分析肺野内小结节病灶的数目、形态、大小、密度、边缘征象及分布特点(图4),可以明显提高肺部较小病灶及肺部弥漫性结节病变的早期发现率和早期诊断准确率。

1.2.2　亚急性及慢性血行播散性肺结核

(1)病灶多位于一侧或两侧肺野上部及中部。

(2)上部肺野病灶可见渗出性、增殖性、甚至干酪性病变并存,表现为斑点状、小结节状、斑片状、斑块状多形态影像,而中肺野以小结节状及粟粒状影像为多,表现出肺上野病程较长、肺中野病变较新的特征(图5)。

(3)病灶之间或患肺下部可表现为代偿性肺气肿。

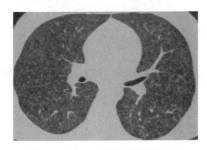

图 4　急性血行播散型肺结核

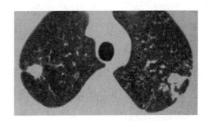

图 5　亚急性及慢性血行播散性
肺结核

1.3　继发性肺结核

继发性肺结核是指发生于原发性肺结核后任何时期的肺结核病,主要包括浸润性肺结核、干酪性肺炎、结核球、慢性纤维空洞性肺结核和毁损肺等类型。继发性肺结核是肺结核病中的一个主要类型,也是肺结核中最常见的类型[3](分级诊断要求:县区级定点医疗机构及具有相关影像设备的县区级医疗机构做出影像学诊断)。

1.3.1　浸润性肺结核

(1)病变有时可见初染结核菌时所遗留下的痕迹:① 肺内见斑点状、结节状高密度的钙化灶。② 常见陈旧高密度病灶周围炎,表现为中心密度较高,边缘部淡薄而模糊的斑片状、小片状阴影。③肺门及纵隔区常可见到淋巴结钙化灶。

(2)再感染结核:① 病灶好发于上叶尖后段、下叶背段。② 病灶大多数为多发,可在一个肺段或肺叶内,也可分布在一侧或两侧肺野。③ 渗出性病灶表现为云絮状阴影,呈斑片状(可以发展融合成片)、小片状或大片状,病灶边缘模糊,密度可均匀或不均匀。④ 增殖性病灶表现为斑点状、小结节状、小斑块状的密度较高、边缘较清晰的阴影。⑤ 病变内可出现干酪性溶解,可形成低密度半透明区或出现空洞,显示大小不一、形状各异的透光区[4]。浸润性肺结核在不同病程中,可以出现无壁空洞、薄壁空洞、干酪厚壁空洞、纤维性空洞、张力性空洞及净化空洞等。浸润性肺结核空洞大多具有以下影像学特点:空洞的周围可见同步性斑点状、小结节状阴影,称"卫星病灶"。一侧或两侧中下肺野常可见因空洞播散而发生的"支气管播散灶",呈肺段或沿支气管束走行分布的散在或成串的小斑点状、小结节状影,中央密度高,边缘较清晰。在空洞与肺门方向可见条状或双轨状的"引流支气管"(也可称为"结核引流管"),是由空洞引流的支气管感染结核菌后使支气管壁黏膜增生、肥厚形成。空洞壁上可见点状或小条状高密度钙化灶。在同一肺段或肺叶内,尤其是在两肺结核好发部位内见到多个大小不等、形状各异的多形态空洞对定性诊断具有重要价值[5]。⑥ 钙化性病灶表现为点状、斑点状、小结节状、线条状或斑片状阴影,密度很高,边缘清楚,形态规整或不规则。⑦ 纤维性病灶表现为密度较高、边缘毛糙的条索状阴影或星芒状阴影。纤维性病灶是人体组织自身保护性修复的表现,具有控制病灶发展扩大的作用,在结核病灶大部分吸收及治愈的后期常可见肺野内遗留下纤维性病灶。⑧ 可同时伴有胸腔积液。⑨ 可并发肺部血行播散性肺结核,肺野内除具有浸润性病灶之外,同时可见急性、亚急性或慢性血行播散性肺结核表现;即在上叶尖后段浸润性病灶周围肺野及两侧中下肺野内可见弥漫分布的小点状、粟粒状阴影,边缘不甚清晰。浸润性肺结核常可见渗出、增殖、干酪、空洞、钙化及纤维化等其中两种或多种基本病变同时发生于一个患者的肺部。影像学表现为多病灶、多密度、多形态的特点。尤其在两肺上叶尖后段同时可见多病灶、多形态、多密度病变是浸润性肺结核典型的影像学征象(图6)。

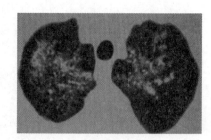

图6 浸润性肺结核

1.3.2 干酪性肺炎

干酪性肺炎是继发性肺结核中最为严重的一种类型。发病机制为大量结核菌在短期内通过支气管侵入人体肺部,由于机体免疫力低下,对结核菌抗原超敏感的患者病情迅速进展恶化,引起肺部大叶或小叶性干酪样坏死性肺炎。部分干酪性肺炎是由结核性大叶性肺炎渗出性病变迅速发生干酪样坏死所形成的。① 大叶性干酪性肺炎表现为大片云絮状阴影逐渐演变为中等密度的大片实变影,以肺上叶多见[6]。病灶占据一个肺段或一个肺叶甚至一侧肺部,边缘模糊。② 病灶密度不均匀,表现为大片实变区内见广泛多发的、大小不一的虫蚀状低密度半透明区或透亮区(即虫蚀样空洞),空洞形态各异,洞壁不光滑。此征象特别是在 HRCT 上显示得更为精确。如果病情未能得到迅速、有效的控制,病变将继续恶化,多发性大小不一的虫蚀状空洞进一步扩大并互相融合,将导致肺部组织大面积破坏而形成巨大空洞。③ 同侧或对侧肺野可见支气管播散病灶。④ 小叶性干酪性肺炎常可在一侧或两侧肺上中部呈多发性,散在分布的小片状、小结节状、斑点状阴影;小片状阴影可融合成片状阴影。尤其是在片状、小片状、结节状病灶内可以见到大小不一、不甚规则的干酪样坏死溶解灶,出现低密度半透明区或透亮区。此征象诊断价值较高,具有特征性。⑤ 中后期因肺组织发生广泛或严重破坏引起肺叶体积缩小,相邻胸膜增厚(图7)。

1.3.3 肺结核球

肺结核球是指肺结核干酪性病灶被纤维组织所包围而成的球形病灶[7]。肺结核球是继发性肺结核中的一种特殊类型。绝大多数肺结核球起源于继发性肺结核病灶,少数肺结核球由原发性肺结核病灶发展而来。当肺部感染结核菌后,渗出性病灶和增殖性病灶进展恶化均可以发生干酪样坏死。因为机体具有一定的抵抗力,随着病程延续,一部分结核干酪病灶的周围逐渐发生纤维组织增生,将干酪病灶包围以阻止病灶扩大及向周围继续侵犯蔓延。肺结核球的形成主要是由干酪病灶被纤维组织包围而形成的球形病灶,还可因空洞的引流支气管阻塞,空洞被干酪物质或结核肉芽组织充填形成(图8)。

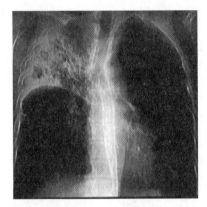
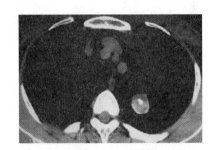

图7 干酪性肺炎　　　　　图8 肺结核球

(1)部位:肺结核球好发于上叶尖后段和下叶背段,因为绝大多数肺结核球是由继发性肺结核病灶演变形成的。因此,肺结核球的好发部位应与继发性肺结核的好发部位相一致。

(2)病灶数目:多为单发,少数可多发。

(3)形态:为圆形或椭圆形,直径小于2 cm 的称为"纤维干酪病灶",直径在2 cm 以上的称为"结核球"。

(4)边缘:肺结核球轮廓清晰,整齐、光滑,少见有切迹及分叶。

(5)密度:可为均匀性,也可见内部溶解半透明区,其溶解区多位于球影偏向肺门侧,也可见空洞,部分可见钙化。

(6)周围:球形病灶附近的肺野内多见散在增殖性或纤维性病灶,表现为斑点状、小结节状及条索状阴影,常称"卫星灶"。

(7)近侧:在肺结核球与肺门之间有时可见条索状阴影,为空洞形成的肺结核球遗留的引流支气管。

(8)钙化:在肺结核球的内部或边缘处可以发生钙化,典型表现为成层的环形钙化阴影或散在斑点状钙化灶。

(9)增强:增强CT 检查时肺结核球不强化或仅轻度强化,典型者可有包膜薄环形强化。

（10）PET/CT：肺结核球 ^{18}F-FDG 摄取程度随病灶内软组织比例的增加而升高。大部分肺结核球为低葡萄糖代谢，其中局部放射性缺损具有一定特异性[8-10]。

1.3.4 慢性纤维空洞性肺结核

慢性纤维空洞性肺结核是肺结核发展到晚期阶段，结核病程较长，在病程中病变恶化与好转交替出现，肺组织局部或大部破坏较重。同时发生病灶周围广泛性纤维组织增生修复，即出现了纤维性空洞（图9、图10）。慢性纤维空洞性肺结核多由浸润性肺结核演变而来。由于肺结核病发现较晚或没有得到积极的规范化治疗或没有能够坚持全程用药，或是某些原因引起机体抵抗力明显低下，最终造成病情反复，好转与恶化交替出现，肺部产生一个或数个空洞长期不能闭合。病变反复活动进展，患者排菌的同时也会造成支气管播散反复发生。肺组织长期较严重的破坏与较广泛的纤维组织增生会引起支气管牵拉、扭曲、变形，导致支气管扩张、肺大疱以及肺不张等。伴有局部肺容积缩小，同侧及对侧肺野常可见较广泛的支气管播散灶，同侧中下肺或对侧肺野出现代偿性肺气肿。

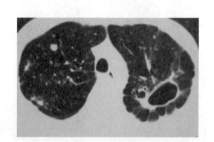

图9　慢性纤维空洞性肺结核

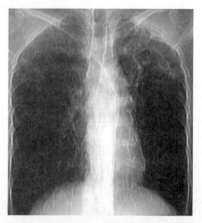

图10　慢性纤维空洞性肺结核

（1）在上叶尖后段或下叶背段可见形状不规则的纤维性空洞，周围有广泛的纤维条索影，局部肺部容积缩小，使患侧肺门上提，肺纹理呈垂柳状；气管、纵隔向患侧移位。

（2）同侧或对侧上中肺野常见新旧不一的结核病变，即渗出性、增殖性、干酪性、空洞性、纤维性及钙化性病灶同时存在于一个患者的肺部。空洞可单发，经常可见数个大小不一、形状各异的透亮区。病灶内可见斑点状、索条状或小斑片状钙化灶。空洞壁上经常可见点状或线条状钙化灶。

（3）患侧中下肺及对侧肺野常见支气管播散病灶。

（4）未被侵及的肺野见代偿性肺气肿和肺大疱。CT可发现胸片观察不到的肺大疱，表现为病灶边缘处的肺大疱壁非常薄的无肺纹理区。

（5）患侧局部胸膜长时间受侵，出现胸膜增厚粘连，形成胸膜纤维板，引起局部肋间隙变窄，胸廓塌陷。同时由于肺部容积缩小和胸膜增厚粘连、牵拉，纵隔及气管明显向患侧移位。

1.4　气管、支气管结核

气管、支气管结核是气管、支气管黏膜、黏膜下层、肌层、环状软骨和外层结缔组织等从腔内至腔外构成气管支气管壁的全层结核病变的总称[11]。主要是痰液中结核分枝杆菌的直接侵犯,也可为结核性淋巴结炎破溃,直接侵犯气道黏膜,或结核分枝杆菌经支气管周围的淋巴道播散所致。病变好发于主支气管,两肺上叶、右肺中叶及左肺舌叶支气管。主要病理表现为气管或支气管壁不规则增厚、管腔狭窄或阻塞,狭窄支气管远端肺组织可出现继发性不张或实变、支气管扩张及并发黏液栓嵌塞和其他部位支气管播散病灶等[11](分级诊断要求:地市级定点医疗机构及具有相关影像设备和支纤镜设备的地市级医疗机构做出影像学诊断)。

气管、支气管结核影像特点如下。

(1)支气管内膜结核:病变管壁增厚,表现为支气管内壁小结节状突起,也可表现为局部一小段支气管壁增厚。

(2)支气管腔狭窄:部分病例可见肺门或纵隔内增大淋巴结直接侵及相邻支气管或气管,引起管腔变窄、扭曲、变形或移位。

(3)一侧或两侧中下肺野可见斑点状、树芽状、小斑片状"支气管播散病灶"。

(4)支气管扩张:病变区内支气管出现串珠样或蜂窝状支气管扩张,支气管腔呈不同程度的扩大、支气管壁增厚及支气管内壁不光滑,有时呈锯齿状改变。

(5)局限性肺气肿:支气管壁增殖、干酪性病灶引起支气管腔狭窄,其远端肺野可见肺段性或一个肺叶局限性肺透亮度增强。

(6)肺段性或肺叶性肺不张:病变引起支气管狭窄、阻塞,导致肺段或肺叶的肺容积缩小,密度增大。

(7)支气管壁可显示斑点状、线条状钙化影。

(8)肺野内可见多形态的结核病灶(图 11)。

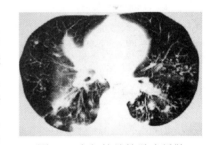

图 11　支气管结核肺内播散

HRCT 扫描结合多种图像后处理技术应用,可以有效地提高支气管结核的诊断率。HRCT 可以进行矢状位、冠状位和沿病变支气管腔纵行多层面影像重建。还可应用 CT 仿真内镜重建技术,对支气管腔、支气管壁包括支气管壁的内、外边缘进行细节征象观察分析。可以清晰地显示气管、左右主支气管、肺叶及肺段支气管病灶向腔内或腔外壁侵犯、累及的部位、范围、形态和程度,显示支气管壁增厚及管腔狭窄的影像特征;部分病例可以发现支气管壁的钙化,结合肺结核多形态、多密度的病灶及支气管播散病灶,即可明确支气管结核及肺不张的性质。HRCT 及增强扫描对于纵隔淋巴结增大、增大淋巴结是否发生干酪样坏死及液化、增大淋巴结有无相邻支气管侵犯引起支气管结核及支气管胸膜瘘等都能在影像学上清晰地显示。

1.5　结核性胸膜炎

结核性胸膜炎是由结核菌及其代谢产物进入胸膜腔引起的胸膜炎症。其发病机制为邻近胸膜的肺内结核病灶直接蔓延,胸内淋巴结内的结核菌经淋巴管逆流到胸膜,也可以是弥散至胸膜的结核菌体蛋白引起过敏反应。临床上分为干性胸膜炎和渗出性胸膜炎(分级诊断要求:县区级定点医疗机构及具有 CT 和/或超声设备的县区级医疗机构可做出影像学诊断)。

1.5.1 结核性干性胸膜炎

结核性干性胸膜炎是指胸膜腔不产生明显渗液或仅有少量纤维素渗出的胸膜炎。多数患者继续发展即出现不同程度的胸腔积液。早期胸膜表面仅有少量纤维素渗出时影像学检查可无异常发现。当胸膜腔有一定量纤维素渗出,引起胸膜增厚达到 2～3 mm 时,X 线平片在病变切线位能显示,表现为局部胸膜增厚,边缘不甚清晰;CT 检查可以采用肺窗、中间窗和纵隔窗转换观察,更为敏感地显示出胸膜增厚改变或伴有少量液性密度所导致的胸膜向肺野内轻微突出、边缘模糊的阴影。

胸膜纤维蛋白沉着或肉芽组织增生引起胸膜增厚常伴有胸膜脏层、壁层间的粘连,在胸膜增厚、粘连基础上可发生钙化。影像表现为沿胸壁内缘的条状或片状软组织密度影或致密钙化影。局限性胸膜增厚被视为胸膜炎愈合后改变,广泛的胸膜增厚、粘连、钙化常引起一系列临床症状。

1.5.2 结核性渗出性胸膜炎

结核性渗出性胸膜炎液体一般为浆液性,大多数为单侧胸腔发病。胸腔积液在发病初期通常为游离状态,随患者体位变化,积液即流到胸膜腔最低处。随着病程延长,其中一部分患者在积极规范治疗后即吸收好转;一部分患者治疗不及时或不规范或机体抵抗力低下时,则胸腔积液内大量纤维素沉着即引起胸膜增厚粘连,导致胸腔积液分隔或引起包裹性胸腔积液;其中有部分患者后期还会发生胸膜增厚及钙化。

(1)游离性胸腔积液影像特点:胸膜腔出现的液体可随体位改变自由移动至胸膜腔的最低处或随胸腔内压力变化产生自由上下波动表现。胸部转体透视、CT、超声检查和 MRI 均可发现胸腔内较少量积液。

(2)包裹性胸腔积液:由于脏层、壁层胸膜粘连,积液局限于胸膜腔的某些部位称为"包裹性胸腔积液"。X 线检查显示其多发生于下部胸腔的侧后胸壁内侧缘,胸片切线位时呈半圆形或称为"D"字形,自胸壁向肺野突出,边缘清晰、光滑,其上下缘与胸壁的夹角呈钝角为特点。CT、超声、MRI 可直接显示病灶。

1.6 儿童肺结核

儿童肺结核最初的基本病理表现以渗出浸润为主,可伴有不同程度的纤维增生及空洞形成。病变进展可导致干酪性肺炎、支气管结核及其血行播散性肺结核等。病变好转则表现为吸收或钙化。不同患病年龄的病变类型有不同,淋巴结增大多见于婴幼儿,小儿肺结核以渗出性改变为主,学龄期和青春期则多表现为结核性胸膜炎和继发性肺结核,这可能与各年龄段患者的免疫状态有关。

临床表现为发热和咳嗽等肺结核可疑症状,还可表现发育迟缓,儿童原发性肺结核可因气管或支气管旁淋巴结增大压迫气管或支气管,或发生淋巴结-支气管瘘,常出现喘息症状。

儿童原发性肺结核可见肺内原发病灶并同侧肺门淋巴结增大;胸内淋巴结结核为纵

隔、肺门及双侧腋窝多发淋巴结增大,部分患儿的淋巴结见点状、弧形及环形钙化;CT增强可见纵隔、肺门及腋窝多发增大的淋巴结中心呈不均匀性强化及淋巴结干酪样坏死囊变区,边缘环形强化。血行播散性肺结核表现为两肺叶弥漫、均匀分布的粟粒状结核病灶合并纵隔淋巴结增大。儿童急性血行播散型肺结核有时仅表现为磨玻璃样影,婴幼儿粟粒病灶周围渗出明显,边缘模糊,易于融合。儿童继发性肺结核肺内病灶可见单发或多发空洞,形成干酪性肺炎。合并纵隔淋巴结增大,结核性胸膜炎可见不同程度的渗出性胸腔积液及胸膜增厚粘连等影像表现[12](分级诊断要求:县区级定点医疗机构及具有CT和/或超声设备的县区级医疗机构可做出影像学诊断)。

2. 不典型肺结核的影像学及分级诊断

随着肺结核发病率上升及部分患者不规范的抗结核治疗引起耐药性增多,或在免疫功能低下时,部分肺结核患者的影像学表现不典型,造成误诊,延误治疗。影像学上肺结核的不典型主要表现在发病部位与分布不典型和病灶形态表现不典型等,此类型肺结核的诊断仍然有较高的误诊率,是影像诊断的难点之一[13](分级诊断要求:地市级定点医疗机构及具有CT和支纤镜设备的地市级医疗机构做出影像学诊断)。

2.1　发生部位、分布上不典型

原发性及继发性肺结核就其发病部位而言,以两肺上叶尖后段及下叶背段肺边缘部多见[14-15]。部分患者的肺结核病灶发生于肺下叶基底段或右肺中叶,但病灶仍旧可能具备结核的某些影像学特征。有的病灶虽然发生于上肺,但是紧贴脊柱,并且形成孤立性肿块,周围异常干净,无任何卫星病灶,易被误诊为肺内其他占位性病变(图12)。有的结核病变发生于肺上叶前段或左上叶舌段,表现为节段性非特异性炎症改变,难以诊断。

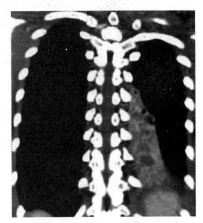

图12　下肺基底段结核

2.2　影像表现不典型

2.2.1　以肺叶和段性实变为主

肺结核引起大叶性或肺段性实变通常多是以增生性炎症为主的一种表现,CT影像通常只能确定实变的范围,但不能分辨引起实变的病理学基础,因此,仅发现肺实变仍难以做出影像学诊断与鉴别。鉴于肺结核病变往往具有多种病理改变并存的特点,所以在分析肺叶或肺段性实变阴影时应考虑:① 应该重点分析病灶内有无合并局限性融解和小空洞形成,即评价增生性炎症是否合并变质性改变。② 注意肺实变影周边是否有腺泡结节影等小片状或斑片状边缘模糊影,其他肺叶肺段中是否合并"树芽征"等支气管播散性病灶,或是合并大小不等的随机结节等有助于肺结核的诊断。③ 肺结核实变内的支气管走行多为正常,管腔通畅,而浸润性肺腺癌和肺黏膜相关淋巴瘤等所引起的实变内支气管走行往往僵硬,并常合并支气管管腔狭窄等有助于其鉴别[16](图13)。

2.2.2 不规则孤立结节或肿块型肺结核

部分肺结核以增生性肉芽肿为主而表现为孤立结节或团块样阴影,尤其是伴有不规则边缘者,形态上可以出现诸如周围型肺癌类似的分叶、细短毛刺、血管集束及胸膜凹陷等征象,即"异病同影"的肿瘤样改变。由于无明显卫星病灶,病灶又无明显钙化,极易误诊为周围型肺癌。应重点分析:① 病灶的形态特点,应准确区分肺结核病灶的不规则边缘和肺癌的分叶征象。② 选择 60~90 s 的延时 CT 增强扫描,重点分析病灶的强化形式。通常肺结核病变多表现为不均匀强化伴

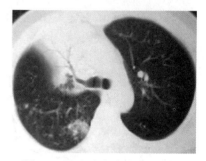

图 13　以肺叶实变为主要影像
表现的肺结核

有局限低密度区,即增生性炎症合并不同程度的变质性改变。而肺癌多表现为较均匀的完全强化(图 14)。

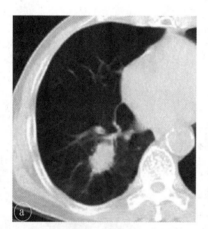
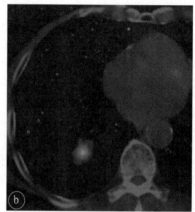

图 14　不规则孤立性结节肺结核,PET/CT 见核素聚集

2.2.3 肺内多发性结节型肺结核

分布大小不等的结节阴影,边缘较清楚。这种多发性结节主要为结核性肉芽肿性炎症。当结节病灶边缘欠锐利,并伴有或多或少的淡薄片状影,则高度提示感染性病变,若抗感染治疗无效,再结合症状、体征及实验室检查可考虑为结核病变可能,可抗结核试验治疗,必要时选择经皮肺穿刺活检进一步明确诊断(图 15)。

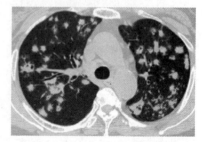

图 15　下肺多发性结节型肺结核

2.2.4 以间质改变为主的继发性肺结核

该类型肺结核为继发性肺结核的特殊类型,在 HRCT 上较有特征。主要表现为按支气管树节段性分布和片状融合分布两种形式,小叶内间质异常是肺结核间质改变的主要 HRCT 表现,包括小叶内细网织线影、"树芽征"、微结节、磨玻璃影等征象,病灶分布以上肺叶居多,也可以弥漫分布于两肺,形成"雪花片"样改变[17](图 16)。还可以见到以蜂窝

样表现为主的间质性肺结核,其被称为"结核性蜂窝肺"[18](图 17)。

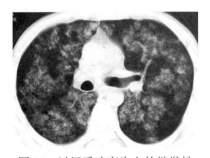

图 16 以间质改变为主的继发性
肺结核

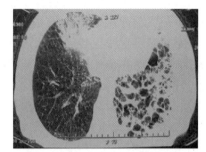

图 17 左肺下叶结核性蜂窝样阴
影(痰涂片＋＋＋)

2.2.5 以纵隔肺门淋巴结增大为主的肺结核

典型的肺门和纵隔淋巴结结核,通常 CT 增强表现为两种形式,即增大淋巴结边缘环

形强化而中心不强化或分隔样强化伴多发性局限低密
度区,尤其是短径大于 2.0 mm 者表现更为典型。小部
分淋巴结结核主要表现为异常增大的淋巴结,CT 增强
扫描除淋巴结表现为均匀强化外,还可见大血管结构
的包绕和压迫等,与肺癌的纵隔淋巴结转移和纵隔
巴瘤的表现近似。对于这种纵隔内较均匀强化的增大
淋巴结的诊断,除分析增大淋巴结的分布特点外,主要
选择支气管镜下的透壁穿刺、EBUS 和纵隔镜等技术获
得病理诊断[19-22](图 18)。

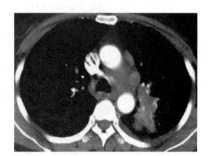

图 18 纵隔肺门淋巴结肺结核

3. 耐药肺结核的影像学及分级诊断

根据耐抗结核药物的种数可分为单耐药结核病,多耐药结核病,耐多药肺结核
(multidrug-resistance tuberculosis, MDR-TB),广 泛 耐 药 性 肺 结 核(extensively drug-
resistance tuberculosis, XDR-TB)和利福平耐药结核病。耐多药肺结核是指耐受两种主要
的强效抗结核药物(如异烟肼和利福平)的肺结核。广泛耐药性肺结核是指耐受所有一线
抗结核药物并且耐受喹诺酮类以及至少 3 种可注射的二线抗结核药物中的 1 种(卡那霉
素、阿米卡星、卷曲霉素)的肺结核(分级诊断要求:地市级定点医疗机构及具有相关影像
设备及鉴定技术的地市级医疗机构做出影像学诊断)。

产生耐药肺结核的原因多种多样,但其主要危险因素有:① TB 患者未接受标准治疗,
或治疗不充分,或未坚持用药等相关因素,这是导致获得性耐药 TB 的主要原因。② 与耐
药 TB 感染患者有接触史,该因素是造成初始耐药性 TB 的主要原因。③ 患有活动性结
核并且治疗失败或虽经治疗病情仍继续恶化。④ 有移民史和耐药 TB 流行地区的活动
性结核患者接触史,或在耐药 TB 流行地区的居住史。⑤ 有住院史、监禁史,或为居住于
配有长期监护装置、药物治疗设备处的患者和避难所的无家可归者。⑥ 为 HIV 感染者及
AIDS 患者。

MDR-TB 最具有特征性的 CT 表现是多发空洞[23]。在原发 MDR-TB 感染患者中,多发空洞的发生率较药物敏感性结核分枝杆菌患者的发生率高且体积更大,而且多发大结节和磨玻璃密度影在 MDR-TB 患者中更为广泛,多发呈簇分布的小结节肺段数也多于药物敏感性结核。多发空洞以及一些慢性表现(如支气管扩张、增生、纤维化和钙化的肉芽肿)在 MDR-TB 更为常见。肺实质损害在 MDR-TB 患者中发生率高,如果病灶液化坏死物排入支气管,则很快在两肺多叶支气管内播散,尤其是在之前未感染的肺组织中。总之,与药物敏感性结核对比,大结节,支气管扩张,病灶的纤维化、多发性空洞等在 MDR-TB 的发生率更高且空洞的数量和肺段内小结节的数量更多,肺实质的损害更为广泛。空洞和多发结节是 XDR-TB 和 MDR-TB 患者肺部异常的主要表现形式,而且更易于发生于年轻人。因此,年轻患者抗酸染色阳性,有多发性空洞、多发结节灶,应考虑到 MDR-TB 或者 XDR-TB 的感染(图 19)。

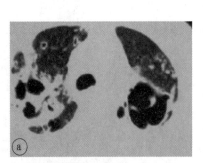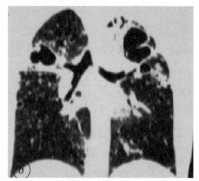

图 19　耐多药肺结核(轴位和冠状位)

4. HIV/AIDS 合并肺结核或非结核分枝杆菌病的影像学及分级诊断

艾滋病病毒攻击人体,导致人体免疫器官损伤后,CD4[+]T 淋巴细胞减少,免疫细胞的活化功能下降或丧失导致免疫功能低下或丧失。患者对结核的易感性明显高于普通人群,易引起结核分枝杆菌感染,且极易全身播散,抗结核治疗效果较差,也可危及生命[24](分级诊断要求:地市级定点医疗机构及具有 CT 设备和相关鉴定技术的地市级医疗机构做出影像学诊断)。

4.1　HIV/AIDS 合并肺结核

结核病是艾滋病常见的非机会性感染,但 HIV 感染者结核病的发病率和复发率明显增加。HIV 感染者易患结核与其体内细胞免疫功能低下,CD4[+]T 淋巴细胞减少有关[25],CD4[+]T 淋巴细胞水平决定肺结核表现的多样性与转归。

HIV 感染合并肺结核者影像学表现为多元化,在影像学上病灶形态多种多样[26-28]。HIV 感染早期,CD4[+]T 淋巴细胞水平为 0.2×10^9/L 以上时,在缺乏免疫介导的情况下,肺部的结核病灶影像学表现与免疫功能正常肺结核大致相同,主要有肺浸润性病灶、淋巴结增大及粟粒性结核的表现。中晚期艾滋病,由于免疫抑制,CD4[+]T 淋巴细胞水平为 0.2×10^9/L 以下时,肺部以渗出性病灶为主或伴有淋巴结增大,很少见到病灶增生改变

（图20）。原发综合征、首发急性血行播散型肺结核、两下肺结核性大叶性肺炎、结核性胸膜炎及肺外结核等类型结核均可在艾滋病患者中显现[29-31]。增大的淋巴结中心常为低密度半透明类圆形的液化或坏死灶，边缘可环状强化。

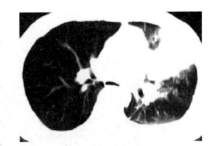

图20 艾滋病合并结核分枝杆菌感染

HIV/AIDS易诱发结核，HIV感染可以加速结核病的进程，结核病也可使HIV感染发展为AIDS，二者关系很密切[32-33]。有作者认为艾滋病合并肺结核胸部的影像表现不典型，病变多位于下肺野，经血液或淋巴道播散的粟粒性结核多见，容易与其他细菌、病毒、真菌感染同时存在。由于AIDS合并肺结核的征象和部位不典型，给肺结核的早期诊断带来诸多困难，需结合其他诊断手段与综合性分析。

4.2 HIV/AIDS合并非结核分枝杆菌病

结核分枝杆菌和麻风分枝杆菌以外的其他分枝杆菌统称"非结核分枝杆菌"（NTM）。由NTM引起的疾病相应地称为"非结核分枝杆菌病"。由于该病与AIDS有密切关系，被列入AIDS的指征性疾病。在AIDS患者中非结核分枝杆菌病多达30%～40%，其中最常见的致病菌是鸟型和鸟-胞内型分枝杆菌。因二者在一般实验室设备内很难区分，常合称"鸟-胞内型分枝杆菌"（MAI），或称"鸟-胞内复合型分枝杆菌"（MAC）。在AIDS中，发生MAC播散的主要危险因素为免疫缺陷的水平降低，即$CD4^+T$细胞计数$<0.1\times 10^9/L$。此情况在1年内发生MAC菌血症的可能性为40%。

AIDS合并非结核分枝杆菌病的影像表现为肺两侧弥漫性网织结节浸润、小结节及与肺结核相似的局灶性或广泛性的肺泡实变及空洞影，但粟粒型病变不多见。有时可见淋巴结增大和胸腔积液[34]。

5. 非结核分枝杆菌（NTM）肺病的影像学及分级诊断

非结核分枝杆菌是指除结核分枝杆菌复合群和麻风分枝杆菌以外的分枝杆菌。NTM感染指感染了NTM，但未发病；NTM病指感染了NTM，并引起相关组织、脏器的病变。随着医务工作者对相关疾病的认识水平提高、菌种鉴定技术进步以及免疫缺陷性疾病和免疫抑制剂使用增多等，临床观察到的与NTM相关的疾病呈明显增多趋势。NTM简单分为快生长分枝杆菌（如脓肿分枝杆菌和龟分枝杆菌）和慢生长分枝杆菌（如鸟分枝杆菌和堪萨斯分枝杆菌）（分级诊断要求：地市级医疗机构及具有CT和支纤镜设备的地市级医疗机构做出影像学诊断）。

CT对该种疾病的诊断意义主要在于发现更多的病灶和病灶的细节，例如，结节性支气管扩张，并明确有无支气管播散灶。影像学有以下表现者应考虑NTM病的可能：① 病程长，病灶进展缓慢。② 空洞分布广泛，其形态有多样性。③ 薄壁空洞缺少浸润病变，缺少支气管播散灶。④ 多侵犯肺尖区、上叶前段、中叶和下舌段。在受侵犯部位中有明显胸膜增厚，而肺基底段的胸膜反应相对较结核少见。⑤ 在不规则透亮区周围有簇集状微结节、线状及小分枝状阴影，并从透亮区周围呈放射状分布。⑥ 大块状病灶、大片状病灶及类似于结核球的表现较少。⑦ 结节性支气管扩张的发生率较高^[35]（图 21）。

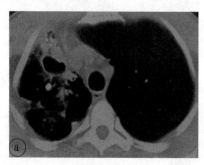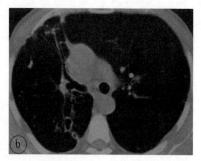

图 21　非结核分枝杆菌肺病
注：a 为右上肺脓肿和实变，b 为右上肺支气管扩张。

NTM 肺病的影像学表现并无太多特异性，与肺结核的影像学改变极为相似^[36]，但易在中叶和下舌段出现间质性病灶与微结节性支扩，影像学只是起提示性作用，确诊必须依靠痰培养后做菌型鉴定和穿刺活检病理诊断。

6. 随访

6.1　初次就诊的患者（包括转诊和转入患者）

对肺结核可疑症状者直接拍摄胸部平片或 / 和胸部 CT 检查。由医疗单位转诊者，如有 1 周以内胸片，可借阅其胸片，不需要再拍胸片检查，必要时建议行胸部 CT 检查。对 3～14 岁儿童肺结核可疑症状者、结核菌素试验强阳性者拍胸部正位片。

6.2　已确诊的活动性肺结核患者

6.2.1　治疗前检查

胸部平片检查和 / 或胸部 CT 检查一次，作为治疗前基本资料。

6.2.2　治疗期间及治疗结束时检查

① 初治肺结核患者于 1 个月（胸正位片）、2 个月（胸部 CT）、3 个月末（胸正位片）分别进行影像学检查。复治涂阳肺结核患者于 2 个月（胸部 CT 或胸正位片）、3 个月末进行胸部 CT 随访检查；② 治疗强化期每个月月末进行胸部平片随访检查；③ 治疗结束进行胸部平片和 / 或胸部 CT 检查以帮助判定治疗效果。

6.3　0～14 岁儿童肺结核可疑症状者（包括密切接触者）的检查

为避免对儿童造成不必要的放射伤害，对于 0～14 岁儿童肺结核可疑症状者（包括密切接触者）做结核诊断相关检查时，影像学检查不应作为首选。对痰涂片检查呈阳性或结核菌素试验呈强阳性者拍胸部正位片或做胸部 CT 检查；对痰涂片检查呈阴性或未做痰涂片检查、结核菌素试验一般阳性或阴性肺结核可疑症状者，先进行抗感染治疗，若抗感染治疗症状不缓解，行胸部 CT 检查。

6.4　应用 CT 扫描对临床治愈后的肺结核病变进行定期随访

肺结核的治愈判定主要以痰菌阴转作为标准，但仅了解细菌学治愈是远远不够的，呼吸功能改善、残留病变的继发影响等问题值得关注。因此,活动性肺结核疗程结束后 6 个月应进行一次 CT 随访,观察肺部纤维机化实变、索条阴影、气体潴留、气道聚拢迁曲、支气管扩张等征象,对评价肺结核转归及是否继发小气道病变有较高价值[37]。

参考文献

[1] 吕平欣,周新华,谢汝明,等.成人原发型肺结核的 CT 表现 [J].中华放射学杂志,2004,38(1):15-19.

[2] 李宏军,李瑞利.感染与传染病影像学研究进展 [J].放射学实践,2011,26(5):476-478.

[3] 周新华.继发性肺结核的影像诊断与鉴别 [J].结核病健康教育,2006(2):25-28.

[4] 周新华.如何从病理解剖学角度分析理解继发性肺结核的影像表现 [J].辽宁医学杂志,2005,19(5):233-235.

[5] 杨钧,张海,周新华,等.肺结核空洞的 CT 表现及病理基础 [J].中国医学影像技术,2007,23(12):1831-1833.

[6] 王青乐,张志勇,施裕新.活动性肺结核的 HRCT 诊断 [J].放射学实践,2013,28(12):1294-1295.

[7] 吕岩,周新华.肺结核影像学诊断进展 [J].临床荟萃,2016,31(10):1067-1071.

[8] 杨根东,陆普选,肖勇,等.孤立性肺结核球的 ^{18}F-FDG PET/CT 影像学表现 [J].放射学实践,2011,26(9):934-937.

[9] 马威,肖勇,陆普选.CT 增强及 ^{18}F-FDG PET/CT 在判断肺结核球活动性中的价值 [J].中国 CT 和 MRI 杂志,2010,8(2):68-70.

[10] 吕平欣,周新华,骆宝建,等.肺结核球 ^{18}F-脱氧葡萄糖 PET/CT 断层的显像特点观察 [J].中华结核和呼吸杂志,2010,33(8):597-600.

[11] 余辉山,李宝学,秦立新,等.支气管结核并发黏液栓嵌塞的 CT 表现与诊断 [J].中国防痨杂志,2012,34(10):659-663.

[12] 张晓萍,马红霞,郭佑民,等.儿童肺结核 CT 影像分析 [J].中国防痨杂志,2013,35(2):116-119.

[13] 王琦,刘桂芳,韩金花,等.不典型肺结核的 CT 表现 [J].医学影像学杂志,2016,26(2):239-242.

[14] 谢汝明,吕岩,周震,等.33 例肺结核不典型 CT 征象分析 [J].中国防痨杂志,2014,36(3):171-175.

[15] 陆普选,周伯平.新发传染病临床影像诊断 [M].北京:人民卫生出版社,2013:427-495.

[16] 周新华.肺结核少见影像表现分析 [J].新发传染病电子杂志,2017,2(2):127-128.

[17] 伍建林,沈晶,徐凯,等.肺间质改变为主的继发性肺结核的 CT 诊断价值与疗效评价 [J].中国防痨杂志,2012,34(4):207-211.

[18] 余辉山,李靖,李宝学,等.以蜂窝肺改变为主的继发性肺结核高分辨率 CT 征象分析 [J].中国防痨杂志,2016,38(5):364-368.

[19] 路希伟,伍建林,苗延巍,等.活动性肺结核肺间质病变的 HRCT 研究 [J].临床放射学杂志,2008,27(5):605-608.

[20] 谢汝明,周新华,马大庆,等.成人纵隔淋巴结结核 CT 增强表现及其病理对照观察 [J].中华放射学杂志,2005,39(6):641-645.

[21] 戴金武,周新华.直径大于 2.0 厘米的成人纵隔淋巴结结核 CT 增强表现 [J].中国防痨杂志,2007,29(1):31-33.

[22] 阳韬,王剑,严玉兰,等.经支气管镜针吸活检术在支气管周围及肺门/纵隔病变诊断中的应用 [J].中华肺部疾病杂志:电子版,2016,9(5):539-541.

[23] LU X P, ZHOU B P. Diagnostic imaging of emerging infectious diseases[M]. Switzerland:Springer,2015:169-205.

[24] 陆普选,余卫业,朱文科,等.艾滋病合并肺结核的影像学特征及其与 CD4+T 淋巴细胞的相关性 [J].中华结核和呼吸杂志,2005,28(1):13-16.

[25] 朱文科,陆普选,余卫业,等.艾滋病合并肺结核的 CT 表现及动态变化 [J].中国防痨杂志,2007,29:47.

[26] 李宏军,张玉忠,程敬亮.艾滋病合并肺结核的 CT 表现多样性与 CD4+T 淋巴细胞计数的关系 [J].放射学实践,2009,24(9):959-963.

[27] 宋文艳,李宏军.艾滋病合并肺结核的多元化影像学表现 [J].医学影像学杂志,2009,19(6):676-678.

[28] 陆普选.结核病对临床影像学诊断的挑战 [J].放射学实践,2011,26(9):916-917.

[29] ZHANG Y Z, LI H J, CHENG J L, et al. Computed tomographic demonstrations of HIV seropositive pulmonary tuberculosis and their relationship with CD4+T-lymphocyte count[J]. Chinese medical journal,2011,124(5):693-698.

[30] 施裕新,张志勇,王月波.免疫缺陷性肺结核的临床研究进展 [J].中国防痨杂志,2012,34(4):248-251.

[31] 施裕新,马倩,王国英,等.获得性免疫缺陷综合征合并肺结核的影像学诊断 [J].诊断学理论与实践,2015,14(1):1-5.

[32] 朱文科,陆普选,乐晓华,等.艾滋病合并肺结核 CT 与病理对照分析 [J].放射学实践,2011,26(9):931-933.

[33] 伍建林,施裕新,刘晋新,等.免疫抑制宿主肺结核影像学表现及发病机制 [J].中国医学计算机成像杂志,2010,16(5):415-419.

[34] 冯峰,张志勇,施裕新,等,AIDS 合并结核与非结核分枝杆菌肺病 CT 影像表现 [J].中华实用诊断与治疗杂志,2012,26(5):446-448.

[35] 杨根东,陆普选,张莉萍,等.肺非结核分枝杆菌病的 X 线与 CT 影像分析 [J].中国医学影像技术,2008,24(11):1789-1791.

[36] 侯代伦,谢汝明,袁小东,等.肺结核病影像学诊断新进展 [J].中国医疗设备,2014,29(7):1-6.

[37] 伍建林,路希伟,张竞文,等.60 例活动性肺结核治疗转归与随访的多层螺旋 CT 应用评价 [J].中国临床医学影像杂志,2009,20(2):84-88.